供基础、临床、预防、口腔、护理等医学类专业用

医学细胞生物学

主　编　蔡晓明

副主编　陈保锋　宋桂芹

编　委（按姓氏笔画排序）

王　兰	成都医学院	张云香	川北医学院
王　亮	川北医学院	陈保锋	川北医学院
王　婉	川北医学院	周　勇	西南医科大学
申跃武	川北医学院	郑胜眉	重庆大学附属三峡医院
刘　云	川北医学院	章　欢	川北医学院
何　秀	川北医学院	屠　洋	南充市中心医院
余小琴	川北医学院	蔡晓明	川北医学院
宋桂芹	川北医学院		

人民卫生出版社

·北　京·

图书在版编目（CIP）数据

医学细胞生物学 / 蔡晓明主编 . —北京：人民卫生出版社，2022.6

ISBN 978-7-117-33174-6

Ⅰ. ①医… Ⅱ. ①蔡… Ⅲ. ①医学—细胞生物学 Ⅳ. ①R329.2

中国版本图书馆 CIP 数据核字（2022）第 102065 号

医学细胞生物学
Yixue Xibaoshengwuxue

主　　编：蔡晓明
出版发行：人民卫生出版社（中继线 010-59780011）
地　　址：北京市朝阳区潘家园南里 19 号
邮　　编：100021
E - mail：pmph @ pmph.com
购书热线：010-59787592　010-59787584　010-65264830
印　　刷：北京新华印刷有限公司
经　　销：新华书店
开　　本：787 × 1092　1/16　印张：16　插页：4
字　　数：389 千字
版　　次：2022 年 6 月第 1 版
印　　次：2022 年 8 月第 1 次印刷
标准书号：ISBN 978-7-117-33174-6
定　　价：59.00 元
打击盗版举报电话：010-59787491　E-mail：WQ @ pmph.com
质量问题联系电话：010-59787234　E-mail：zhiliang @ pmph.com
数字融合服务电话：4001118166　E-mail：zengzhi @ pmph.com

前　言

为了满足医学院校学生学习细胞学知识需要，适应新时代教、学方式的多元化，我们组织编写了线上线下混合式教材《医学细胞生物学》。

本教材从医学角度介绍人体细胞的整体形态结构变化与生命活动的联系，着重强调人体细胞间、组织间稳定与变化、平衡与变动、和谐与竞争关系，让学生了解人体细胞所处宏观结构、微观结构的复杂性。通过细胞生命活动的基本规律介绍，辅以机体真实组织细胞图片，强调人体各种疾病与细胞结构、功能、代谢、调控等实质变化的关系，力求从细胞活动本质方面认识细胞在疾病病因及发病机制中的作用。同时，新时期各学校教、学方式发生深刻变化，为适应社会发展变革需要，满足学校线上线下混合式教与学的需求，本教材以融合教材形式出版，基本理论作为线下纸质教材，每章的数字资源包括教学课件、练习题、名词解释等。同时，编写了与教材配套的《医学细胞生物学学习精要》，供在线学习、复习使用。

本教材共五章，第一章绪论部分增加了细胞所处体外环境、体内环境内容，让读者初步认识人体组织细胞的复杂性。第二章细胞的结构与功能，在常规知识介绍的基础上融入了部分最新研究成果，与现有教材内容基本一致。第三章细胞间的结构与功能，是本教材的特有提法，将细胞外基质、细胞连接、细胞间信号传递内容归于本章，还包含了细胞间物质、信息交换通道相关内容，让学生加深对细胞物质、能量、信息交换场所的理解，突出物质在胞内是通过囊泡运输、在胞外是通过通道运输。第四章细胞行为，在常规理论介绍的基础上，本章充实了细胞行为的部分真实图片，相信有助于读者理解细胞行为及生命本质。第五章细胞生物学的临床应用，介绍了干细胞及应用、细胞工程及应用、组织工程及应用，本章还增加了辅助生殖内容，相信对医学生将来从事相关临床工作有所裨益。

本教材得到了西南医科大学、成都医学院等兄弟院校老师及其他部分临床医院老师的大力支持和鼓励，在此表示衷心感谢。本教材获得川北医学院教务处、研究生处等部门的大力支持和资助，特表谢意。本教材彩色图片素材来自川北医学院组织与胚胎学教研室、病理学教研室老师们的无私奉献，深表敬意和感谢！同时，川北医学院细胞生物学与遗传学教研室全体老师对本书出版鼎力相助，在此一并致谢！

本教材的编写初衷是想对“医学细胞生物学”教材的结构与内容有所创新，编者也付出了艰苦的努力，但是由于知识水平、业务能力有限，本书错误和不足之处难以避免，敬请使用本书的老师和学生提出宝贵意见。

蔡晓明

2022 年 1 月

目 录

第一章

绪　论

自然界的生物除病毒外都是由细胞构成的，生物生命活动依靠细胞有组织、有秩序的行为实现。细胞（cell）是生物有机体的结构和功能单位，也是生物代谢、形态、病变的基本单位。活体生物的细胞是由各种化学物质通过一定方式组成的具有时空特性的多维空间体系，它完成生物对物质、信息、能量的传递和利用。

碳基生物细胞都是由大量化学元素及其各种化合物组成。以人为例，人体细胞由动态的 C（约占体重的 19%）、H（约占体重的 9%）、O（约占体重的 65%）、N（约占体重的 3.1%）、Ca（约占体重的 1.5%）、P（约占体重的 1.1%）和 K、S、Cl、Na、Mg 等元素（约占体重的 1.3%）组成，从机体细胞原子数目看，动态的 C 约占 11%、H 约占 65%、O 约占 22%、N 约占 1%（图 1-1）。

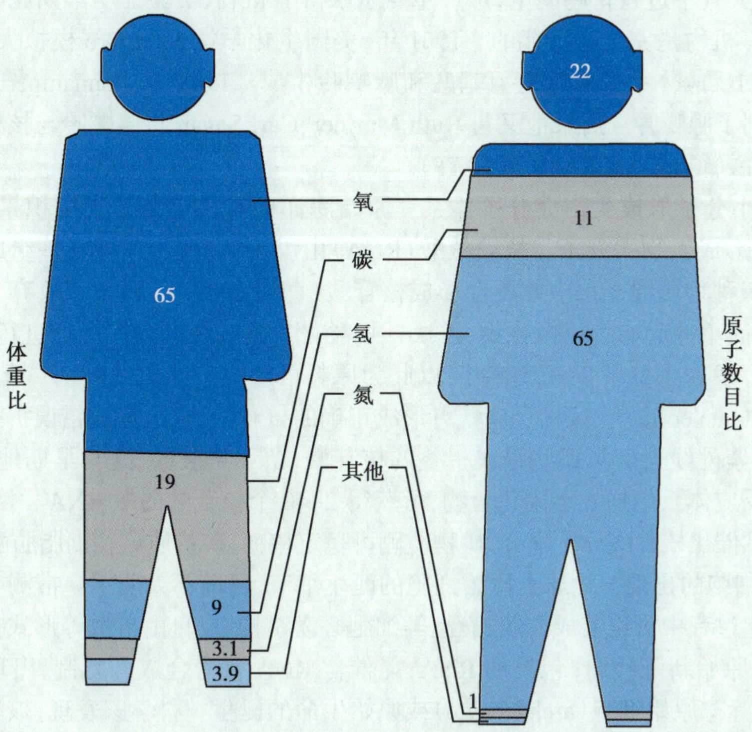

图 1-1　组成人体细胞动态的元素及原子占比示意图

第一节 细胞概述

约 35 亿年前，地球上有细胞出现。细胞从何而来？生命如何诞生？这些问题至今没有确切答案。细胞从发现到细胞学说创立、细胞生物学形成、分子细胞生物学兴起，已有近 400 年发展历史。

一、细胞的起源

细胞的起源众说纷纭，探讨细胞起源过程，实际上也是寻觅生命起源过程。由于目前人类探寻细胞和生命起源的研究方法、手段受到技术层面的约束，细胞和生命起源问题尚无明确的结论。尽管如此，根据现有化石等各种研究成果，多数人接受了细胞和生命是从分子到细胞、从原核细胞到真核细胞、从单细胞到多细胞的观点。细胞起源最初是由简单的有机分子结合成多聚体，再构成蛋白质和核酸等生物大分子，之后进一步演变成没有核膜的原核细胞，再由原核细胞进化成具有细胞核膜包围核物质并含各种细胞器的真核细胞，进而发展演化成为多细胞生物。

（一）从分子到细胞

所有生命具有明显的物理化学性质特征，由此提出细胞和生命的化学起源学说。

1. **无机小分子合成有机小分子**　1953 年，美国芝加哥大学 S. L. Miller 通过模拟原始地球，在还原性大气中进行雷鸣闪电，可产生氨基酸等有机物，实验证明早期原始地球无机物合成小分子有机物是完全有可能的。1961 年，美国生化学家 Juan Oro 模拟大气放电，在有氰化氢参加的反应体系中发现有氨基酸和腺嘌呤生成。1963 年，Ponnamperuma 在类似的实验中也得到了腺嘌呤。后来他又与 Ruth Mariner、Carl Sagan 将腺嘌呤与核糖连接成为腺苷；再连接磷酸，得到了腺苷三磷酸（ATP）。

2. **有机小分子形成生物大分子体系**　原始海洋中有机小分子长期积累，在适宜条件下，相互作用形成生物大分子。核糖核酸（RNA）由戊糖、磷酸和 4 种碱基组成。研究发现简单地将这三种物质混于水中并不会形成核苷酸，直到 2009 年，科学家放弃了传统实验方法，将地球上简单的起始物质氰化物、乙炔、甲醛衍生物、磷酸盐直接混合进行反应，产生一种稳定但易挥发的小分子 2- 氨基噁唑，以此为原料可形成一体化的碱基 - 糖 - 磷酸盐复合物，即核苷酸（nucleotide）。这种反应既可形成正确的核苷酸，也可形成错误折叠核苷酸。令人惊讶的是，紫外线会破坏那些错误折叠的核苷酸，留下正确的，这与早期地球完全契合。单核苷酸在反应体系中加入不同化合物，可获得 2~40 个核苷酸的短 RNA。目前研究发现，某些矿物质可催化核苷酸分子聚合，矿物质硼可稳定核糖，矿物质可辅助脂肪酸形成囊泡。

3. **原始细胞的出现**　地球上原始细胞的诞生细节，目前不太明了。推测生物大分子体系在长期演化过程中可组装成质膜、囊泡等细胞必需结构，以自由扩散等形式摄取海洋中某些物质，出现原始新陈代谢；包裹的 RNA，能催化 RNA 自身合成和复制，出现原始遗传特征，这些事件标志原始细胞（archaeocyte）或原始生命的诞生。科学家发现，核酶能催化合成 RNA 单体（嘧啶核苷酸），能基于 1 条 RNA 模板合成第三条 RNA，可形成种类不同、功能各异的 RNA 分子。在细胞长期进化过程中，原始的多聚核酸和氨基酸肽链相互依存、相互作用，为生命的诞生提供重要物质基础。

4. 原始细胞诞生的组装证据 ①细胞结构组装为自组装：一些结构组装的指导信息存储在亚基中。例如蛋白质四级结构组装，核糖体组装［细菌 55 种不同蛋白和 3 种核糖体 RNA（rRNA）在试管中合适条件下可自发形成具有合成蛋白质功能的核糖体］，质膜形成等。②细胞有些复杂结构（如线粒体、肌原纤维等）为装配信息（酶、蛋白质等）引导组装。③细胞结构组装和去组装呈动态平衡（如微丝、微管等）。

（二）从原核细胞到真核细胞

原始地球上核酸、蛋白质、脂类等大分子体系的组装形式也许多种多样，原始细胞在长期进化过程中获得明显优势，不断优化形成原核细胞（prokaryotes），出现原核生物。原核细胞经过约 20 亿年的漫长岁月，逐渐进化成真核细胞，出现真核生物。

1. 原核生物的代表支原体和细菌 支原体（mycoplasma）是目前发现的最小、最简单的细胞，形态不规则，含有一个环状脱氧核糖核酸（DNA）分子，仅约 480 个基因，基因表达及其产物简单，具有明显选择优势，以寄生或共生方式生存。

细菌（bacterium）是世界上数量最多、分布最广、在自然生态系统中具有重要作用的原核细胞（图 1-2）。细菌遗传物质为环状 DNA，可编码 2 000~5 000 种蛋白质。细菌也存在可进行自我复制的更小 DNA 分子，即质粒。细菌体积小，基因表达简略，在长期的自然选择过程中获得广泛的生态环境适应性。

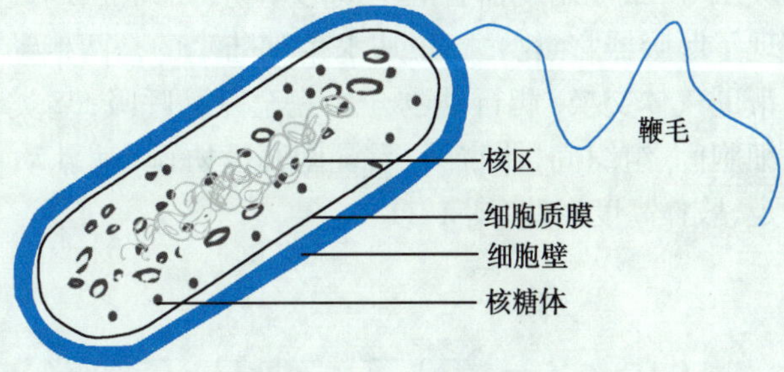

图 1-2 细菌示意图

2. 从原核细胞到真核细胞 原核细胞经过长期的进化发展，演化为结构精细的真核细胞。真核细胞（eukaryotes）在结构和功能方面进化出高度程序化和高度自控性，与原核细胞相比出现了发达的生物膜系统、遗传信息传递表达系统、细胞骨架系统等完善结构功能体系（表 1-1）。

表 1-1 原核细胞与真核细胞的比较

项目		原核细胞	真核细胞
形态特征	细胞大小	较小，1~10μm	较大，10~100μm
结构特征	细胞核	无核膜、核仁（拟核）	有核膜、核仁（真核）
	细胞壁	不含纤维素、主要由肽聚糖组成	不含肽聚糖，主要由纤维素组成
	细胞器	无（除核糖体外）	有
	核糖体	70S（50S+30S）	80S（60S+40S）
	内膜系统	无	复杂
	细胞骨架	无	有
遗传特征	转录与翻译	转录与翻译同时进行	转录在核内，翻译在胞质
	染色体	单个，DNA 裸露于胞质中	若干个，DNA 与组蛋白结合
行为特征	运动	简单原纤维及鞭毛	纤维及鞭毛
	细胞分裂	无丝分裂	有丝分裂，减数分裂

目前,地球上真核生物种类繁多,遗憾的是地球上生物具体种类及数量目前没有确切定论,主要包括单细胞真核生物、多细胞真核生物两大类。它们体积增大,物质、能量、信息交换分工细致,遗传信息量增加,基因表达调控精致,细胞结构功能分工明确,在漫长的自然进化过程中趋向高级、复杂。

(三) 从单细胞到多细胞生物

在原始海洋不断变迁中,单细胞聚合成群共生协同进行物质交换,不同单细胞群再聚合,进行功能分工与分化,出现各种多细胞集合,例如陆地和海洋浅滩中的"太岁"等,多细胞聚合体获得更多选择优势,多细胞生物不断出现。

地球上最早的动物为原生动物(protozoan),由一个细胞构成,具有新陈代谢、刺激感应、运动和繁殖等特征,包括草履虫、眼虫、变形虫、痢疾原虫、疟原虫等。世界上结构最简单的多细胞动物为海绵(sponge),无头、尾、躯干、四肢、神经、器官,常附着在海底礁石上,可通过体表扁平细胞和孔细胞的收缩改变体积,首次出现细胞分工,共生协同进行物质交换,以流过身边海水中的浮游植物、细菌等为食,既可无性生殖也可有性生殖,无性生殖以出芽生殖为主,有性生殖则为雌雄同体。

最早出现内、外胚层的是刺胞动物(cnidarian),出现细胞分化,包括水母、水螅、海蜇、珊瑚虫等;最早出现器官的是线形动物,如蛔虫、蚂蟥等;节肢动物出现了明确的血管;鱼类出现了呼吸器官(鳃);真正从水生到陆生的是两栖动物,出现了肺循环和体循环,但还需皮肤帮助气体交换;爬行动物开始完全以肺呼吸;鸟类动脉血和静脉血完全分流,成恒温动物,细胞间、组织间、器官间、系统间高度协调;哺乳动物大脑高度发育,胎生繁殖;人类直立行走,肢体高度发达(图 1-3)。

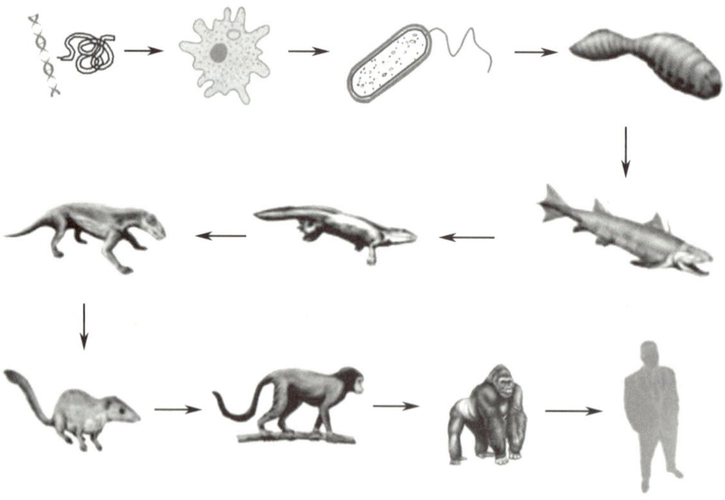

图 1-3 动物演化示意图

在原始海洋物质不断变化过程中,单细胞以细胞膜与外界直接交流,单细胞聚集成多细胞,多细胞出现分工,之后分化出现组织、器官,物质循环需要出现血管,运动增加需要氧气出现鳃,脱离水生出现肺,功能完善从变温到恒温,高度进化从卵生到胎生,从四肢行走到直立行走。生物体细胞物质、能量、信息传递循环不断出现质的飞跃。

人体是多细胞构成的，有人估计，一个 3kg 左右新生婴儿约有 1.5 万亿个细胞，60kg 左右成年人则约有 30 万亿个细胞，这些细胞形成人体各种形态和大小的组织和器官，构成生命的整体。人们长高、长胖都是由细胞引起的，据统计，全球男性身高平均 173cm，全球女性身高平均 160cm（图 1-4）。东亚男性身高平均 171cm，女性身高平均 159cm。人体身高越高、体重越重细胞数量越多。

人体组织器官重量占比差异大，也有动态变化。肌肉约占 40%，皮肤约占 15%，骨约占 14%（图 1-5），脑占 2%，肝占 2%，大肠占 1.5%，小肠占 1.2%，肺占 1.1%，心脏占 0.5%，肾脏占 0.35%，脾占 0.18%，胰腺占 0.13%，其他组织器官占 22.04%。

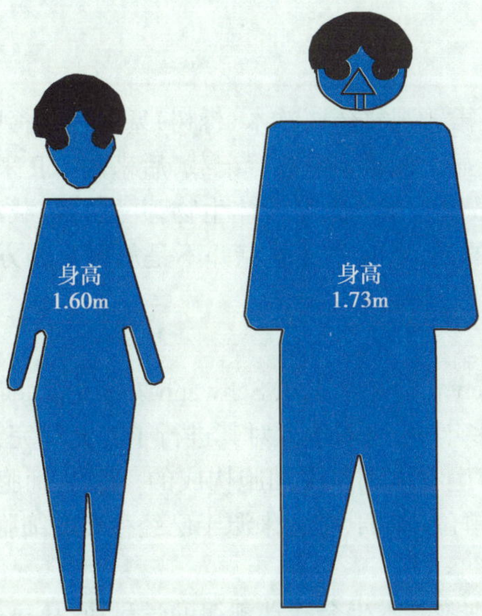

图 1-4 人类身高示意图

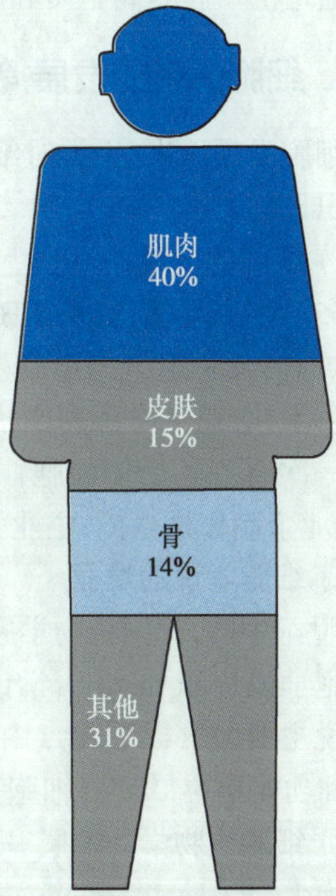

图 1-5 人体组织器官重量占比示意图

人体细胞数目增加是依靠细胞增殖来完成，因此，人体的细胞数目不是固定不变的，而是处于动态平衡之中。目前，人体细胞种类和数量一直存有争议。关于人体细胞种类，不同教材有 200 多种、260 多种等许多说法，主要存在几个争议问题。一是同种细胞在不同器官有不同名称的问题，比如巨噬细胞进入肺泡腔的称肺泡巨噬细胞，吞噬了尘埃颗粒的称尘细胞，在肝血窦中称库普弗细胞。二是人体生长发育及生命进程中细胞种类变动问题，比如随着年龄的增长，人的卵细胞可耗尽、种类减少，同时损伤积累致癌细胞出现、种类增加。三是微生物共生问题，在人体鼻腔、口腔、肠道中，微生物众多，种类不断变化，免疫细胞类型也不断改变。因此，人体细胞种类无法确切定论。同理，关于人体细胞数量问题，一是目前没有任何可靠方法计算人体细胞数量；二是人体细胞不断增殖、死亡，处于动态变化之中；三是人体表面及人体腔道中布满百万亿级的微生物，它们难以计算。因此，人体细胞数量也无法确切定论。

二、细胞的基本特征和共性

细胞是生命活动的基本结构、功能、行为单位，它们具有一些共同基本特征：细胞都是由水、盐、生物分子（蛋白、糖、核酸、脂）和多种微量有机化合物组成，按一定规律分层次组装成细胞内结构、细胞器和细胞整体，进一步构成组织、器官、系统，执行机体各种功能；以化学密码（DNA）存储遗传信息；通过模板聚合方式复制（DNA 半保留复制）遗传信息；选择性地将遗传信息转录为共同的中间体（RNA）；含有核糖体，以相同方式在核糖体上用 RNA 信息合成蛋白质；利用蛋白质催化机体的各种反应；从环境中获取能量货币 ATP；利用含有载体系统、泵、通道的质膜隔离胞质和胞外环境；有自我增殖能力和运动特性等。

三、细胞研究的发展简史

自细胞发现以来，人类对细胞的研究从未间断。随着显微镜技术的不断进步，人类对细胞的认识日趋完善。

（一）细胞的发现

1665 年英国学者 Robert Hooke 用自制显微镜观察药瓶软木（栎树）塞薄片，看到了蜂巢状结构（栎树死亡组织的细胞壁），在其著作《显微图谱》中进行记载，后来用 cell 来表述细胞。此后不久，荷兰学者列文虎克用自制显微镜观察了大量活体生物，并进行记载和绘图，人类第一次看到了活体细胞，令人难以置信的是，当时列文虎克并不是从事生物方面的工作，而是业余制作显微镜，主业为商店一位看管货物的商人。

（二）细胞学说的建立

19 世纪中叶，德国植物学家 M. J. Schleiden 和动物学家 T. Schwann 发表论文，提出了著名的细胞学说（cell theory），学说提出后的十多年中，许多学者对其进行了补充和完善，经典细胞学说主要包含以下几点内容：第一，所有生物体都是由细胞构成的；第二，细胞是生物体结构和功能单位；第三，细胞是生命的基本单位；第四，细胞来源于已经存在的细胞。

（三）细胞生物学的发展

细胞生物学（cell biology）是研究和揭示细胞基本生命活动规律的学科，它从显微、亚显微以及分子水平这三个层次研究细胞的结构、功能，细胞的增殖、分化、衰老与凋亡，细胞自噬、细胞应激、细胞信号转导，细胞基因表达与调控，细胞起源与细胞进化，从而揭示生命本质及其规律（表 1-2）。

表 1-2 细胞生物学发展阶段

发展阶段	主要标志性事件
20 世纪以前细胞显微结构、行为观察阶段	1841—1886 年细胞分裂的发现（核分裂、有丝分裂、减数分裂），1883—1898 年中心体、线粒体、高尔基体的发现
20 世纪中叶以前细胞显微结构功能研究阶段	1909 年组织细胞培养，1910 年基因学说创立，1932 年电子显微镜诞生，1943 年细胞器分离
20 世纪中叶以后细胞超微结构功能研究学科完善	20 世纪 50 年代超薄切片细胞超微结构清晰，功能研究深入，学科迅猛发展
21 世纪以后学科交融，细胞应用研究完善	细胞与生命活动规律不断清晰完善，2010 年人造生命诞生

目前，细胞生物学已与多学科交叉融合，细胞基因组学、代谢组学、神经细胞与意识活动等领域研究日新月异，在人类经济和社会发展中发挥极其重要的作用。

四、医学细胞生物学研究的内容

医学细胞生物学（medical cell biology）是研究细胞各种结构及细胞生命现象与疾病的发生、发展的关系，应用这些知识为疾病的预防、诊断、治疗以及药物的开发提供理论基础及服务的学科。其主要内容包括人体细胞所处的环境，人体细胞结构与功能的关系，人体细胞结构、行为与疾病发生、发展的关系，细胞病变的预防，干细胞及其应用，细胞工程、组织工程及其临床应用，辅助生殖及临床应用等。

（蔡晓明）

第二节 细胞所处的环境

自然界所有生命都生存于一定的环境之中，并不断与环境进行物质、能量、信息交流。细胞是构成生命有机体的结构、功能、行为重要单位，必然与体外自然环境和体内生存环境共生。细胞既受体外自然环境和体内生存环境影响，同时，它又通过自身新陈代谢，影响体外自然环境。

一、细胞所处的体外环境

细胞所处的体外环境是生命有机体及其细胞的体外生存空间（living space）。大到浩瀚的宇宙、小到自己的居室都是我们必须的生存场所。自然界四季交替、寒暑往来、月相盈亏、昼夜更替，人体器官及其细胞的功能也会随着自然界的变动出现相应的调整。人体需要一个恒稳状态才能正常生存，但体温随季节而有高低，血压随昼夜而有变动，血氧随人体所处位置高低（图 1-6）而有起伏（人体每天至少消耗 550L 氧气），血糖随人体运动的强弱而有升降，因此生命与其所处的环境密切相关。首先，体外环境为生命有机体及其细胞提供生存必需的食物、水、氧气等物质，也是生命有机体及其细胞生存场所、代谢场所。其次，体外环境为生命有机体及其细胞提供必需的能量来源，太阳能、化学能都在其中。最后，体外环境为生命有机体及其细胞提供各种信息，物理的声、光、电信息，化学的各种化合物信息，生物之间的交流信息等。可见，生命有机体及其细胞离不开它们的生存空间。

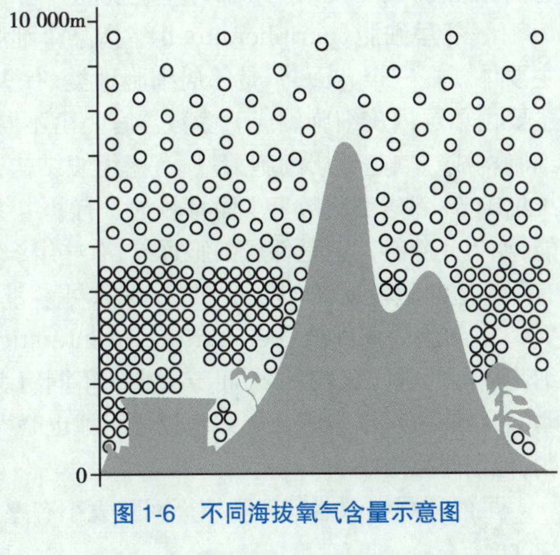

图 1-6 不同海拔氧气含量示意图

生命有机体及其细胞的体外生存环境比较复杂，具有空间上各式各样、时间上千变万化等特点。空间方面,有的在地平线以下 10 000m 的海沟,有的在海拔 8 000 多米的雪山,中间有丰富的森林、草原、河流、湖泊、湿地、丘陵、高原、沙漠、戈壁,也有海洋和冰川。时间方面,春季温暖湿润、生机勃发,夏季炎热酷暑、蒸腾雨下,秋季风高物燥、气候宜人,冬季天寒地冻、万物凋零。时间流逝更替,生命有机体节律行为正是时间生物钟的指引,昼夜节律、季节节律、潮汐节律都是生物与体外生存环境适应的结果。

生命有机体及其细胞在从体外环境获得满足的同时,也会遭遇不可避免的挑战。单细胞原生动物靠吞噬获取环境食物和能量,无法脱离水环境;多细胞生物遭遇食物短缺,水源枯竭,高寒干燥,闷热潮湿等必须适应,天敌追捕、同类竞争必须进化,细菌、病毒、真菌、原生动物掠夺性入侵必须抵抗,在长期物竞天择、自然选择过程中成为生存强者。

二、细胞所处的体内环境

细胞体内环境是细胞在生命体内的生存空间及其影响的各种因素。从小的方面看,是微观环境(microenvironment),即某个细胞的周围空间及各种因素。比如,肝脏的肝细胞,其生存空间及因素包括血液、血窦、各种邻居细胞等。

从大的方面看,是宏观环境(macroenvironment),即细胞所处的人体巨大动态系统。从细胞结构看,分胞内环境和胞外环境,胞内环境有细胞核、细胞质、细胞器(内膜系统、细胞骨架体系)等。不同细胞,其所处的胞外空间环境不同。比如膀胱黏膜上皮细胞和Ⅰ型肺泡细胞,它们所处的胞外环境明显有差异。

(一)细胞体内环境的组成

细胞的体内环境组成非常复杂,从它生存的空间看,大的方面依次是人体各种系统、各种器官、各种组织、各种邻居细胞。小的方面是微观环境组成,不同器官的细胞其微观环境不同,表现多种多样,但它们共通的组成有三个。一是细胞周围有血液成分,为细胞提供各种营养物质;二是多数细胞周围有淋巴液,含各种淋巴细胞、细胞外基质、血液成分、蛋白质等;三是所有细胞周围有组织液,含血液成分、细胞外基质、间质成分、细胞代谢废物等。

(二)细胞体内环境的结构与功能

细胞体内环境结构由邻居细胞、细胞外周间隙、细胞外周基质、细胞连接成分等组成。它们相互协调,实现细胞和器官生理功能。

1. **邻居细胞**(peripheral cell) 指某个细胞周围的其他细胞,不同器官邻居细胞不同。主要体现在三个方面,一是邻居细胞种类,有些组织结构是由相同细胞构成,如初始淋巴管主要由单层内皮细胞围成。多数器官是由不同细胞构成,如小肠、肝等器官由 5~30 种以上细胞构成。二是邻居细胞数量,有些组织结构,邻居细胞数量较少,如皮下结缔组织的成纤维细胞等,邻居细胞数量少而且较远。有些组织结构邻居细胞数量多,它们互补协调完成功能,如胃底腺等。三是邻居细胞远近,有些组织邻居细胞紧贴,如甲状腺滤泡单层上皮细胞;有些邻居细胞较远,如神经元的突触等,可紧邻多个细胞。

2. **细胞外周间隙**(cell peripheral interstice) 指每个细胞周围的空间间隙。人体每个细胞周围的空间比较复杂,间隙大小因不同组织器官有差异,上皮组织细胞因邻接腔道间隙略大,结缔组织细胞因邻居细胞较远间隙也略大。肌肉组织细胞因肌束、神经组织细胞因髓鞘,他们间隙略小。

虽然不同组织器官细胞外周间隙大小有差异,但其间隙结构中存在共有的三种结构,即毛细血管、毛细淋巴管、组织通道。一是毛细血管(capillary),管径 2~8μm(约毛发直径的 1/10),它由内皮细胞、周细胞、基底膜组成,含有许多吻合枝(图 1-7),通透性高,构型多样,有发夹型(牙龈黏膜)、树枝型(肌肉、食管等)、网囊型(小肠绒毛等)、丝球型(肾小球、淋巴结等)、球网型(肺泡、甲状腺)等类型。毛细血管提供营养物质、能量、信息,保证物质、能量、信息交换时间,回收细胞代谢废物,维持细胞环境基本稳定。二是毛细淋巴管(lymphatic capillary),管径 15~200μm(多数比毛发直径小),由单层内皮细胞、基底膜围成,淋巴来自组织液,单向流动,为低压系统,通透性高,自主节律调节。毛细淋巴管吸收清除组织液大分子,传送免疫球蛋白及活性细胞,回收组织废物,维持细胞局部环境基本稳定。三是组织通道(tissue channel),它是细胞周围组织立体网络空间,充满组织液,其典型结构包括母体与胎儿的胎盘、眼角膜等,眼角膜无血管,角膜细胞的营养物质全靠组织通道提供(文末彩插图 1-8)。组织通道有两种类型,即有腔有壁通道,如关节腔、眼睛前房、脑脊髓腔等,另一种是无腔无壁通道,几乎存在所有组织器官中,它包括实质细胞周围间隙、血管周围间隙、神经周围间隙等结构。组织通道保证细胞物质、能量、信息交换,冲洗组织细胞代谢废物,回收组织细胞废物,保证细胞局部环境基本稳定。

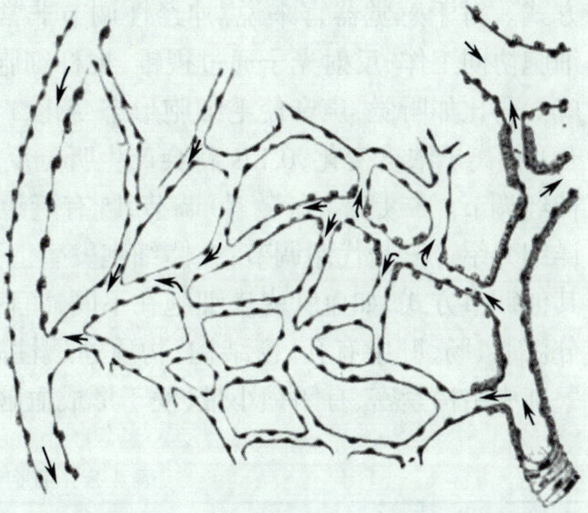
图 1-7　毛细血管示意图

3. **细胞外基质**(extracellular matrix)　它是蛋白、多糖大分子等构成的网状结构,由糖胺聚糖和蛋白聚糖、胶原和弹性蛋白、纤连蛋白和层粘连蛋白等组成,支持、连接、保护、营养细胞,与细胞各种生命活动有关。

4. **细胞连接**(cell junction)　它是细胞之间、细胞与胞外基质的连接结构,加强细胞间的机械联系,维持组织结构的完整性和协调性,还与信息传递相关。

总之,细胞体内环境结构复杂,功能多样,以前人们不太重视,但它保证物质传递循环,保证能量传递循环(ATP 循环),保证信息传递循环(信号转导等),因此,非常重要。

(三) 细胞体内环境的特点

细胞体内环境特点因组织器官而异。一是体内环境邻居细胞中,既有主细胞,又有支持细胞,它们相互协调完成组织器官功能。如胃底腺中胃主细胞分泌胃蛋白酶,胃壁细胞分泌盐酸,胃黏液细胞分泌胃黏液,它们相互协调,完成胃液分泌。二是细胞外周间隙既是细胞物质、能量、信息交换的场所,又是组织结构通道。有些有固态的通道结构,有些没有通道结构,但它可保持液态流动溶胶的畅通。三是细胞外基质既要保持基本稳定,又要适时适度协调活动,保障组织细胞新陈代谢顺畅。四是细胞体内环境既受全身调节,又受局部调节。细胞之间、细胞与胞外基质之间具有连接结构,它们由连接子等结构构成,完成物质、信息的交换沟通,实现细胞间、组织间、器官间、系统间对话与协调,满足机体生命活动处于最佳状态。五是细胞体内环境既有全身环境的共性,又有组织器官特殊性。比如,眼睛视觉通过视锥细胞感受不同颜色,具有邻居细胞特殊性。耳朵听觉通过毛细胞形态变化实现对音调、音色、节奏、强度大小、方向等的辨别，具有环境功能特殊性。

（四）细胞体内环境的调节

人体细胞体内环境调节非常复杂，目前认为其调节主要有四种途径（表 1-3）。一是神经性调节，它在神经系统的直接参与下实现对细胞生理功能的调节过程，是人体最重要的调节方式。对于感觉器官来说，神经性调节非常直接，比如人们看到老虎，两只眼睛约 2.5 亿个细胞协同工作，反射光子通过视锥、视杆细胞，产生电信号，传到大脑，只要 0.25s 就有逃跑反应。再比如听觉，声音使毛细胞形态变化，产生电信号传至大脑，使脑神经 cAMP（环磷酸腺苷）、钙离子浓度变化，0.17s 就会产生听觉反应。内脏器官细胞环境主要以交感神经、副交感神经调节。二是体液（激素）调节，既有近距离调节、又有远距离调节，信号转导相关章节会详细介绍。三是代谢调节，人体细胞发生上万种生化反应，其产物影响细胞生存环境。四是其他调节方式，如血管内皮细胞在不同器官有不同结构，实现透过性调节。血管内皮细胞在分泌腺、肠、肝中有孔、窗结构，物质通透性高；在肺中胞质突起较长，便于气体交换；在脑、睾丸中结构紧密、有闭锁小带，便于形成血脑屏障和血睾屏障。

表 1-3 细胞体内环境调节比较

调节方式	主要特点
神经性调节	感受器获得环境信号，传递电信号，分泌神经递质等指挥调节
激素调节	检测细胞感受环境信号，分泌激素通过血液指挥靶细胞调节
代谢调节	细胞感受胞外环境变化，通过自身代谢生化反应产物调节
内皮细胞调节	血管内皮细胞感受组织环境变化，通过改变细胞膜物质通透性调节

（蔡晓明）

第三节 医学细胞生物学的研究技术和方法

人类对自然和宇宙的探索从未停止，目前似乎取得了巨大的成就。然而不可否认，我们对浩瀚的宇宙认知，可能是九牛一毛。其中关键的制约，就是研究技术和方法的落后。因此，在探索真理的过程中，我们需要尽可能多的掌握先进技术和方法，才能做到事半功倍。

一、细胞形态结构研究

目前已知人类肉眼分辨率可达 0.2mm，光学显微镜分辨率可达 0.2μm，电子显微镜分辨率可达 0.2nm。说明我们使用的工具越先进，看到的形态结构越细致。正是由于受到放大倍数、观察距离、制片技术、制造技术等限制，宇宙奥秘、生命奥秘等探索一直处于进行时。

（一）光学显微镜

光学显微镜（light microscope）是人类最早使用的微观观察工具，顺应时代的发展，根据研究需要，当前已有多种类型的光学显微镜。一是普通光学显微镜，通常用于观察生物组织材料，如洋葱根尖细胞放大 100 倍只能看到点团状细胞形态，放大 400 倍时，可清晰看见细胞有丝分裂后期染色体。普通光学显微镜的使用包括取材、固定、包埋、切片、染色、观察等步骤。二是相差和干涉显微镜，相差显微镜增加了环状光阑和相差板，利用光的衍射和干涉特性，用于观察活细胞的活动和结构变化。干涉显微镜利用偏振光，适宜于无色透明细胞的细胞器及颗粒物观察。三是荧光显微镜，利用荧光物质对细胞DNA、蛋白质等进行标记，通过滤光片系统使特定波长的光线照射标记样品，产生可见荧光，适宜于细胞不同成分及其定位观察，包括免疫组化、原位杂交等。四是激光扫描共聚焦显微镜，它有激光光源、扫描记录设备，能扫描不同层次，形成立体图像，适宜于细胞及细胞器立体结构的观察。

（二）电子显微镜

电子显微镜（electron microscope）是利用样品对电子的散射和透射形成的明暗反差形成图像，使用特殊的电极或磁极达到聚焦和放大的目的，放大倍数可达150万倍（表1-4）。电子显微镜由电子束照明系统（电子束波长0.01~0.9nm）、成像系统、真空系统、记录系统组成。由于电子束穿透力有限，为获得较高分辨率，要求超薄制片，一般厚度40~50nm。电镜制片包括固定、脱水、包埋、修块、切片、载网、染色、观察等步骤。电子显微镜分透射电镜和扫描电镜等类型，透射电镜主要用于观察和研究细胞内部细微结构，扫描电镜主要用于研究样品表面形貌及其立体图像。

表1-4 普通光学显微镜与电子显微镜比较

项目	普通光学显微镜	电子显微镜
分辨率	0.2μm	0.2nm
放大倍数	×1 000	×150万
切片要求	一般切片，厚度5~10μm	超薄切片，厚度50nm左右
光源	可见光，波长400~700nm	电子束，波长0.01~0.9nm
透镜要求	玻璃制品	电磁制品
成像原理	样品对光的吸收形成明暗、颜色反差	样品对电子散射、透射形成明暗反差
成像要求	一般光环境	真空环境
使用要求	一般维护使用	专人维护使用

二、细胞培养及细胞工程

细胞以组织的形式存在，组织中同时存在多种细胞，细胞分离需要将组织块制成细胞悬液，细胞分离方法包括机械分离、酶解分离、流式细胞仪标记分离、免疫磁珠分离、激光微切割分离等。

细胞培育包括原代培养、传代培养、培养细胞系等方法。细胞培养需要良好的营养液（小牛血清等）与无菌培养环境，培养细胞才能很好贴壁生长和分裂。原代培养的细胞一般传至10代左右细胞生长出现停滞，大部分细胞衰老死亡，少数细胞可存活传下去，这些细胞又可顺利传代40~50次，称为细胞系。

细胞工程技术是以细胞为对象，应用现代生物工程与生物技术理论，借用工程学原理，有目的地获得特定的细胞及其相应产品的综合科学技术。细胞培养及细胞工程后面章节详细介绍，在此不赘述。

三、细胞组分研究

细胞生命活动及其调控机制研究，需要细胞组分分析，它涉及的技术方法较多，主要有下面几种。一是超离心分离细胞组分。通过差速离心，利用不同离心速度产生的离心力，将各种质量密度不同的亚细胞组分（细胞核、线粒体、溶酶体、过氧化物酶体、高尔基复合体、囊泡等）和各种颗粒成分分开（图 1-9）。二是特异蛋白的定位与定性。主要通过免疫荧光技术、免疫电镜技术等对细胞蛋白进行定位定性。三是核酸原位杂交技术。利用碱基互补配对原理制作探针，进行基因、特异 RNA 等研究。四是酵母双杂交技术，研究蛋白质与蛋白质相互作用。五是放射自显影技术，主要是对生物大分子进行定位定性。

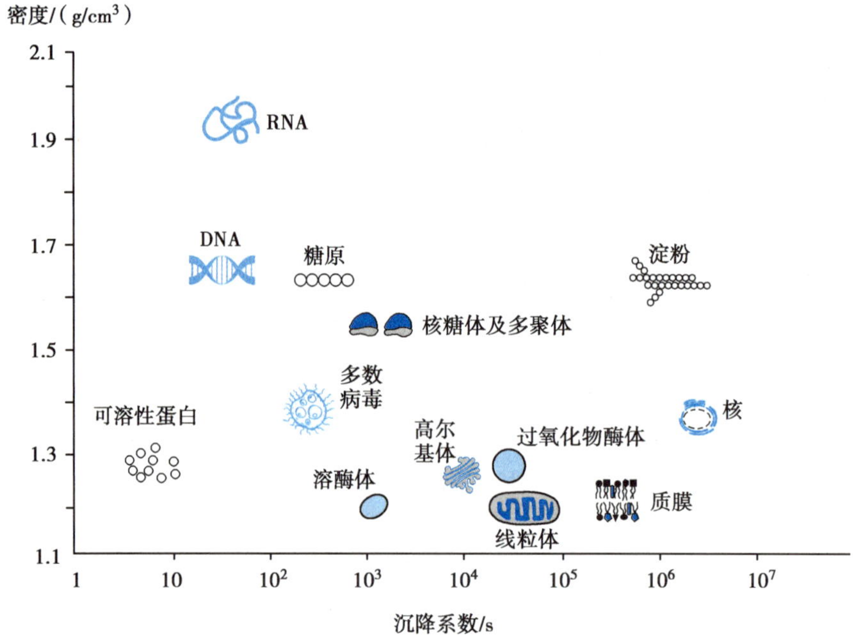

图 1-9 离心分离细胞组织组分示意

四、细胞功能研究

细胞功能多种多样，不同组织器官的细胞功能也有差异。由此，细胞功能研究具有多种方法途径。一是细胞生长、分化、衰老、凋亡等研究，通过模式生物、细胞体外培养等方法获得了大量可信数据。二是细胞对物质的转运研究，通过膜载体、离子通道、细胞骨架、转运囊泡等方面的探索取得长足的进展。三是细胞遗传物质研究，通过细胞分裂观察、基因组测序、基因组分析比较、基因结构功能鉴定等工作，已渐入佳境。四是细胞代谢组学研究，通过消化道微生物学、细胞分子化学等多学科联合攻关，已取得有目共睹的成绩。五是细胞蛋白组学研究，蛋白质是生命结构功能的关键，目前，人类对细胞蛋白质研究通过生物信息学等方法已取得很多成绩，但在实体细胞蛋白质研究方面依然没有突破，特别是蛋白质逐个分离、结构功能鉴定等领域需要全人类的合作和智慧。

（蔡晓明）

开放讨论题

1. 我们生活在宇宙中,宇宙从何而来?研究发现宇宙不断膨胀,为什么会膨胀?它要膨胀到哪里去?目前认为,宇宙无穷大,宇宙由什么构成的?宇宙之外是什么?还有第二、第三宇宙吗?人类无法到达宇宙边缘主要是运输工具太慢,比如人类运载火箭速度目前每秒不到 100km,而光速每秒可达 30 万 km。如何开发光速运载工具?

2. 地球是我们赖以生存的蓝色家园,地球是如何产生的?宇宙中是否存在第二个类似地球?其他星球上是否存在生命?目前已知地球内部温度极高,地球内部如何运行?它与火山、地震有何关系?

3. 地球上生命何处产生?如何产生?细胞是怎样起源的?多细胞生物从哪里来?目前地球上有多少种生物?地球能承载多少人口生存?

4. 人体由细胞构成的,人体有多少种细胞?如何辨别不同种类的细胞?人体有多少个细胞?如何确切计数人体细胞?

第二章

细胞的结构与功能

生物的各种生命活动都是通过细胞实现的，需要不同类型的细胞和数量众多的细胞协同参与。人体细胞形态多种多样，往往与其所处的位置及行使的功能相适应，如表皮上皮细胞呈扁平形，肌肉细胞为纺锤形，红细胞为双凹圆盘形，卵细胞为球形，神经细胞为星芒状。但也有无定形的细胞，如白细胞等。不同种类的细胞大小差异很大，多数真核细胞的直径为10~100μm，如人的卵细胞直径约100μm，肉眼勉强可见。神经细胞的胞体直径约100μm，但从胞体发出的神经纤维却长度参差不齐，最长可达1m，这与神经细胞的信号传导功能相适应。细胞大小与生物体的体积大小无关，但与其功能紧密相连。细胞由细胞膜、细胞质的各种细胞器及细胞核等结构组成（图2-1）。

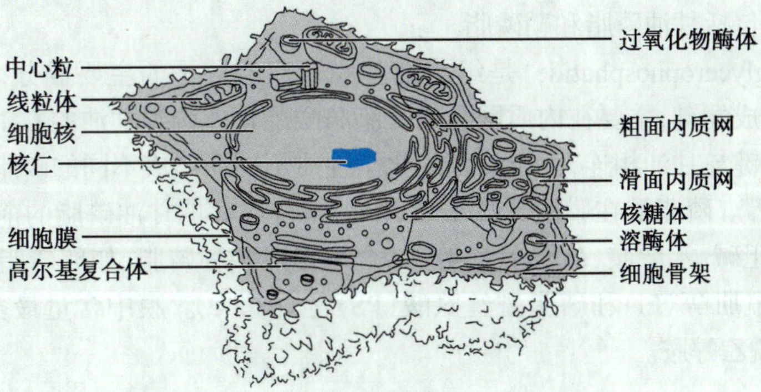

图2-1　真核细胞结构示意图

第一节　细　胞　膜

细胞膜（cell membrane）又称质膜，是包裹细胞质和细胞器的界膜。由磷脂双分子层和相关蛋白质、胆固醇以及糖脂组成。细胞膜包围整个细胞，与其附属结构一起构成细胞边界，用不同研究工具可以看到整个细胞的形态和大小。细胞膜担负着稳定细胞内部环境，控制细胞内外物质、能量、信息流动的重任，参与细胞表面特化结构的形成。细胞膜对细胞的生存、生长、发育、分裂、分化十分重要。细胞内有丰富的膜性结构，如线粒体、内质网、高尔基复合体、溶酶体、核膜等。由于这些膜与质膜在化学组成、分子结构和功能行使上具有很多的共性，现在人们把质膜和细胞内各种膜相结构的膜统称为生物膜(biomembrane)。无论是细胞膜还是细胞内各种细胞器膜，它们都有一个共同的结构，即是由脂双层及嵌合蛋白质构成的一层生物膜。在电镜下呈现出“暗 - 明 - 暗”三层式结构，我们称之为单位膜(unit membrane)。

一、细胞膜的化学组成

细胞膜的化学成分主要有脂类、蛋白质、糖类、水、无机盐和金属离子等，其中以脂类和蛋白质为主。脂类约占膜总含量的 30%~80%，蛋白质占 20%~70%，糖类占 2%~10%。膜上的水约有 20% 呈结合状态，其余为自由水。膜上金属离子和一些膜蛋白功能有关。

细胞膜的化学成分有两个特点：①各种生物膜组成成分的比例不一致，脂类与蛋白质所占的比例，其范围可达 1∶4~4∶1。②功能复杂或多样的膜，蛋白质占比较大，如线粒体内膜的蛋白质成分可高达 76%，脂类约占 24%；功能简单的细胞膜中，所含蛋白质的种类和数量则较少。如神经髓鞘的功能比较简单，主要起绝缘作用，其膜含脂量达 79%，而蛋白质只有三种，含量显著地低于脂类。

(一) 膜脂

膜脂(membrane lipid)是存在于质膜及细胞内膜的脂质，主要是甘油磷脂、固醇和少量的鞘脂。动物以甘油磷脂、鞘磷脂、固醇脂类为主，有的膜还有糖脂。

1. **磷脂** 磷脂(phospholipid, PL)是含有一个或多个磷酸基的脂质，是构成细胞膜的主要脂分子。主要包括甘油磷脂和鞘磷脂。

甘油磷脂(glycerophosphatide)是组成细胞膜脂双层分子的主要成分，为双亲性分子。磷脂酸与甘油形成酯键，主要在内质网合成。脂肪酸酯化连接到甘油的 C-1 和 C-2 上，极性头通过磷酸二酯键与甘油相连，由于头部的化学性质不同而形成不同的磷脂，如磷脂酰丝氨酸、磷脂酰胆碱等。磷脂酸在膜上含量不多，但它是合成其他甘油磷脂的前体，其磷酸基团再与其他分子(胆碱、乙醇胺、*L*- 丝氨酸等)结合可形成多种磷脂，如卵磷脂(PC)、磷脂酰乙醇胺(PE)、磷脂酰肌醇(PI)和磷脂酰丝氨酸(PS)等(图 2-2)。膜中含量最多的是磷脂酰胆碱，其次是磷脂酰乙醇胺。

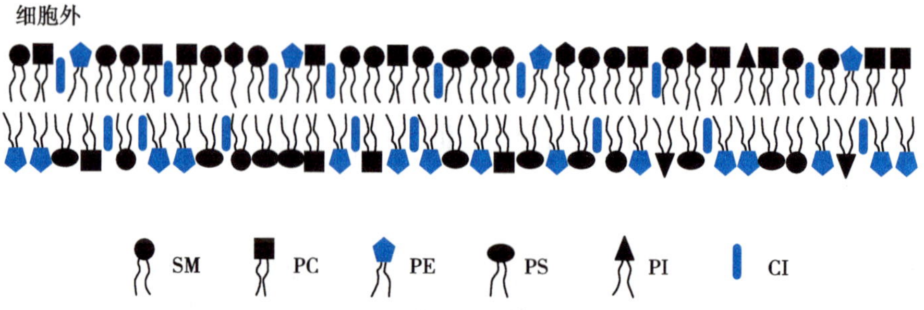

图 2-2 膜脂双分子示意图

SM，鞘磷脂；CI，胆固醇。

鞘磷脂(sphingomyelin,SM)是由神经鞘氨醇、脂肪酸、磷酸基和胆碱组成的磷酸神经鞘脂质,如神经酰胺,与蛋白质及多糖构成神经纤维或轴突的保护层,具有绝缘作用。其结构与磷脂酰胆碱相似,但以鞘氨醇代替磷酸甘油酯中的甘油,其氨基和脂肪酸链形成酰胺键,主要在高尔基复合体合成,只有一条脂肪酸链。

从结构特点看:①在磷脂分子中,脂肪酸链的长短和不饱和度不同,一般脂肪酸链的碳原子数在12~24之间,都是偶数,其中以16和18为多。②都具有亲水和疏水两部分。③独特的物理性质,在水环境中,磷脂的分子聚集,其极性头部与水接触,而非极性疏水的尾部避开水,向着分子团的内面,这样形成小球形的分子团的脂质体;在水量适宜时,分子排列成片层形式脂双分子层。大部分的磷脂和糖脂分子在水环境中能自发形成双层,而且这样的脂双层又能自我封合成为脂质体。在生物膜中脂类部分的形成是一个自我组装的过程。

从功能作用看,磷脂分子能自发形成双层,具有自我组装、自我封合的特性和流动性,对其构成生物膜的主要组分之一是很有意义的。脂质体可用于细胞膜的研究、转基因领域以及疾病的诊断及治疗。

2. **固醇** 它是中性脂类,在各种动物细胞膜中含量较高。固醇(sterol)是在类固醇核的C-3上有一个β取向的羟基,C-17上有一个8~10个碳原子的烃链的类固醇化合物。存在于大多数真核细胞的膜中,最常见的代表是胆固醇。生物膜中的胆固醇与磷脂的碳氢链相互作用,可阻止磷脂凝集成晶体结构,对膜脂的物理状态具有调节作用,有加强质膜的作用(表2-1)。

表2-1 几种主要膜脂比较

膜脂类别	结构特点	主要作用
磷脂	含磷酸基团、甘油磷脂以甘油为骨架、鞘磷脂以鞘氨醇为骨架	构成质膜的脂双分子层、亲水亲油、保障膜功能
固醇	4个闭环碳氢结构及非极性尾部	插入脂双分子层之间、亲水亲油、调节膜的流动性
糖脂	含糖基、甘油糖脂有二酰甘油、鞘糖脂有鞘氨醇	质膜的组成成分、亲水亲油、保障膜功能

3. **糖脂** 糖脂(glycolipid)也是两性分子,大约占细胞膜外层脂类分子的5%。糖脂是一种携有一个或多个以共价键连接糖基的复合脂质,是细胞膜的重要成分,包括甘油糖脂、鞘糖脂、脂多糖等。在动物细胞膜中的糖脂主要为鞘氨醇的衍生物,结构似鞘磷脂,只是糖基取代了磷脂酰胆碱,如脑苷脂、神经节苷脂等。脑苷脂为最简单的糖脂,只含一个单糖残基。而神经节苷脂是比较复杂的糖脂,含有7个单糖残基的分支链。它们在神经髓鞘和神经元细胞膜上含量较高。目前已发现糖脂有40多种。

研究发现,不同器官的膜脂有甘油磷脂类、鞘磷脂类、固醇脂类、脂肪酸类、甘油酯类、孕烯醇酮脂类、糖脂类、多聚乙烯类等多类膜脂共8 000多种,每个动物细胞膜上的脂分子可达亿级。它帮助各种蛋白质锚定在膜上,且各种器官细胞膜的膜脂也有差异,影响膜的形态特征及生物学功能。磷脂、固醇、糖脂的分子结构赋予其独特的理化性质,在水环境中它们可自组装成脂双层或脂质体,在细胞起源及进化中具有重要作用。球形脂质体直径为25~1 000nm不等,在实验和临床治疗中可作载体使用。

(二) 膜蛋白

膜蛋白(membrane protein)是膜脂双层、膜表面的蛋白总称,细胞中有 20%~25% 的蛋白质参与膜结构的组成,是膜的基本结构。生物膜的特定功能主要是由蛋白质决定的,功能越复杂的膜,其上的蛋白质种类越多。根据膜蛋白与膜脂的结合方式以及其在膜中所在的位置不同,一般可分为三种类型:整合蛋白(跨膜蛋白)、膜周边蛋白(膜外在蛋白)和脂锚定蛋白。

1. **整合蛋白** 整合蛋白(integral membrane protein)也称跨膜蛋白或镶嵌蛋白,是一类以部分插入膜的内侧或外侧,或大部分和全部插入磷脂双分子层的蛋白质或酶。位于脂双层疏水核心区的蛋白质主要呈 α 螺旋和 β 片层构象(图 2-3),与膜结合较紧密,一般要用较剧烈的方法(如用表面活性剂、有机溶剂或超声波处理等)才能从膜上解离和纯化下来,如多种膜受体、膜酶、通道、运载蛋白和膜孔蛋白等。在细胞的能量转换、信号转导和物质转运等重要生理功能中发挥重要调控作用,占膜蛋白总量的 70%~80%。它们部分嵌在膜中,通过非极性氨基酸部分,直接与膜脂双层的疏水区相互作用而嵌入膜内,许多跨膜蛋白质也是兼性分子,它们的多肽链可横穿膜一次或多次,还有多亚基跨膜蛋白。其共同特征是以疏水区跨越脂双层的疏水区,而亲水的极性部分位于膜的内外表面。大部分跨膜蛋白质的跨膜区都是 α 螺旋,也有 β 片层结构的 β 筒。

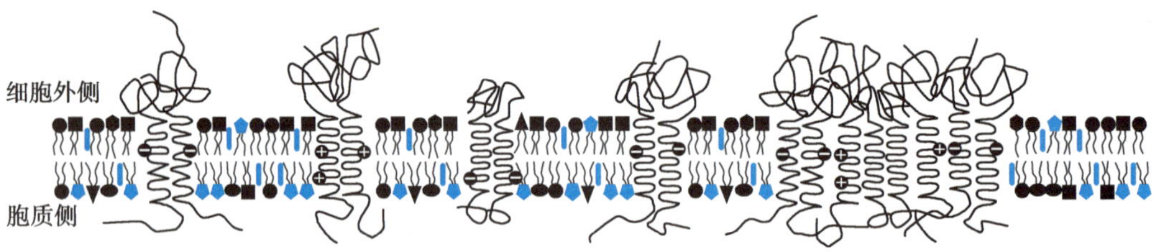

图 2-3 蛋白质 A、B、C、D 通过 α 螺旋和 β 片层构象形成功能蛋白 E

2. **膜周边蛋白** 膜周边蛋白(peripherin protein)又称膜外在蛋白,它们不直接与脂双层疏水部分相连接,常常通过非共价键,如静电作用、离子键、氢键与膜脂的极性头部或通过与膜内在蛋白质亲水部分相互作用间接与膜结合。膜周边蛋白质主要分布在膜的内表面,为水溶性蛋白质。一般用比较温和的条件处理,如改变溶液的离子强度或 pH,加入金属螯合剂等,就能使其从膜上溶解下来,但不能再与脂类聚合重新形成膜结构。此类蛋白质,一般占膜蛋白的 20%~30%。

3. **脂锚定蛋白** 脂锚定蛋白(lipid-anchored protein)又称脂连接蛋白,它类似于膜周边蛋白,位于膜的两侧,但与其不同的是以共价键与脂双层分子结合,因此分离脂锚定蛋白须用去垢剂或有机溶剂处理。脂锚定蛋白结合方式有三种,一是膜蛋白质 N 端甘氨酸(Gly)与脂双层中的碳氢链形成共价键而被锚定在脂双分子层上(图 2-4A),二是

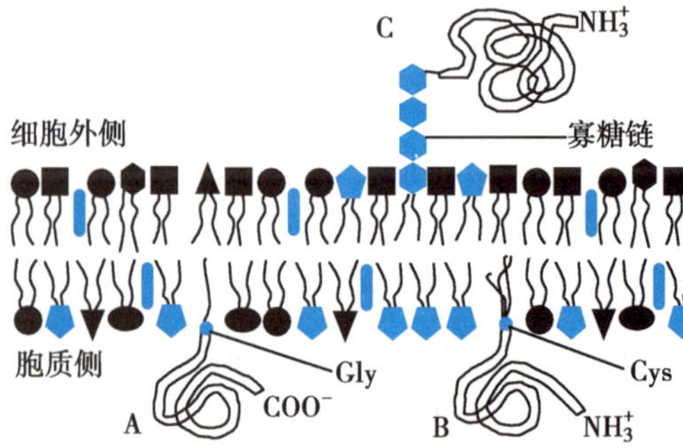

图 2-4 脂锚定蛋白示意图

膜蛋白质 C 端半胱氨酸(Cys)与脂双层中的碳氢链形成共价键而被锚定在脂双分子层上(图 2-4B),三是蛋白质通过寡糖链间接与脂双层结合,主要是蛋白质的羧基端与包埋在脂双层外层中的糖基磷脂酰肌醇相连,而被锚定在质膜的外层(图 2-4C)。

膜蛋白种类繁多、复杂,膜功能的差异主要在于所含蛋白质的不同,50% 以上的小分子药物的受体是膜蛋白。膜蛋白主要是球状蛋白质,既有单体,也有多聚体。它们以不同方式结合于膜上,蛋白质担负不同的功能。

膜蛋白的功能较多,有机械支持作用,作为载体蛋白、受体、抗原、酶等在物质运输、信号传导、免疫反应等很多方面也起着重要作用。

(三) 膜糖

膜糖是细胞膜及其表面的糖类物质,在真核细胞中占细胞膜重量的 2%~10%。它们大多是与蛋白质或脂类分子相结合的低聚糖,主要分布在细胞膜的外表面(图 2-5)。在动物细胞中,组成低聚糖的单糖有 7 种,包括 *D*- 葡萄糖、*D*- 半乳糖、*D*- 甘露糖、*L*- 岩藻糖、N- 乙酰半乳糖胺、N- 乙酰葡萄糖胺和唾液酸。一般由 1~10 个单糖或单糖衍生物组成低聚糖链(寡糖链),有直链也有分支链。它们与蛋白质的多肽链的氨基端共价结合成糖蛋白(glycoprotein),与脂类分子亲水端共价结合成糖脂(glycolipid)。膜糖功能是参与细胞识别、免疫应答等。

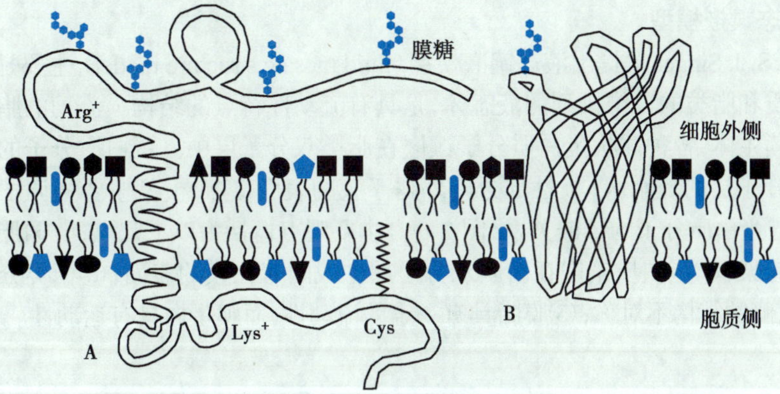

图 2-5　膜糖示意图

A. 糖共价结合在 α 螺旋蛋白上;B. 糖共价结合在 β 折叠蛋白上。
Arg,精氨酸;Cys,半胱氨酸;Lys,赖氨酸。

二、细胞膜的分子结构模型

(一) 细胞膜分子结构研究历史

1895 年,E. Overton 研究各种未受精卵细胞的通透性时发现脂类小分子优先通过细胞膜,非脂类的小分子很难通过细胞膜,根据相似相溶原理,发现细胞膜上必定存在脂类物质。科学家在细胞膜和磷脂单分子层表面张力研究中,发现加入蛋白质分子后能使磷脂双分子层的表面张力更接近细胞膜的特性,后来又发现细胞膜也会被蛋白酶分解,这说明细胞膜的成分含有蛋白质。

1925 年 E. Gorter 和 F. Grendel 用丙酮提取红细胞膜上的磷脂,并将它在空气和水的界面上铺成单分子层，结果发现这个单分子层的面积是原来红细胞面积的二倍，说明每层细胞膜中有两层磷脂分子存在。

1935 年 J. Danielli 和 H. Davson 根据 X 射线衍射图和有关数据提出了细胞膜的蛋白质 - 磷脂 - 蛋白质的三明治结构。

1959 年 JD. Robertson 用电镜观察多种细胞膜都有类似暗 - 明 - 暗的三层结构，又提出单位膜结构模型。

（二）单位膜结构模型

Robertson 使用电子显微镜观察各种生物细胞膜和内膜系统，发现所有生物膜均呈“两暗一明”的三层式结构，在横切面上表现为内外两层为电子密度高的暗线，中间夹一条电子密度低的明线，内外两层暗线各厚约 2nm，中间的明线厚约 3.5nm，膜的总厚度约为 7.5nm，这种“两暗一明”的结构称为单位膜结构模型（unit membrane structure model）。模型认为磷脂双分子层构成膜的主体，其亲水端头部向外，与附着的蛋白质分子构成暗线，磷脂分子的疏水尾部构成明线。认为脂双分子层内外两侧的蛋白质并非球形蛋白质，而是单条肽链以 β 片层形式的蛋白质，通过静电作用与磷脂极性端相结合。单位膜模型提出了各种生物膜在形态结构上的共同特点，能对膜的某些属性做出解释。但是这个模型把膜作为一种静态的单一结构，无法说明膜的动态变化和各种重要的生理功能，也不能解释为何不同生物膜的厚度不同。

（三）液态镶嵌模型

1972 年，S. J. Singer 等提出液态镶嵌模型（fluid mosaic structure model），主要是把生物膜看成球形蛋白质和脂类的二维排列的液态体，是具有流动性特点的结构。流动的脂质双分子层构成膜的连续主体，各种球状蛋白质分子镶嵌在脂类双分子层中。蛋白质分子的非极性部分嵌入脂类双分子层的疏水区；极性部分则外露于膜的表面，这个模型主要强调了膜的动态性和脂类分子与蛋白质分子的镶嵌关系（图 2-6）。主要观点概括为以下几点：①磷脂双分子层构成膜的基本骨架；②蛋白质镶嵌在磷脂双分子层中或附着在膜的表面；③糖类分布在膜的外表面；④膜两侧的结构不对称；⑤膜脂具有一定的流动性，而膜蛋白具有运动性。

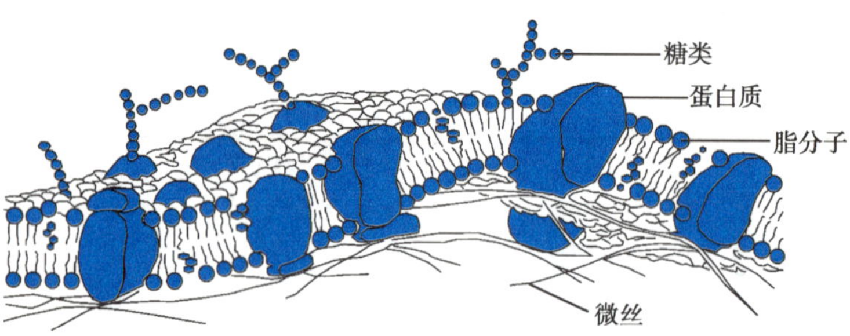

图 2-6 液态镶嵌模型示意图

液态镶嵌模型虽然可以解释许多膜中所发生的现象，但它不能说明具有流动性的质膜怎样保持膜的相对完整性和稳定性。

（四）脂筏模型

1988 年，K. Simons 等提出脂筏模型（表 2-2）。脂筏（lipid raft）是质膜上一种非均一性富集固醇和鞘脂的高动态小型域，大小 10~200nm，能使细胞过程隔室化。有时小型筏会借

助蛋白质 - 蛋白质以及蛋白质 - 脂质的相互作用稳定地形成较大平台。它是一种动态结构，富含胆固醇和鞘磷脂的微结构域，并聚集了一些特定种类的膜蛋白。磷脂双层具有不同的脂筏结构：外层的微区主要含有鞘脂、胆固醇及糖基磷脂酰肌醇（GPI）- 锚定蛋白，由于鞘磷脂含有长链饱和脂肪酸，流动性差，而邻近的磷脂区脂肪酸多不饱和，所以出现相分离；内层也有类似的微区，但与外层的脂质不同，主要是在此区有许多酰化的锚定蛋白，特别是信号转导蛋白，如 Src、G 蛋白的 Gα 亚基等。

表 2-2 细胞膜结构模型比较

模型类型	主要内容	优缺点
单位膜模型	内外两层暗线各厚约 2nm，中间的明线厚约 3.5nm，膜的总厚度约为 7.5nm	看清了质膜结构，无法解释膜的动态变化和膜的功能
液态镶嵌模型	磷脂双分子层构成膜基本骨架、蛋白质镶嵌在磷脂双分子层中或附着膜表面、糖类分布在膜外表面、膜两侧的结构不对称、膜脂、膜蛋白具有流动性	明确了质膜结构组成，说明了膜的动态变化、解释了绝大部分膜的功能
脂筏模型	质膜富集有胆固醇和鞘磷脂的微结构域，大小 10~200nm，膜的厚度不同	丰富了质膜结构组成，补充解释了信号转导等膜的功能

三、细胞膜的主要特性

细胞膜的主要特性包括膜的不对称性和膜的流动性。

（一）膜的不对称性

膜的内外两层在结构和功能上有很大的差异。

1. 膜蛋白的不对称分布 用冰冻蚀刻技术得到生物膜的两个剖面，可清楚地看到膜蛋白的分布有明显的差异。如红细胞膜的冰冻蚀刻标本显示，靠细胞质断裂面颗粒数为 2 800 个 /μm^2；靠外表面断裂面颗粒数只有 1 400 个 /μm^2。由于各种膜蛋白分子在质膜上具有明确的方向性，因此，膜蛋白分布的不对称性是绝对的，通过这种不对称性保证各种生理功能在时间和空间上的有序性执行。

2. 膜脂的不对称性分布 膜脂的不对称性主要是指膜脂分子在膜的脂双层中非均匀分布，体现出组织器官差异（图 2-7）。

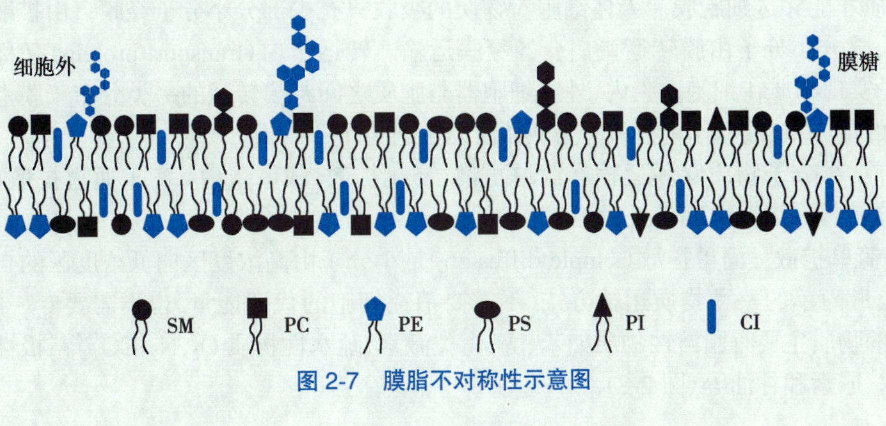

图 2-7 膜脂不对称性示意图

生物膜结构上的不对称，保证了膜功能的方向性，使膜两侧具有不同功能。有的功能只发生在膜的外层，有的则在内层，这是生物膜发挥作用所必不可少的。

（二）膜的流动性

生物膜是动态结构，它的流动性包括膜脂的流动性和膜蛋白的运动性。

1. **膜脂的流动性** 研究表明，脂类分子的各种运动与膜结构的流动性有着密切的关系。脂类分子的运动主要有旋转运动，侧向扩散运动，内、外层翻转运动，烃链摆动等。

2. **膜蛋白的运动性** 膜蛋白的运动一般可分为两类：被动扩散和细胞代谢驱使的运动。被动扩散中膜蛋白的运动可分为侧向扩散和旋转扩散两种，它受膜脂流动性制约。一是侧向扩散，它是膜蛋白在二维膜平面内的平移运动。其速率的大小用侧向扩散常数表征。一般膜蛋白在膜上的运动受到多种膜结构的限制，其侧向扩散速率要比膜脂分子小。二是旋转扩散，它是膜蛋白能围绕与膜平面相垂直的轴进行的旋转运动。不同膜蛋白，由于本身及微环境的差别，它们旋转扩散速度也有很大的差异。一般膜蛋白的旋转扩散速度比侧向扩散更为缓慢。代谢驱使运动是指膜蛋白与膜下方的微管、微丝相结合而形成复合体的运动，它受膜脂流动性制约很小。

3. **影响膜流动性的因素** 包括脂肪酸链的长度和不饱和程度，胆固醇与磷脂的比值，卵磷脂与鞘磷脂的比值，膜蛋白的影响，环境的温度、pH、离子强度、金属离子等。

4. **细胞膜流动性生理意义** 物质转运、能量转换、细胞识别、免疫、药物对细胞的作用等都与膜流动性密切相关，可以说，一切膜的基本活动均在细胞膜的流动状态下进行。若细胞膜固化，黏度增大至一定程度，某些物质传送中断，特别是酶的活性将中止，最后导致细胞死亡。

四、细胞膜与物质的跨膜转运

细胞膜有关的物质运输活动有两种形式：一种是小分子和离子的穿膜运输，另一种是大分子和颗粒物质的膜泡运输。

（一）小分子和离子的穿膜运输

活体细胞必须与周围环境进行物质、信息、能量交换，满足细胞不断新陈代谢的日常需要。物质进出细胞，必须穿过细胞膜，膜骨架为脂双分子层，它固有的疏水特性阻断了大多数极性分子和水溶性分子穿过细胞膜，只有脂溶性、非极性、不带电荷的小分子物质能以自由扩散的方式通过细胞膜。而带电荷的极性分子、离子等物质需要借助细胞膜上的特殊转运蛋白质才能穿过细胞膜。人体细胞对物质的吸收只有少部分小分子经膜自由扩散进入细胞，绝大部分小分子由膜转运蛋白介导穿膜运输。转运蛋白（transport protein）又称运输蛋白，它是实现物质在细胞质膜内、外或细胞器与胞质之间跨膜转运的一类分布于膜上具有运载功能的蛋白质，根据作用方式分为载体蛋白和通道蛋白两类。

目前，小分子物质穿膜运输有简单扩散、易化扩散（载体蛋白）、离子通道扩散（通道蛋白）、主动运输（载体蛋白）等几种形式。

1. **简单扩散** 简单扩散（simple diffusion）是小分子由高浓度区向低浓度区的自行穿膜运输，是最简单的一种物质运输方式，不需要消耗细胞的代谢能量，也不需要专一的载体。它运送的物质主要有脂溶性物质如苯、醇、甾类激素，疏水性物质 O_2、N_2、CO_2 等，极性小分子乙醇、水、尿素和甘油等（图 2-8）。

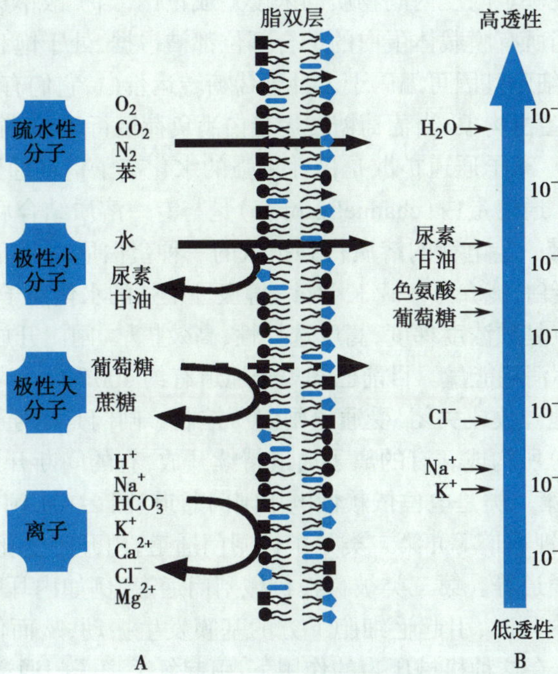

图 2-8 简单扩散示意图

A. 小分子穿膜示意；B. 通透性浓度示意。

简单扩散转运特点是物质从高浓度一侧直接穿过脂质双层向低浓度一侧进行扩散，无蛋白参与，不消耗细胞代谢能量。

2. **易化扩散** 易化扩散（facilitated diffusion）是非脂溶性或亲水性物质在载体蛋白的介导下，在不消耗代谢能的情况下，顺浓度梯度或电化学梯度进行的跨膜转运方式。通过易化扩散进行转运的物质有糖、氨基酸、核苷酸、无机离子等。

易化扩散转运特点是顺浓度梯度，不消耗能量，需要载体蛋白。载体蛋白上对转运的物质具有高度的专一性，通过自身构象的变化，实现与物质进行暂时性地、可逆地结合，完成对物质的转运（图 2-9）。

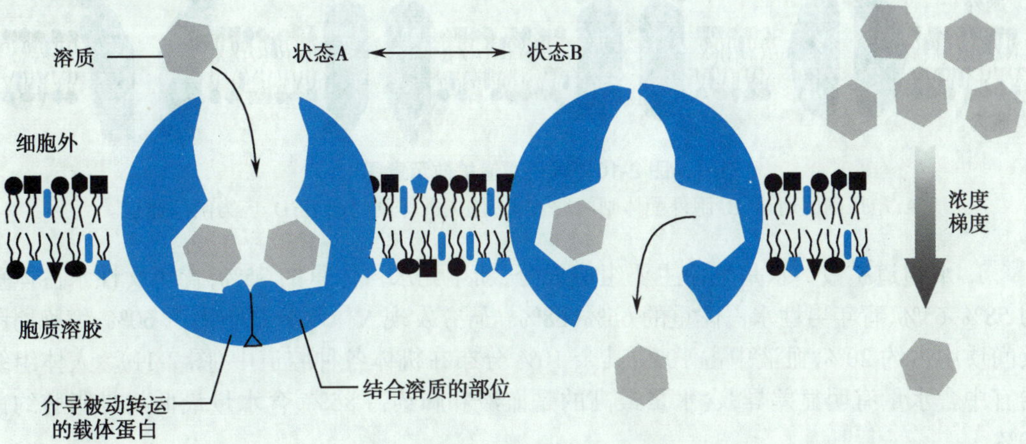

图 2-9 易化扩散示意图

易化扩散的速率在一定限度内同物质的浓度差成正比，当扩散率达到一定水平，就不再受溶质浓度的影响。当所有膜载体蛋白的结合部位都被占据，处于饱和状态时，运输速率达到最大值。比如，人体细胞基因可编码十多种葡萄糖转运蛋白，它们有高度相似的氨基酸序列，组成转运葡萄糖的蛋白构象，当葡萄糖转运蛋白满负荷运行时，运输速率达到最大值。

3. **离子通道扩散** 离子通道扩散是极性很强的水化离子借助通道蛋白完成的高效率跨膜转运的一种方式。通道蛋白（channel protein）是与专一溶质结合后，能形成小孔或亲水性通道使适当大小及带一定电荷的溶质得到扩散的一种蛋白质。研究发现，离子通道是镶嵌在细胞膜上的跨膜蛋白，能介导 Na^+、K^+、Ca^{2+} 等极性很强的水化离子的快速跨膜转运。

离子通道转运特点是顺浓度梯度，高度选择性，高效扩散，闸门开放时间极短暂，只有几毫秒，随即自然关闭，不消耗能量。目前已知离子通道有约 400 种。

离子通道可迅速地开放或关闭，受通道闸门所控制。闸门是由通道蛋白的带电分子或基团（如羟基或磷酸基）所构成。有的离子通道持续开放，有的间断开放。间断开放的闸门有电压、配体等控制。第一类是电位依赖性电压闸门通道（图 2-10），闸门的开闭受膜电压控制（如钠通道、钙通道、钾通道等）；第二类是配体闸门通道，门开闭受化学物质（又统称为配体）调节，如乙酰胆碱通道等。第三类被称作机械闸门通道，例如内耳听觉毛细胞就具有这种通道。当声音传至内耳时，引起毛细胞下方的基膜发生振动，从而使纤毛触及上方的覆膜，迫使纤毛发生倾斜，在这种机械压力的作用下，引起纤毛离子门通道的开放，离子涌入细胞内，膜电位改变，信号经神经传出。

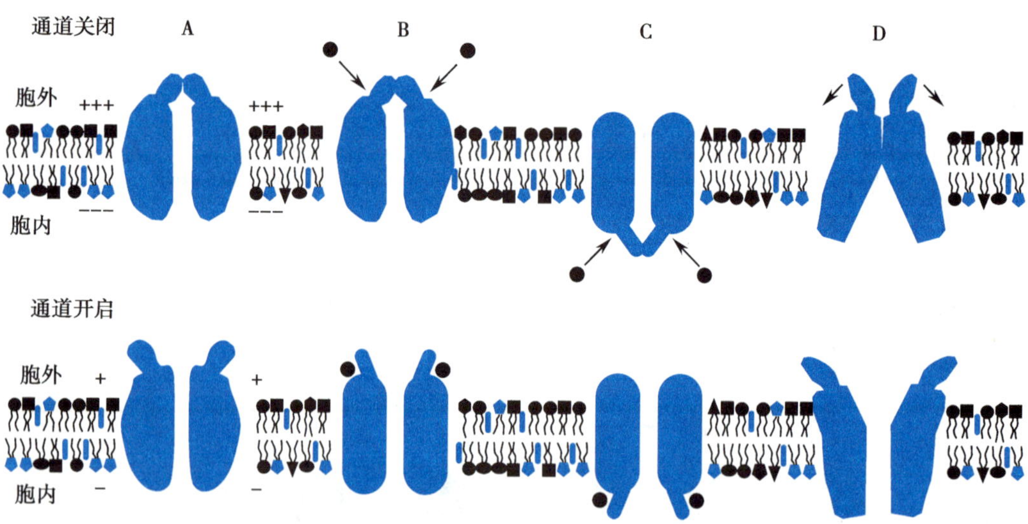

图 2-10 离子通道扩散示意图

A. 电压闸门通道；B. 胞外配体闸门通道；C. 胞内配体闸门通道；D. 应力闸门通道。

4. **水通道扩散** 水是生命主要组成成分，新生儿水占体重的 75%，青年女性水占体重的 58%~65%，青年男性水占体重的 65%~68%。研究发现人体水分细胞内占 60%，细胞周围及间质中占约 20%，血液中占 10%，其余 10% 分布在机体各种腔道中（图 2-11）。人体组织器官中含水量有明显差异，含水量最高的是血液和肺约占 85%，含水量最低的是脂肪约占 10%。

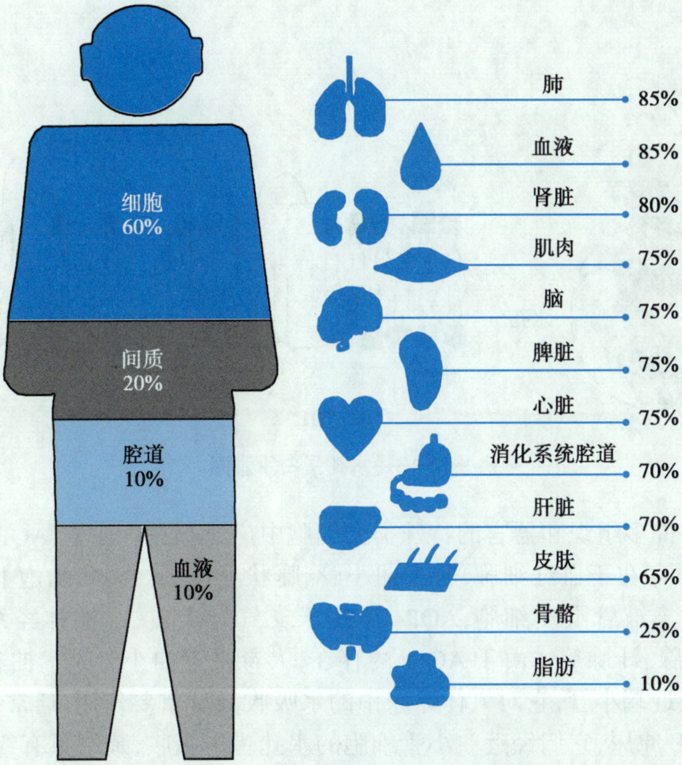

图 2-11 人体及组织器官水分含量示意图

水是一种极性分子，不溶于脂，但它的穿膜速率很快，曾经让人百思不得其解。直到 1992 年 Peter Agre 第一次证明了从红细胞膜上分离的 29kD 的疏水性跨膜蛋白是一种选择性水通道蛋白，才从此确定了细胞膜上存在着转运水的特异性通道蛋白，并命名为 Aquaporin 1。Peter Agre 也由于首次发现并确认了水孔蛋白的存在而荣获了 2003 年诺贝尔化学奖。水通道扩散是膜上的水孔蛋白分子介导的水分子快速穿膜结构(图 2-12)。

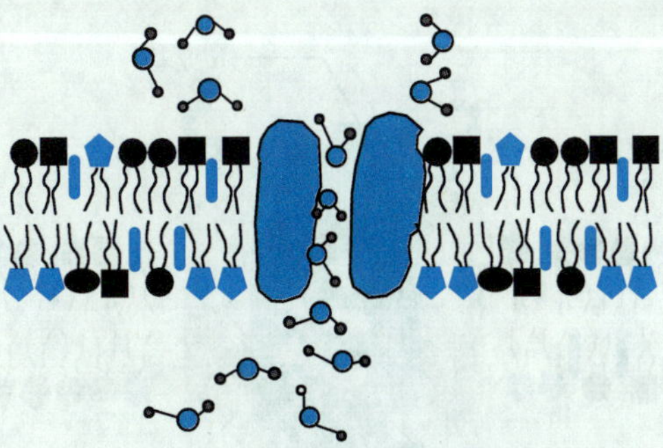

图 2-12 水通道示意图

目前的研究已证明，水孔蛋白是一个广泛存在于动物、植物甚至低等生命体内的保守的家族。在哺乳动物中已经发现了至少 13 种水孔蛋白，目前用 AQPs 代表水通道，该通道只允许水分子跨膜运输而不允许带电质子或其他离子通过，在功能上都可以作为一个独立水通道(图 2-13)。

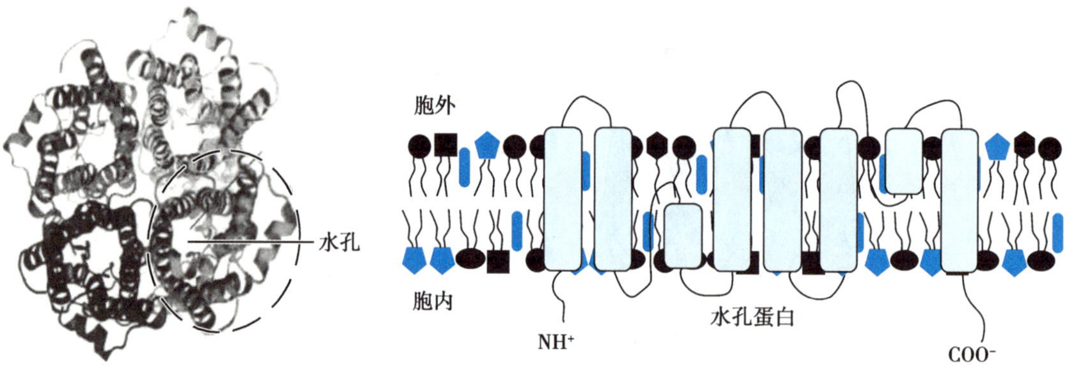

图 2-13 水孔蛋白示意图

水孔蛋白在许多组织和器官的特殊类型细胞中广泛存在。比如,AQP0 存在于晶状体纤维细胞,AQP1 存在于血红细胞、肾近曲小管、睫状上皮、脉络丛、肺泡上皮细胞,AQP2、AQP3 存在于肾集液管上皮细胞,AQP4 存在于支气管上皮、中枢神经系统、肾集液管,AQP5 存在于泪腺、汗腺等。由于 AQPs 的存在,人肾脏近曲小管是盘曲在肾皮质迷路肾小体附近的一段近端小管,它对人体原尿中的水吸收具有重要作用,通常一个正常成年人每天要产生 180L 原尿,它们经近曲小管细胞的水孔蛋白吸收,最终只有约 1L 的尿液排出体外。

5. **主动运输** 主动运输(active transport)是特异性运输蛋白消耗能量使离子或小分子物质逆浓度梯度穿膜的运输方式。根据转运物质的不同,可分为 Na^+-K^+ 泵、Ca^{2+} 泵、质子泵、ABC 转运蛋白等。

(1)Na^+-K^+ 泵:又称 Na^+-K^+ATP 酶(sodium-potassium ATPase),是利用 ATP 水解把 Na^+ 泵出,而把 K^+ 泵入细胞的一种酶(图 2-14)。存在于动物细胞质膜上,具有维持细胞膜电位、保持细胞渗透平衡、吸收营养等重要作用。

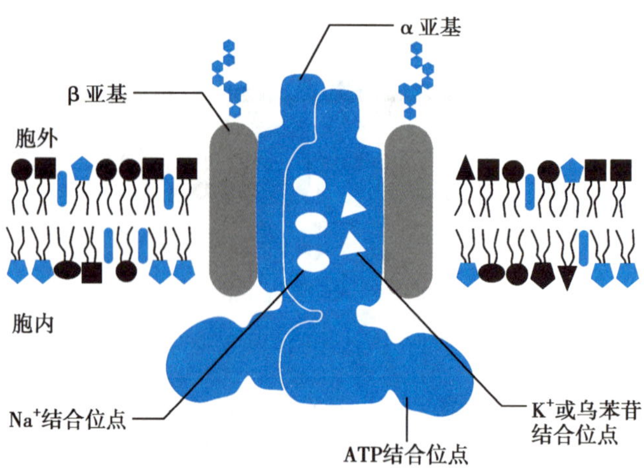

图 2-14 Na^+-K^+ 泵结构示意图

Na^+-K^+ 泵工作原理：第一步，在细胞膜内侧，有 Na^+、Mg^{2+} 存在下，ATP 酶被 Na^+ 激活，将 ATP 分解为腺苷二磷酸（ADP）和高能磷酸根。磷酸根与 ATP 酶共价结合形成磷酸 -ATP 酶中间体（即酶的磷酸化），引起酶蛋白分子发生构象变化，而与 Na^+ 的亲和力降低，Na^+ 被分离释放，此时 Na^+ 被转运到膜外。第二步，改变构象的 ATP 酶，在膜外侧有 K^+ 存在时，与 K^+ 亲和力大，与 K^+ 结合后，ATP 酶发生去磷酸化作用，并恢复到原来构象，与 K^+ 亲和力降低，K^+ 被转运到膜内。

Na^+-K^+ 泵工作效率：利用红细胞血影测得，每水解一个 ATP 分子所释放的能量，可供泵出 3 个 Na^+，泵入 2 个 K^+（图 2-15）。ATP 酶蛋白分子的构象变化是相当快速的，1s 内约可作 1 000 次变化，即 1s 内一个 ATP 酶分子可进行约 1 000 次 Na^+、K^+ 的主动运输。

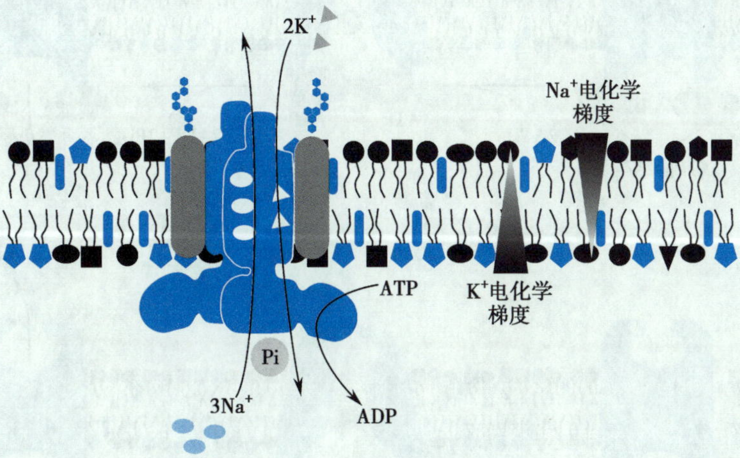

图 2-15　Na^+-K^+ 泵工作示意图

Na^+-K^+ 泵生理意义：维持细胞内外的离子梯度差。在膜电位产生、调节细胞渗透压、为某些营养物质吸收提供驱动力（例如葡萄糖的转运），以及在神经和肌肉细胞的冲动传导等方面都起着重要作用。

（2）Ca^{2+} 泵：Ca^{2+} 泵（calcium pump）又称 Ca^{2+}-ATP 酶，将钙离子从低浓度跨越生物膜往较高浓度耗能转运的蛋白质，如质膜、肌质内质网、线粒体膜等都有穿膜的钙泵。

Ca^{2+} 泵是由 1 000 个氨基酸残基组成的跨膜蛋白，存在于细胞膜或某些细胞器的膜上，它能将 Ca^{2+} 泵出细胞质或泵入某些细胞器，使 Ca^{2+} 浓度在细胞质中维持低水平（$\leq 10^{-7}$mol/L），Ca^{2+} 泵占肌质网膜蛋白 90% 以上，每水解一个 ATP 分子，可转运 2 个 Ca^{2+} 进入肌质网。

（3）V 型质子泵：V 型质子泵（V-type proton pump）是分布于动物破骨细胞、肾小管细胞质膜、溶酶体膜、内体膜上的在发生构象变化时能逆浓度梯度跨膜转运质子的整合膜蛋白。如线粒体内膜中的几种蛋白质复合物在电子传递过程中将质子从基质泵至线粒体内、外膜之间，通过水解 ATP 为主动转运提供能量；泌酸细胞则是靠 ATP 水解能分泌质子；嗜盐菌紫膜上的细菌视紫红质则在光的照射下经历一系列的构象变化从胞内向胞外泵出质子，它们调节 pH，满足酸碱度要求。

(4) ABC 转运蛋白：又称 ABC 转运体(ABC transporter)，它含有一个结合 ATP 的盒式结构域、在长期进化中形成的高度保守的一大基因家族编码的一类跨膜蛋白。真核生物的 ABC 转运蛋白的肽链基本结构是按 N 端 -MSD1-MBD1-MSD2-NBD2-C 端顺序排列的，跨膜结构域含有 12 个与结合 ATP 相关的 α 螺旋(图 2-16)。已知有机体中有 1 000 余种不同的转运蛋白(表 2-3)，它们可转运的底物包括无机离子、单糖、聚糖、胆固醇、磷脂、氨基酸、肽、蛋白质、毒素、药物、抗生素和异源物质等。ABC 转运蛋白在肝、小肠、肾等器官分布丰富。

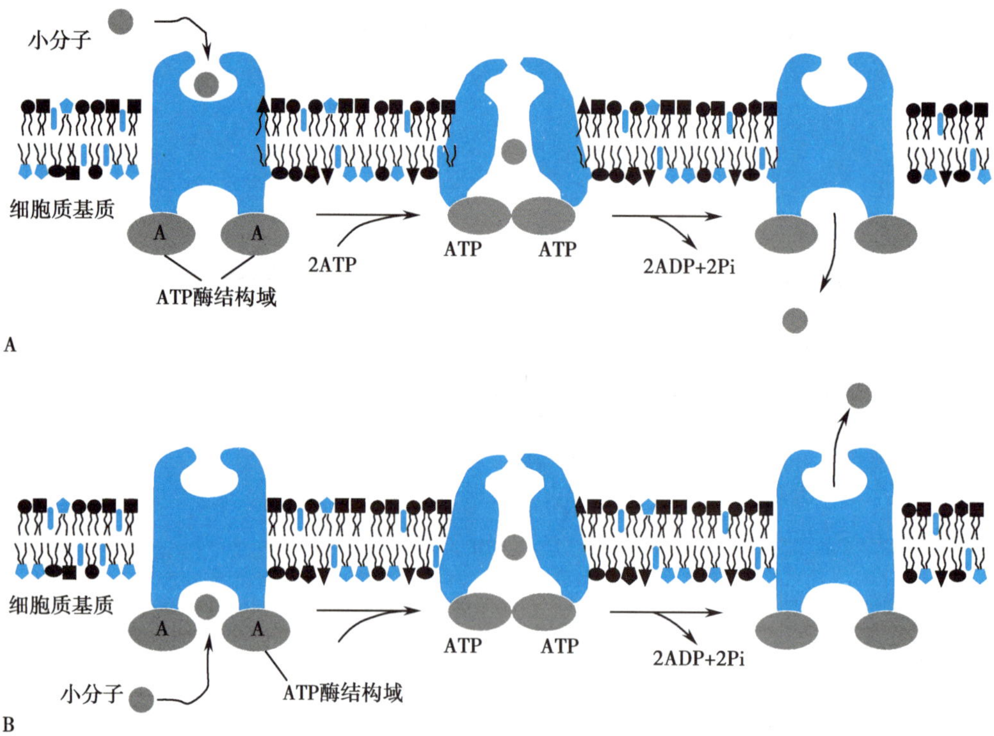

图 2-16　原核细胞(A)、真核细胞(B)ABC 转运蛋白工作示意图

6. **协同运输**　协同运输(coupled transport)又称伴随运输，是一种分子的穿膜运输依赖于另一种分子同时或先后穿膜的运输方式。后者从高浓度到低浓度的运输可为前者逆浓度梯度的运输提供能量，分为对向运输和共运输两类。对向运输是由同一种膜蛋白将两种不同的离子或分子分别向膜的相反方向穿过细胞膜的运输过程(图 2-17)。如小肠上皮细胞 Na^+- 葡萄糖就是利用这种机制来吸收葡萄糖、果糖、甘露糖、半乳糖、氨基酸等营养，还包括 Na^+- 氨基酸、Na^+-H^+ 等，再经易化扩散转运至血浆。

共运输是两种溶质分子以同一方向的穿膜运输方式。在这种方式中，物质的逆浓度梯度穿膜运输与所依赖的另一物质的顺浓度梯度的穿膜运输两者的运输方向相同。例如心肌细胞膜上存在的 Na^+-Ca^{2+} 转运载体，使 Ca^{2+} 可以借助于 Na^+ 的电化学梯度差将 Ca^{2+} 转运到细胞外，以保持细胞内部的低 Ca^{2+} 状态。这两种伴随运输的共同特点是在转运溶质时需要间接消耗代谢能。

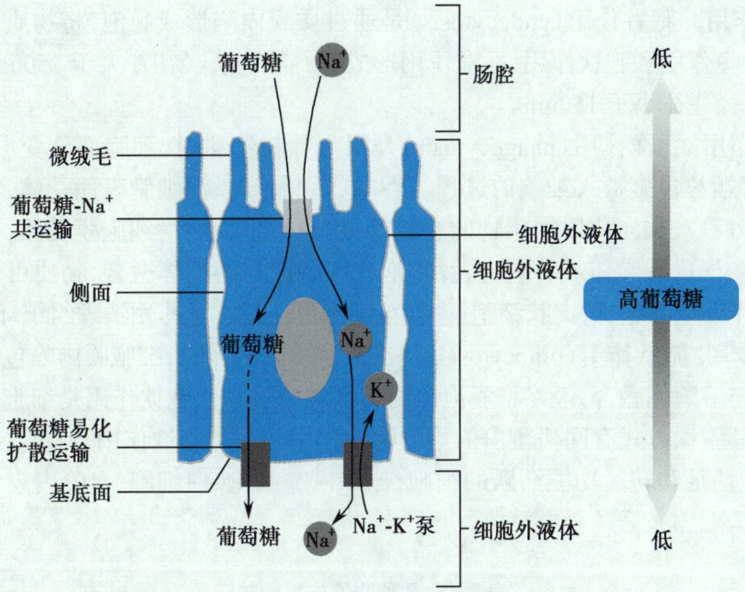

图 2-17 协同运输示意图

表 2-3 参与小分子穿膜运输的部分蛋白质比较

蛋白类型	运输的物质	能量来源及原理	人体主要位置
离子通道蛋白	各种溶质离子	离子浓度差势能、电位差势能，快速跨通道转运	各种细胞质膜、细胞内膜
水孔蛋白	水分子	水势能及水亲和力，快速跨通道转运	各种细胞质膜、细胞内膜
葡萄糖载体蛋白	葡萄糖分子	进化选择、不耗能，蛋白构象变化转运	各种细胞质膜
离子驱动葡萄糖、氨基酸、氢泵等	葡萄糖、氨基酸、H^+ 等	Na^+ 浓度差势能，协同运输	物质吸收等部位细胞质膜
ATP 驱动 Na^+-K^+ 泵、Ca^{2+} 泵、氢泵等	各种溶质离子	ATP 水解能，逆浓度梯度主动运输	各种细胞质膜、部分细胞内膜
ATP 驱动 ABC 转运蛋白	单糖、胆固醇、磷脂、肽、药物等	ATP 水解能，逆浓度梯度主动运输	肝、小肠、肾等组织细胞质膜

(二) 大分子和颗粒物质的膜泡运输

活体细胞对大分子，如蛋白质、多核苷酸、多糖等的转运涉及一些有界面的小囊泡有顺序地形成和融合，属于膜泡运输(vesicular transport)，又称囊泡运输，它是以囊泡包裹货物分子的转运方式。大分子和颗粒物质被转运时并不直接穿过细胞膜，而是物质包裹在脂双层膜围绕的囊泡中，通过一系列膜囊泡的形成和融合来完成转运过程。膜泡运输一般包括出芽、锚定和融合等过程，需要衔接蛋白、动力蛋白和微管等的参与以及多种分子的调节，是细胞存活的重要特征，也为维持细胞功能稳态和细胞与外界物质交换所必需。膜泡运输转运一种以上数量不等的大分子或颗粒物质，有人认为是批量运输，包括胞吞作用和胞吐作用。

1. **胞吞作用** 胞吞作用(endocytosis)是通过质膜内陷形成膜泡,将物质摄入细胞内的现象。包括吞噬作用和胞饮作用,吞噬作用形成的吞噬泡直径往往大于250nm,胞饮作用形成的胞饮泡直径往往小于150nm。

(1)吞噬作用:吞噬作用(phagocytosis)是摄入颗粒物质时,细胞部分变形,使质膜凹陷或形成伪足将颗粒包裹摄入细胞的过程。吞噬作用需要激活细胞表面受体,将信号传到胞内并引起应答反应,如对病原微生物的吞噬等,病原微生物触发细胞膜受体,诱发吞噬细胞质膜伸出伪足,形成吞噬体或吞噬泡,吞噬泡在细胞内与溶酶体融合,物质可被其中的酶分解。此外,人体巨噬细胞、树突状细胞、中性粒细胞可通过吞噬作用清理组织环境。

(2)胞饮作用:胞饮作用(pinocytosis)是摄入溶质或液体时,细胞膜内陷包裹细胞外物质形成囊泡,并与溶酶体融合,最终将囊泡内物质水解的过程。胞饮作用是细胞普遍存在的物质转运模式,其胞饮方式有网格蛋白依赖的胞饮作用和大型胞饮作用等(表2-4)。胞饮作用多发生在形成伪足和转运功能活跃的细胞,比如巨噬细胞、白细胞、血管内皮细胞、肝细胞、小肠上皮细胞等。

表2-4 几种胞饮作用比较

吞饮作用类型	吞饮过程及特点
小型吞饮	吞饮小型溶质时细胞膜内陷成吞饮小泡,与溶酶体融合水解
大型吞饮	吞饮大型溶质时微丝牵引细胞膜形成包绕吞饮囊泡,与溶酶体融合水解
网格蛋白依赖型吞饮	吞饮物与膜受体结合,在衔接蛋白等作用下招募网格蛋白形成包被膜泡,膜泡离膜脱网格蛋白包被,与溶酶体融合水解
窖蛋白依赖型吞饮	窖蛋白引导细胞膜内陷成瓶状,包被吞饮物形成吞饮膜泡,膜泡离膜形成膜窖体转运

(3)受体介导的胞吞作用:受体介导的胞吞作用(receptor mediated endocytosis)指被内吞物(称为配体)与细胞表面的专一性受体相结合,并引发细胞膜的内陷,形成的囊泡将配体裹入并输入到细胞内的过程(图2-18)。它是网格蛋白依赖作用,网格蛋白(clathrin)是一种在膜的胞质侧靠其他组装蛋白帮助聚合形成晶格状网格的纤维状蛋白质。在包被囊泡的形成中起重要作用。网格蛋白是有被小泡、有被小窝、突触小泡外被的主要蛋白质。

受体介导的胞吞作用比较经典的例子是动物细胞通过低密度脂蛋白受体(LDL)对胆固醇的摄取。若人体LDL受体异常,血液中胆固醇含量太高,容易形成动脉粥样硬化,是高胆固醇血症发病主要原因。

2. **胞吐作用** 胞吐作用(exocytosis)是细胞内大分子物质通过小泡与细胞膜融合、在融合蛋白的帮助下被释放到胞外的过程。是将细胞分泌产生的激素、酶类及未被消化的残渣等物质运出细胞的重要方式。根据真核细胞胞吐作用方式的不同,将胞吐作用分为两种形式:组成性分泌和调节性分泌。

组成性分泌(constitutive secretion)是细胞合成的分泌物不受调节的并持续不断地被细胞分泌出去的分泌方式。分泌蛋白在内质网合成后,立即被包装入高尔基复合体,分选到分泌囊泡中,随即很快被运送到质膜,或分泌到细胞外,这种分泌过程普遍存在于所有的细胞内,如细胞外基质、外周蛋白等。

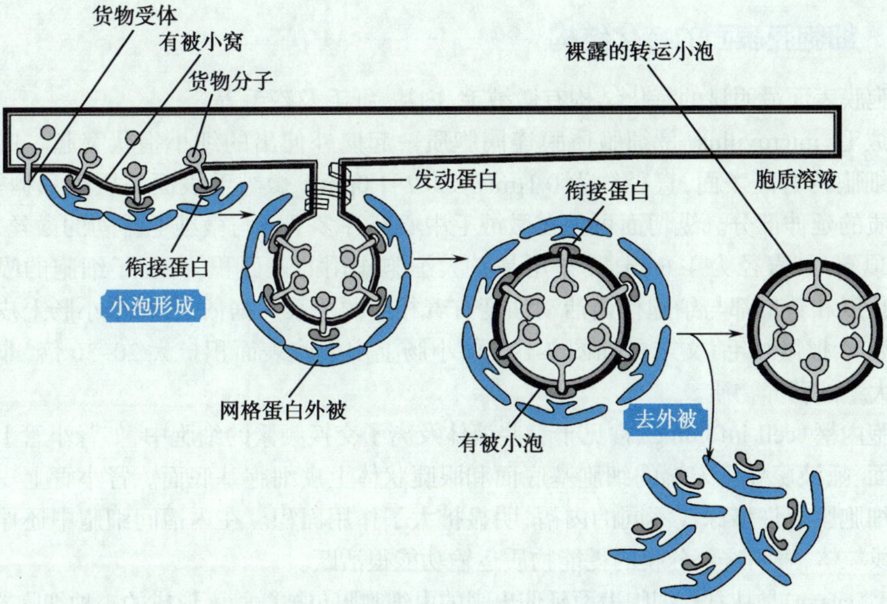

图 2-18　受体介导的胞吞作用示意图

调节性分泌又称受调分泌（regulated secretion），是在一些分泌细胞中，分泌物贮存在分泌颗粒中，只有在细胞受到胞外信号作用时才分泌到细胞外的一种选择性分泌方式。调节性分泌途径，只存在于特化的细胞中，如能分泌激素、神经递质、消化酶的分泌细胞。

胞吞和胞吐作用都伴随着膜的运动，主要是膜本身结构的融合、重组和移位，这都需要能量的供应。细胞通过胞吐作用、生物合成 - 分泌途径向细胞膜、细胞外递送新合成的蛋白质、糖、脂类；利用胞吞作用移走膜成分或摄取重要营养物质到内体或细胞其他区室或溶酶体降解释放。完成这些功能的运输容器是大量膜包绕的囊泡（又称膜泡、运输小泡、穿梭小泡），这种膜性交通工具沿着高度组织化、方向性途径流动，满足细胞及细胞器各种功能所需。

（三）细胞膜转运系统异常与疾病

胱氨酸尿症患者的尿中含有大量的胱氨酸，当尿的 pH 下降时，胱氨酸沉淀形成尿路结石，引起肾损伤。引起病因是基因突变导致肾小管上皮细胞转运胱氨酸及二碱基氨基酸（赖氨酸、精氨酸和鸟氨酸）的载体蛋白先天性缺陷。

肾性糖尿病是肾小管上皮细胞葡萄糖重吸收障碍导致尿液中出现葡萄糖。正常情况下血浆葡萄糖可由肾小球完全滤过，但绝大部分在近端肾小管经 Na^+ 驱动的葡萄糖载体被重吸收，重吸收的极量为 250~335mg/min。而当肾小管细胞膜转运葡萄糖的载体蛋白功能缺陷，使葡萄糖重吸收极量降低时，就会发生肾性糖尿病。原发性肾性糖尿病是遗传性疾病。

囊性纤维化主要临床表现为全身性分泌功能障碍，分泌的黏液不能被及时清除，引起导管堵塞、感染等症状。囊性纤维化病因是位于 7q31 的囊性纤维跨膜转导调节子（CFTR，一种 ABC 转运蛋白）的编码基因发生突变。CFTR 是位于细胞膜上的一个受 cAMP 调节的氯离子通道，在 cAMP 的介导下，CFTR 发生磷酸化，引起离子通道开放，以 10^6 个 /min 的速度向胞外转运氯离子。CFTR 异常会导致氯离子和水不能进入分泌的黏液中，分泌的黏液黏度增大引起导管堵塞或其他异常。

五、细胞膜表面的特化结构

细胞膜表面最明显的特化结构有微绒毛、内褶、纤毛及鞭毛等。

微绒毛（microvillus）是细胞质膜连同胞质一起向外伸出的细小指状突起。广泛存在于动物细胞的游离表面，直径约为 0.1μm，长 0.2~1.0μm。微绒毛表面是质膜和糖被，内部是细胞质的延伸部分。纵切面可见在微绒毛中心有许多平行与微绒毛排列的微丝，直达微绒毛的顶端，其直径为 4~6nm，其作用是扩大细胞作用的表面积，有利于细胞的吸收。微绒毛的长度和数量都与细胞代谢活动强度有着相应的关系。据估计，每个小肠上皮细胞有 1 000~3 000 根微绒毛（文末彩插图 2-19），使小肠上皮细胞表面积扩大 20~30 倍，非常有利于吸收大量的营养物质。

细胞内褶（cell infolding）常见于一些液体及离子交换频繁的细胞中，如肾小管上皮细胞的基底面、唾液腺导管末端的细胞基底面和眼睫状体上皮细胞基底面。肾小管上皮细胞基底部的细胞膜有许多深浅不同的内褶，明显扩大了作用面积。在内褶间细胞中还伴行分布着许多线粒体，表明这部分膜的耗能物质运输功能很活跃。

纤毛（cilium）是从真核细胞表面延伸出来的由细胞膜包被微管而形成的一种细胞器。主要由纤毛膜、轴丝和基体构成。纤毛有动纤毛与不动纤毛两种类型。大量动纤毛有规律性地摆动，能使细胞微环境中的液体定向流动，或其表面的物质定向运动；不动纤毛主要作为感觉性细胞器，参与细胞信号转导。在哺乳动物中，纤毛只出现在一些特定的部位，如呼吸道和雌雄性生殖管道等的上皮、脑室的室管膜细胞等处。上呼吸道的一个上皮细胞所具有的纤毛数多达 250~270 根，靠纤毛有节律的摇动，形成一定方向的波浪式运动，推动细胞表面的液体或颗粒物质前进，以便清除呼吸过程中聚积的分泌物与异物。输卵管的上皮借助纤毛运动可将卵细胞运送至子宫。

鞭毛（flagellum）是从真核细胞表面伸出的一种特化的纤毛。由细胞膜、轴丝和基体组成，轴丝中微管数为“9+2”，人体细胞精子有鞭毛，主要是帮助精子运动。

（宋桂芹）

第二节　内膜系统

真核细胞与原核细胞相比不具有均一的内环境，而是被有膜包围的隔室分成几个区室。这些区室几乎占据细胞一半的体积。被膜包围的区、隔室称细胞器。除了细胞核、线粒体及叶绿体外，细胞质中含有极其丰富的其他细胞器，大多数被一层膜包裹着。这些细胞器通常在结构、功能乃至发生上具有连续性，称为内膜系统（endomembrane system）。内膜系统包括内质网、高尔基复合体、内体、溶酶体、过氧化物酶体等细胞器以及各种转运小泡（图 2-20）。在这个系统中，各细胞器间及细胞器与其存在的胞质溶胶间彼此互相关联、高度协调地进行细胞内物质代谢过程和生命活动。

细胞内膜系统极大地扩大了细胞内膜的表面积，为多种酶提供附着位点，有利于代谢反应的进行；细胞内膜系统将细胞质区域化与功能化，使不同的代谢反应能够同时进行，以满足细胞不同部位的需求。内膜系统的细胞器在细胞质内的分布上具有一定的规律，通常内质网靠近细胞核，高尔基复合体则位于内质网和细胞膜之间。由转运囊泡来完成内膜系统各成员之间的物质转运。

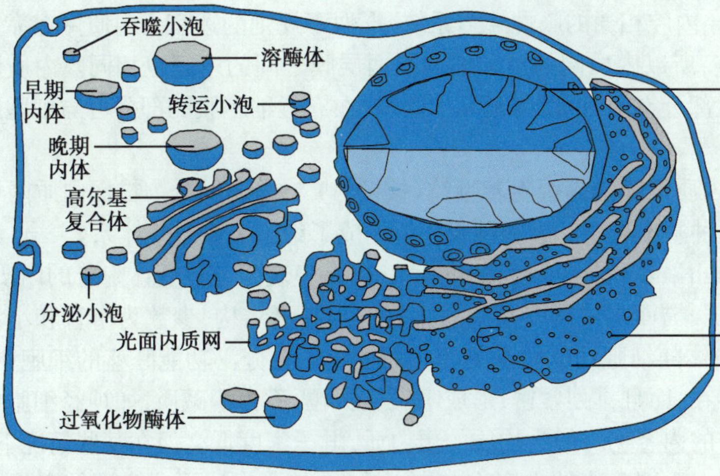

图 2-20 内膜系统示意图

一般认为内膜系统的产生是生物进化的表现，具有两方面的意义：①内膜系统中各细胞器膜结构的合成和装配是统一进行的，这不仅提高了合成的效率，更重要的是保证了膜结构的一致性，特别是保证了膜蛋白在这些膜结构中方向的一致性。②内膜系统在细胞内形成了一些特定的功能区域和微环境，如酶系统的隔离与衔接、细胞内不同区域形成 pH 差异、离子浓度的维持、扩散屏障和膜电位的建立等，以便在蛋白质、脂类、糖类的合成代谢、加工修饰、浓缩过程中完成其特定的功能。

一、内质网

首次观察到内质网是在 19 世纪晚期。当时人们注意到一些真核细胞，特别是那些与分泌有关的细胞，含有被碱性染料强烈染色的区域。直到 1945 年，K. R. Porter 和 A. D. Claude 等利用电子显微镜发现体外培养的小鼠成纤维细胞内有大量的细丝和空泡组成的网络，多位于细胞核附近的细胞质内部区域，因此后来被命名为内质网（endoplasmic reticulum，ER）。直到 20 世纪 50 年代，电镜超薄切片和固定技术的改进使得细胞生物学家第一次看到内质网复杂的内膜网络，开始了内质网化学组成和功能的研究。

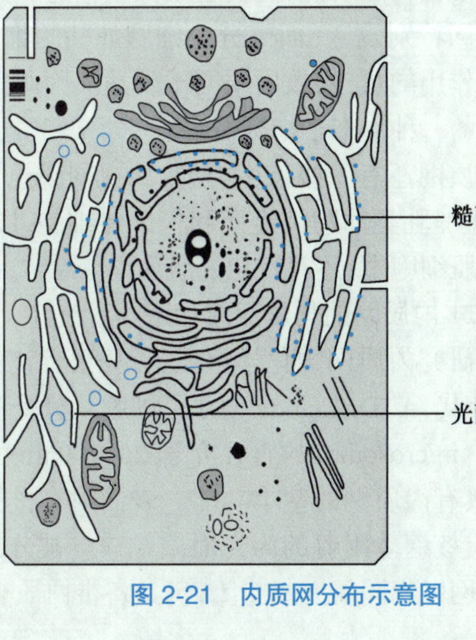

图 2-21 内质网分布示意图

现已证明内质网广泛分布于所有真核细胞的细胞质中（成熟的红细胞除外）。内质网是动物细胞中最大的膜系统（图 2-21）。典型的内质网可占细胞全部膜系统的 50% 左右，而体积占细胞总体积的 10% 以上，相当于细胞质量的 15%~20%。

（一）内质网的形态结构和类型

内质网由一层平均厚度为 5~6nm 的单位膜围成的管状、泡状和囊状等结构，这些结构相互连接形成连续的、内腔相通的膜性管道系统，形似不规则的迷宫。内质网在靠近细胞核的部位与核外膜相连，所以内质网的腔和细胞核两层膜之间的空间也相同。内质网的膜常常延伸到细胞内的大部分空间，可以绵延几十微米，在靠近细胞膜的部分可与细胞膜的内褶相连。

在电镜下，根据内质网膜上是否附着颗粒（核糖体），将内质网分为糙面内质网（RER）和光面内质网（SER）两种基本类型。这两种膜系统构成了细胞最大的膜体系。

糙面内质网（rough endoplasmic reticulum，RER）是膜表面有核糖体附着的内质网，又叫颗粒内质网（图 2-20）。糙面内质网多呈整齐排列的扁平囊结构，少数为小管和小泡。糙面内质网上附着的核糖体随细胞功能状态的变化而变化。在分泌功能旺盛的细胞中，核糖体常以多聚体的形式存在，而且排列紧密，形成嗜碱性颗粒，称为嗜碱质，如神经细胞中的尼氏体。糙面内质网腔中的内容物一般为均质的蛋白质，电子密度低。但在某些情况下（蛋白质合成功能亢进），糙面内质网腔中的内容物在囊内浓缩，使蛋白质形成密度较高的小体或结晶，如浆细胞中的罗氏小体。除哺乳动物的红细胞外，几乎所有的真核细胞均含有糙面内质网，只是数量不同而已。

光面内质网（smooth endoplasmic reticulum，SER）是膜表面没有核糖体附着的内质网，多为彼此连通的小管或小泡，很少形成囊（图 2-20）。若光面内质网不是弥散分布，而是集中在局部，细胞质内就形成嗜酸性小体。在某些特化的细胞中，光面内质网比较丰富，如肌肉细胞、肝细胞、分泌类固醇激素的细胞。

内质网的形态结构、分布特点及数量在不同的细胞中差别较大：某些细胞内质网的管状、泡状、网状三种形态都存在，而另一些细胞可能只有其中的一种或两种形态，这与细胞类型、生理状态及分化程度有关。通常情况下，已分化细胞如胰腺细胞、肝细胞和浆细胞等，其内质网均较发达，而未分化细胞的内质网却不发达，这是因为已分化细胞的功能已经特化，为了行使其特殊功能，需要合成大量输送到细胞外发挥生理作用的结构蛋白或功能蛋白，因而内质网特别发达；而未分化细胞如胚胎细胞，其增殖能力旺盛，需要合成的是在细胞内发挥生理作用的蛋白，故内质网不发达。因此，内质网发达与否可作为判断细胞分化程度和功能状态的一种形态学指标。

内质网还有一些衍生类型，如视网膜色素上皮细胞中的髓样体，生殖细胞、快速增殖细胞、某些哺乳类动物神经元和松果体细胞，以及一些癌细胞中的环孔片层，在横纹肌如心肌和骨骼肌细胞中，还有特化的肌质网。

（二）内质网的化学组成和酶类

为研究内质网的化学组成，首先要分离纯化内质网。内质网分离比较困难，早在 20 世纪 40 年代，A. D. Claude 创立了细胞组分分离技术，通过超速分级离心的方法分离出被称为微粒体（microsome）的直径介于 20~200nm 的球状小囊泡。微粒体是由破碎的内质网膜形成的，具有内质网的基本功能。表面附有核糖体的为糙面微粒体，来自糙面内质网；表面光滑、没有核糖体附着的为光面微粒体。被分离的微粒体，特别是糙面微粒体，在结构上与糙面内质网以相同的方式封闭，仍具备蛋白质合成、蛋白质糖基化和脂类合成等内质网的基本功能,可以在体外进行各种实验。

关于内质网的化学组成是通过对微粒体的生化分析而获得的。内质网的化学组成与其他膜性结构一样主要是蛋白质和脂类。其中脂类占30%~40%,蛋白质占60%~70%。

内质网的脂类主要是磷脂,其中磷脂酰胆碱约占50%,磷脂酰乙醇胺约35%,磷脂酰肌醇5%,磷脂酰丝氨酸约5%,鞘磷脂4%。另外,还含有少量的中性脂、缩醛脂、神经节苷脂等。

内质网的膜含有比细胞膜更为丰富的蛋白质。通过对大鼠肝细胞内质网膜的研究发现至少含有33种理化性质各不相同的蛋白质。内质网膜的蛋白主要是酶和结构蛋白。这些酶类参与了诸如糖代谢、脂代谢、解毒以及蛋白质加工等活动。内质网的标志酶是葡萄糖-6-磷酸酶,位于内质网腔面。

在内质网腔中还存在一类特殊的蛋白质,这些蛋白质在多肽链的羧基端通常都含有KDEL赖氨酸-天冬氨酸-谷氨酸-亮氨酸(Lys-Asp-Glu-Leu)或HDEL组氨酸-天冬氨酸-谷氨酸-亮氨酸(His-Asp-Glu-Leu)四种氨基酸的驻留信号,因此被称为驻留蛋白(retention protein)。这些驻留信号可以与内质网膜上的相应受体识别并结合,从而使蛋白质驻留于内质网腔而不被转运,即使被错误转运出去的蛋白质也可以借助驻留信号与相应受体的识别而运回内质网腔。

(三)内质网的功能

1. 糙面内质网的功能 糙面内质网的主要功能是进行细胞内蛋白质的合成、修饰、加工和转运。

(1)参与蛋白质的合成:细胞内蛋白质合成是在核糖体上进行的。蛋白质多肽链的合成方式有两种。第一种在游离的核糖体上完成合成过程,主要完成细胞质的驻留蛋白、定位于细胞核的核蛋白和线粒体的部分蛋白质;第二种是在游离的核糖体上起始合成,然后运输到糙面内质网上,进行后续的多肽链合成,主要合成分泌蛋白、膜蛋白、内膜系统的固有蛋白等,这些蛋白合成后经糙面内质网进行修饰、加工、分选转运到功能部位。对于第二种蛋白质合成的方式来说,新生的多肽链需要有信号肽介导,与核糖体一起转运到内质网膜上,并在内质网膜上继续翻译。

核糖体合成的新生蛋白质分子如何到达靶部位?其间它们如何穿越细胞器的膜进入膜腔?膜蛋白又是通过什么机制留在膜上?长期以来,对于这些问题人们一直感到困惑。1975年,美国洛克菲勒大学G. Blobel等人通过对附着核糖体合成多肽链进入内质网腔机制的研究,提出了蛋白质分选的“信号肽假说”。

“信号肽假说”的基本内容:附着核糖体合成的新生肽链氨基端存在信号肽,是信号肽发挥了引导性作用。信号肽是普遍存在于所有分泌蛋白多肽链氨基端的一段特殊的疏水氨基酸序列,由不同数目、不同种类的氨基酸组成,一般由15~30个氨基酸残基组成,是引导核糖体及翻译中的多肽链到内质网膜附着以完成蛋白质合成的决定因素;在细胞质基质中存在信号识别颗粒(SRP),在内质网膜上存在信号识别颗粒受体(SRP-R)。SRP既能识别延伸中的多肽链的信号肽,又能识别内质网膜上的SRP受体。SRP的本质是6个多肽亚单位和1个7S的小分子RNA构成的复合体;在SRP介导下核糖体附着到内质网膜上,并在内质网膜上通道蛋白(称为移位子转运体)的协助下,完成向内质网腔中转移合成的多肽链。SRP和SRP受体都有GTP结合位点,在GTP结合和水解过程中,引起SRP和SRP受体发生构型变化，导致两者解离。

新生多肽链转移至内质网腔的过程：① SRP 首先与核糖体及新生肽链形成 SRP- 核蛋白复合体。胞质中的游离核糖体起始多肽链的合成，当 N 端的信号肽被翻译后，可立即被细胞质基质中的 SRP 识别、结合。SRP 的一端与信号肽结合，翻译过程暂时终止，肽链的延长暂时被阻遏；另一端则可识别并结合于核糖体上，形成 SRP- 核蛋白复合体。② SRP- 核蛋白复合体再与 SRP 受体形成核糖体 -SRP-SRP 受体复合物。SRP- 核蛋白复合体以 SRP 为介导与内质网膜中的 SRP 受体识别、结合，形成核糖体 -SRP-SRP 受体复合物，锚泊在内质网膜上直到肽链合成完成，之后，SRP 从复合物上解离，返回到细胞质基质中循环使用。核糖体上暂时被阻遏的肽链延伸又继续进行。SRP 受体是位于内质网膜上的整合蛋白，又称为停靠蛋白或锚泊蛋白，其功能是与 SRP- 核糖体结合，并把它们引导到内质网膜上的移位子。移位子是亲水性通道蛋白，外径 8.5nm 左右，中央孔直径 2nm，通过它可形成通道转移新生肽链，完成新生肽链的穿膜运输。③新生肽链穿越内质网膜转运（图 2-22）。核糖体与内质网膜上的移位子结合后，移位子通道开放，然后，在信号肽的引导下，合成中的新生肽链通过核糖体大亚基的中央管和移位子蛋白共同形成的通道，穿膜进入内质网腔。随之，信号肽序列被内质网膜腔面的信号肽酶切除，新生肽链继续延伸，直至合成过程终止。④核糖体解离，移位子通道关闭。肽链合成完成并转运至内质网网腔后，核糖体大小亚基解聚，从内质网上解离，重新回到细胞质基质中。此时移位子的通道关闭。

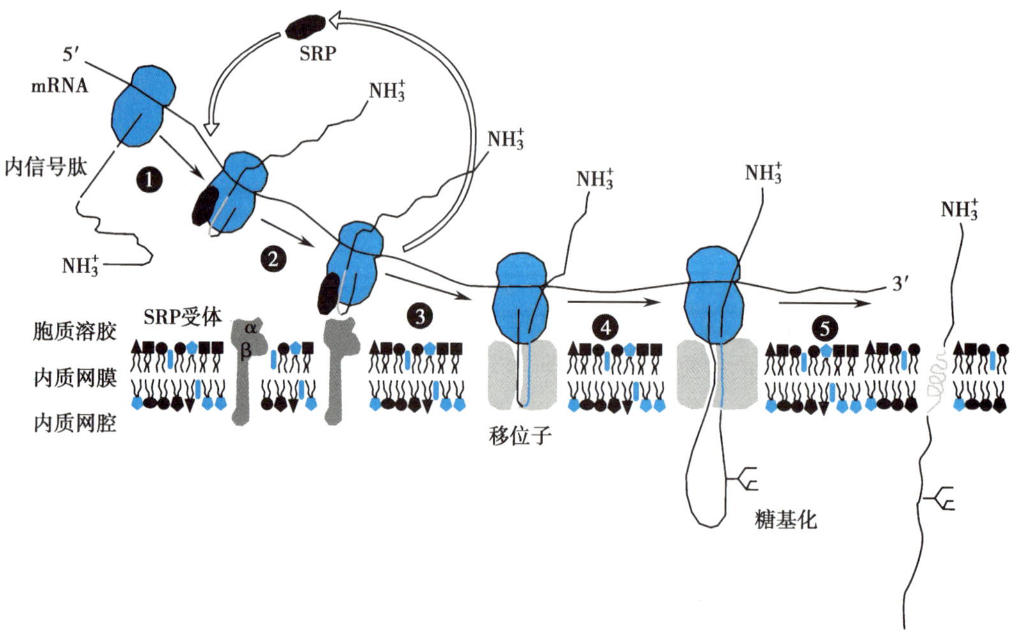

图 2-22 信号肽假说及蛋白合成示意图

（2）帮助新生多肽链的折叠与装配：蛋白质作为生命的物质基础，只有通过正确地折叠和组装，形成精确的三维空间结构，才能保持生理活性，并在生命体中发挥其正常的生物学功能。内质网中含有丰富的帮助新生多肽链正确折叠和装配的物质，比如分子伴侣、氧化性的谷胱甘肽（GSSG）、二硫键异构酶（protein disulfide isomerase，PDI）等。

分子伴侣(chaperons)是一类相互之间有关系的蛋白,它们的功能是帮助其他含多肽结构的物质在体内进行正确的非共价的组装,但并不构成被帮助的蛋白质的组成部分。分子伴侣在蛋白质正确折叠中都起着关键性作用。首先,它可调节性地阻碍多肽链集聚;其次,分子伴侣还具有折叠互补功能,即可使未完全形成蛋白质集聚体的蛋白质重新折叠和恢复其水溶性;最后,分子伴侣可以促进折叠错误的蛋白质降解。葡萄糖调节蛋白 94(GRP94)也称作内质网素,被视作内质网的标志分子伴侣。

内质网腔内含有的氧化性的谷胱甘肽(GSSG),可以催化蛋白质上的半胱氨酸残基之间形成二硫键。二硫键是一类在蛋白质多肽链的两个半胱氨酸形成共价键。它的形成既稳定了蛋白质的空间结构也保证了蛋白质活性功能的发挥。多肽链的疏水基团之间、侧链基团之间在内质网腔氧化性的环境下极易形成不正确的二硫键,内质网膜上的 PDI 可以帮助新合成的蛋白质重新形成正确的二硫键,使蛋白质多肽链处于正确的折叠状态。

(3) 进行蛋白质的糖基化修饰:蛋白质分子链上接上某种化学基团,从而改变其执行生命复杂的调控和信息传递的功能,这一过程称为蛋白质修饰。常见的蛋白质翻译后修饰过程有磷酸化、乙酰化、泛素化、糖基化和甲基化等,它们使蛋白质的结构更为复杂,功能更为完善。蛋白质的糖基化修饰是指在酶的控制下,肽链特定的氨基酸残基以共价键连续链接糖基,形成寡糖链的过程。细胞中糖基化形成的糖蛋白因糖与蛋白质连接方式分两种,一种是 N- 连接的寡糖蛋白,这种糖基化发生在糙面内质网网腔(图 2-23);另一种是 O- 连接的寡糖蛋白,在高尔基复合体。N- 连接糖基化(N-glycosylation)是在酶催化下蛋白质肽链的某些特定的天冬酰胺残基侧链氮原子上加上糖基的过程。由附着核糖体合成的蛋白质,大部分

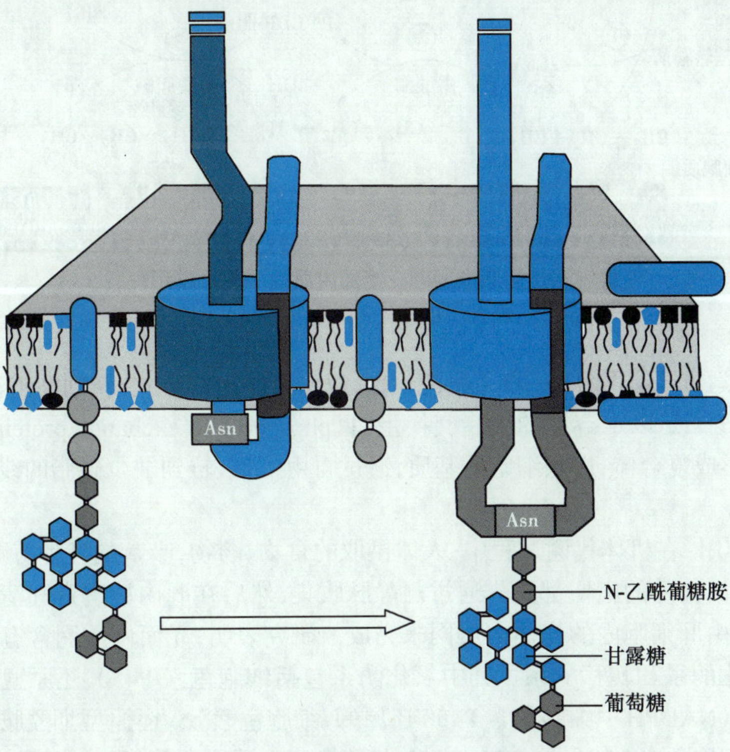

图 2-23　蛋白质糖基化示意图

Asn,天冬酰胺。

都要在糙面内质网腔中进行糖基化，主要是寡糖和蛋白质天冬酰胺残基侧链上氨基基团的结合。起催化作用的是糙面内质网膜腔面的糖基转移酶，它是一种膜整合蛋白。游离核糖体合成的新生肽链由于不能接触到此酶而不能进行糖基化。

(4) 进行蛋白质的胞内运输：糙面内质网上附着核糖体合成的蛋白质，转运至内质网腔中修饰加工后，将被内质网膜包裹，以“出芽”的方式形成膜性小泡来完成转运，即完成细胞内的蛋白质运输。外输性蛋白在胞内的运输主要有两种途径：一是进入高尔基复合体，进一步加工、浓缩并最终以分泌颗粒的形式被排吐到细胞外，这是最普遍和最常见的蛋白质分泌途径。二是直接进入大浓缩泡，进而发育成酶原颗粒，通过胞吐作用排出细胞，这种途径仅见于某些哺乳动物的胰腺外分泌细胞。

2. 光面内质网的功能 不同类型细胞中光面内质网的化学组成和所含酶类不同，因此功能比较复杂，随细胞种类不同呈现多种不同的功能。

(1) 脂类合成与转运：光面内质网合成的脂类包括脂肪、磷脂、胆固醇、皮质激素和糖脂等。细胞所需要的全部膜脂均由光面内质网合成。磷脂酰胆碱(phosphatidyl choline，PC)是光面内质网合成的主要脂类。合成 PC 需要底物胆碱、脂肪酸和甘油磷酸，由酰基转移酶、磷脂酸磷酸酶和磷酸胆碱转移酶催化完成(图 2-24)。

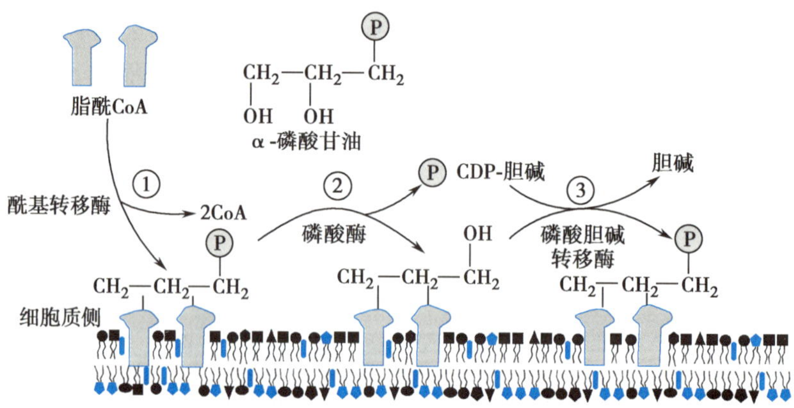

图 2-24 磷脂酰胆碱在光面内质网中的合成示意图

CoA，辅酶 A；CDP，合成磷脂酰胆碱的中间体。

磷脂的转运方式有两种：一种是囊泡运输，以出芽小泡的方式，转到高尔基复合体、溶酶体和细胞质膜；二是以水溶性的磷脂交换蛋白(phospholipid exchange protein，PEP)作为载体，与之结合形成复合体，进入细胞质基质，通过自由扩散，转到缺少磷脂的线粒体和过氧化物酶体膜上。

(2) 解毒作用：在机体代谢过程中，人体摄取的食物、药物，吸入的各种有毒有害气体，以及无法及时排出体外的宿便都要先通过门静脉收集，然后在肝内被解毒和清除。肝脏的解毒功能主要是由肝细胞内的光面内质网来完成。研究表明，光面内质网含有与解毒有关的酶系，包括氧化酶系和转移酶系。其中氧化酶系包括细胞色素 P450、还原型烟酰胺腺嘌呤二核苷酸磷酸(NADPH)- 细胞色素 P450 还原酶、细胞色素 b5、还原型烟酰胺腺嘌呤二核苷酸(NADH)- 细胞色素 b5 还原酶、NADPH- 细胞色素 c 还原酶等，形成光面内质网的电子传递体系，在电子传递、氧化还原过程中，能催化多种化合物氧化、羟化，从而钝化或破坏毒物或药物的毒性。

(3) 参与糖原代谢：肝糖原是由许多葡萄糖分子聚合而成的物质。葡萄糖聚合物以糖原的形式储存于肝细胞内，当机体需要时，便可分解成葡萄糖，转化为能量。Porter 和 Bruni 研究发现在糖原丰富的肝细胞中，光面内质网不易观察。当机体需要化学能（如饥饿）时，糖酵解途径和磷酸戊糖代谢途径被抑制，糖原在激素的调控下被降解为葡萄糖 -6-磷酸，然后在 SER 膜上葡萄糖 -6- 磷酸酶催化下分解为去磷酸化的葡萄糖，后者比磷酸化的葡萄糖更易于透过脂质双层膜进入内质网，然后经由内质网转运到质膜，释放到血液中（图 2-25）。

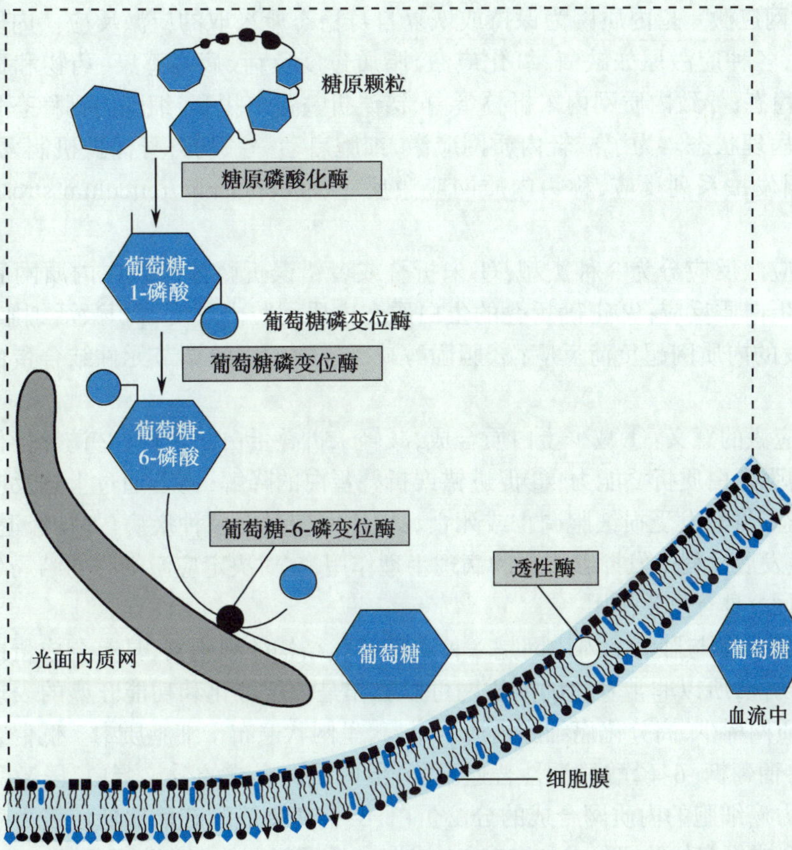

图 2-25　糖原代谢示意图

(4) 储存和调节 Ca^{2+} 浓度：Ca^{2+} 是机体各项生理活动不可缺少的离子。通常情况下细胞质的 Ca^{2+} 浓度远低于光面内质网腔中的 Ca^{2+} 浓度。在肌肉细胞中，光面内质网特化为肌质网。肌质网具有储存和调节 Ca^{2+} 浓度的功能，通过调控 Ca^{2+} 浓度控制肌纤维的收缩。通常情况下，肌质网网膜上的 Ca^{2+}-ATP 酶把细胞质中的 Ca^{2+} 泵入网腔贮存起来。当受到神经冲动的刺激或者细胞外信号物质作用时，引起 Ca^{2+} 向细胞质基质释放，进而使肌细胞收缩。当肌肉舒张时，Ca^{2+} 又回到肌质网内。

（四）内质网与医学

1. 内质网形态结构与功能异常　内质网是一种动态的、敏感的细胞器。许多有害因素或者在病理条件下，诸如缺氧、辐射、中毒、感染以及某些化学药物等均可引起内质网发生形态、结构和功能的异常改变。常见的病理性变化有内质网肿胀（肥大）、脱粒、腔内物质累积。内质网是膜性细胞器，当膜内渗透压高于膜外时，水分进入内质网而使其膨胀，内容物的电子密度变得较低，即为内质网肿胀。如果水分进一步进入，会导致内质网肿胀破裂。在某些药物作用下，也可以引起内质网的代偿性肥大，这是内质网解毒功能的表现。在病理条件下，内质网首先表现为形态结构改变，进而引起功能受阻，蛋白质合成功能异常，引起糙面内质网膜上多聚核糖体解聚，进而从内质网网膜上脱落下来，即为内质网脱粒。在某些情况下（中毒、肿瘤等），引起代谢障碍，糙面内质网转运受阻，分泌物在内质网网腔浓缩，成为电子密度较强的颗粒或结晶。

2. **内质网应激** 指内质网为保持或恢复自身稳态所采取的应激反应。内质网对应激原特别敏感，各种应激原如缺氧、氧化应激、脂质过度负荷、病毒感染、药物和毒素等均可扰乱内质网稳态，导致内质网内未折叠蛋白、错误折叠蛋白积聚，细胞内钙稳态失衡的一种亚细胞器的病理状态。为了减轻内质网应激，细胞启动一系列自身保护机制，激活相应的信号通路，引发一系列反应，称为内质网应激反应（endoplasmic reticulum stress response，ERSR）。

内质网应激反应分为 3 种类型：①未折叠或者错误折叠蛋白质在内质网腔内蓄积引发的未折叠蛋白质反应；②正确折叠的蛋白质在内质网腔内过度蓄积激活细胞核因子 κB（NF-κB）引发的内质网超负荷反应；③胆固醇缺乏导致的固醇调节元件结合蛋白质通路调节的反应。

内质网应激的意义：①减少蛋白质合成，减轻未折叠蛋白的聚积；②诱导伴侣分子和折叠酶表达，增强蛋白质折叠能力；③促进错误折叠蛋白的降解；④若通过上述反应仍不能维持内质网稳态，将触发受损细胞凋亡或死亡。内质网应激在多种疾病（如神经退行性疾病、肿瘤）的发生发展过程中发挥着重要的病理生理作用，它对决定应激细胞的结局（如抵抗、适应、损伤或凋亡）具有重要作用。

3. **内质网异常与肿瘤** 内质网是一种高度特化结构的细胞器，具有合成蛋白质与膜脂等许多特殊功能，所以非常发达的内质网可以看作是细胞分化和功能旺盛的表现。低分化癌细胞中内质网稀少，高分化癌细胞内质网丰富，呈网状遍布于细胞质中。低侵袭力的癌细胞内质网少，葡萄糖 -6- 磷酸酶活性普遍下降，但内质网合成的分泌蛋白、尿激酶却明显增多。高侵袭力癌细胞的内质网合成的分泌蛋白、β- 葡萄糖醛酸苷酶比低侵袭力癌细胞的高 1.6 倍，同时合成更多的驻留蛋白如 GRP94，参与内质网复杂的细胞生理功能。

二、高尔基复合体

高尔基复合体（Golgi complex）是 1898 年意大利细胞学家 C. Golgi 用光镜观察猫头鹰脊髓神经节银染切片时，在细胞质内首先观察到的一种网状结构，称为内网器，后来在几乎所有真核细胞中都观察到这一结构。由于这一结构是 C. Golgi 首先发现的，为纪念高尔基而将其命名为高尔基体。20 世纪 50 年代，电镜观察发现该细胞器是由几部分膜性结构共同构成，故又称为高尔基复合体。

高尔基复合体是真核细胞中内膜系统的重要成员之一。不同细胞高尔基复合体的数量及分布不同，平均每个细胞约 20 个。在低等真核细胞中，有时只有 1~2 个，有时可达 1 万多个。在分泌功能旺盛的细胞中，数量很多，如胰腺外分泌细胞、唾液腺细胞和上皮细胞等，而肌细胞和淋巴细胞中较少见。成熟红细胞和白细胞中，高尔基复合体萎缩甚至消失。

（一）高尔基复合体的形态结构

电镜下，高尔基复合体是 3~8 个扁平膜囊堆叠在一起形成的复合结构（图 2-26）。每个膜囊都由一层单位膜围成，并向同一面略凸起，扁平囊腔宽约 15~20nm；相邻膜囊间距约为 20~30nm。由于扁平囊是层叠堆置于细胞质中，故又将其称为高尔基堆。因其看上去极像光面内质网，因此有科学家认为它是由光面内质网进化而来的。

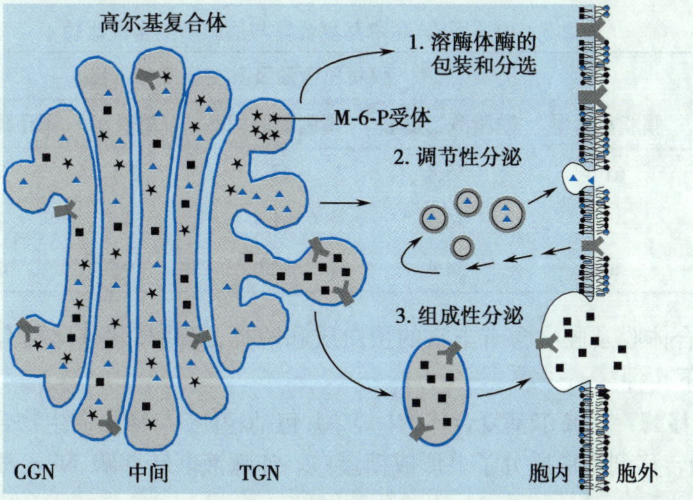

图 2-26　高尔基复合体分泌活动示意图

高尔基复合体常分布于内质网与细胞膜之间，呈弓形或半球形，形态具有高度方向性，凸面对着内质网称为形成面（forming face）或顺面（*cis*-face）。凹面对着质膜称为成熟面（mature face）或反面（*trans*-face）。从顺面向反面，高尔基复合体可分为三个部分，即顺面高尔基网（*cis*-Golgi network，CGN）、中间膜囊（medial cisterna）和反面高尔基网（*trans*-Golgi network，TGN）。

顺面高尔基网主体由位于顺面的膜囊、膜泡、膜管网相互连通构成连续分支的网状结构，还包括分布于顺面的囊泡。顺面囊泡多为直径约 40~80nm 的小囊泡，包括两种类型：一类是表面光滑的小泡，另一类是表面有绒毛样结构的衣被小泡。这些小囊泡被认为是从其附近的糙面内质网芽生分化出来，然后并入到扁平囊。因此，这些小囊泡又被称为运输小泡。小囊泡作用：一方面完成从内质网向高尔基复合体的物质转运，把内质网中的蛋白质转运到高尔基复合体中；另一方面也使扁平囊泡的膜结构及其内含物不断地得以更新和补充。顺面高尔基网显示嗜锇反应化学特征。

高尔基中间膜囊位于顺面高尔基网与反面高尔基网之间，是最具特征的主体结构，由多个较大膜囊层叠在一起组成，从顺面至反面依次称为顺面膜囊、中间膜囊和反面膜囊，顺面的膜囊膜厚约 6nm，近似内质网；反面的膜囊略厚（约 8nm），近似细胞膜。因此，从发生与进化角度以及形态与功能方面看，高尔基复合体可视为细胞膜与内质网的过渡分化结构。中间膜囊主要完成蛋白质糖基化修饰、糖脂和多糖合成等功能。

反面高尔基网由位于反面的膜囊、膜泡、膜管网相互连通构成连续分支的网状结构构成主体，此外还包括分布于反面的囊泡。在高尔基复合体的反面主要分布着一些相对于小囊泡较大的囊泡，称为大囊泡，也称作分泌泡。大囊泡直径为 0.1~0.5μm，是由扁平囊末端膨大、断离而形成。不同分泌泡在电镜下所显示的电子密度不同，可能是它们处于不同成熟程度的反映。大囊泡具有物质运输、膜流形成的作用。

(二) 高尔基复合体的化学组成

作为膜性细胞结构，膜脂和蛋白质是高尔基复合体的基本化学成分。研究显示高尔基复合体膜的化学组成介于质膜与内质网膜之间(表 2-5)，这充分说明高尔基复合体为细胞质膜与内质网之间相互联系的过渡细胞器。

表 2-5 内质网膜、高尔基复合体与质膜脂类含量比较 单位：%

膜的类型	膜脂总含量及其主要成分含量					
	膜脂总含量	磷脂酰乙醇胺	磷脂酰胆固醇	鞘磷脂	磷酰丝氨酸	胆固醇
内质网膜	61.0	35.8	47.8	3.4	5.6	0.12
高尔基复合体膜	45.0	36.5	31.4	14.2	4.7	0.47
质膜	40.0	34.4	32.0	19.2	4.6	0.51

高尔基复合体膜及腔中含有丰富的蛋白质和酶类，反映高尔基体具有复杂的功能。其主要酶类有以下几种。

1. **糖基转移酶** 是高尔基复合体的标志酶，包括：①参与糖蛋白生物合成的糖基转移酶类，它能将寡糖转移到蛋白质分子上形成糖蛋白。如唾液酸转移酶、N- 乙酰基葡萄糖胺半乳糖基转移酶、β- 半乳糖基转移酶、N- 乙酰葡萄糖胺转移酶。②参与糖脂合成的磺化(硫化)糖基转移酶。如半乳糖脑苷脂磺基转移酶、乳糖基神经酰胺唾液酸基转移酶、GM1 唾液酸基转移酶、GM3 唾液酸基转移酶、GM2 半乳糖基转移酶、GM2 N- 乙酰葡萄糖氨基转移酶。

2. **酰基转移酶** 参与磷脂合成。如溶血卵磷脂酰基转移酶、磷酸甘油磷脂酰转移酶。

3. **核苷酶** 是催化水解核苷或核苷酸衍生物中 N- 糖苷键的酶，如 5'- 核苷酶、α- 甘露糖苷酶。

4. **其他酶类** 包括氧化还原酶(NADH- 细胞色素 c 还原酶、NADPH- 细胞色素还原酶)、磷酸酶(腺苷三磷酸酶、硫胺素焦磷酸酶)、激酶(酪蛋白磷酸激酶)、磷脂酶。

(三) 高尔基复合体的极性

高尔基复合体形态具有方向性，构成高尔基复合体的各膜囊、小泡的形态差异：凸面为顺面高尔基网，靠近内质网，平均膜厚度较薄，扁囊较小、较狭窄；而反面高尔基网朝向质膜，平均膜厚度略厚，扁囊较大、较宽；在多细胞的生物组织内具有极性的细胞中，高尔基复合体常大量分布于分泌端的细胞质中。

高尔基复合体极性还表现在化学组成和功能方面，高尔基复合体的各部分结构含有不同的酶，形成各自相对独立的生化区室，分别执行不同的功能，且表现出方向性和顺序性。例如顺面高尔基网负责接收、分选来自内质网的蛋白质；多糖和糖脂合成在中间膜囊进行；反面高尔基网含有相关酶类，进行蛋白质酪氨酸残基的硫酸化修饰。

(四) 高尔基复合体功能

高尔基复合体对细胞内物质合成、加工修饰以及转运发挥重要作用。

1. **参与完成细胞分泌活动** 20 世纪 60 年代，J. Jamieson 和 Palade 等人运用放射性同位素标记示踪技术研究胰岛素在细胞内合成与分泌过程，他们将 ^3H 标记的亮氨酸注射于豚鼠胰腺细胞，3min 后，标记的亮氨酸出现在内质网中；20min 后，从内质网进入高尔基复合体；120min 后，出现在细胞膜分泌泡并开始释放到细胞外。该实验清楚地显示了分泌性蛋白在细胞内的合成及转运与分泌途径（图 2-26）。此外，多细胞生物组织中的胞外基质成分如胶原纤维也是通过高尔基复合体进行定向运输和分泌的蛋白质。

2. **胞内合成物质加工的重要场所**　高尔基复合体所含的酶类可以催化多种反应，以完成对胞内合成物质的加工和修饰（图 2-27）。

(1) 对蛋白质进行糖基化和硫酸盐化作用：N- 连接糖蛋白糖链的合成与糖基化修饰始于内质网，完成于高尔基复合体。从糙面内质网转运至高尔基复合体的 N- 连接糖蛋白，具有相同的寡糖结构，必须在高尔基复合体经过进一步的加工，如切除多余的甘露糖，加上其他必要的糖基，如 UDP- 半乳糖、UDP- 葡萄糖、UDP- 唾液酸等，才能成为成熟形式的糖蛋白。O- 连接糖蛋白糖链的合成主要或全部是在高尔基复合体内完成。O- 连接糖基化（O-glycosylation）是在酶催化下蛋白质肽链的丝氨酸、苏氨酸或其他带羟基的氨基酸残基侧链羟基上顺序地逐个加上糖基的过程。与寡糖链结合的氨基酸残基通常是丝氨酸、苏氨酸和酪氨酸，或胶原纤维中的羟赖氨酸与羟脯氨酸。

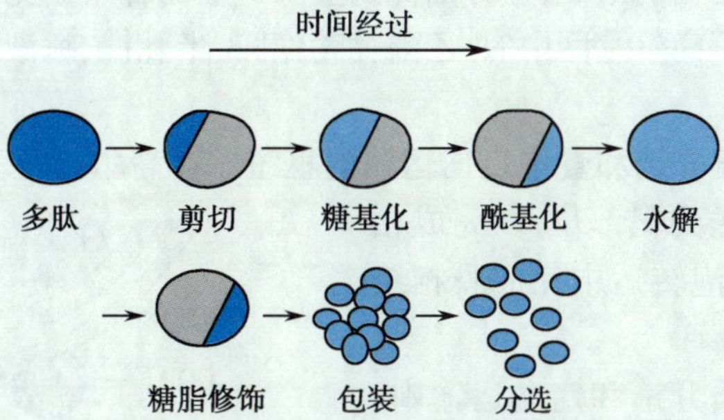

图 2-27　高尔基复合体对合成物质加工修饰示意图

蛋白质糖基化具有重要意义：①糖基化对蛋白质具有保护作用，使它们免遭水解酶的降解；②糖基化具有运输信号的作用，可引导蛋白质包装形成运输小泡，进行蛋白质的靶向运输；③糖基化形成细胞膜表面的糖被，不仅对细胞起到保护作用，而且在细胞识别及通信联络等生命活动中发挥重要作用（表 2-6）。

表 2-6　高尔基复合体对物质加工修饰比较

加工修饰方式	加工修饰过程	主要意义
蛋白质糖基化	N- 连接糖基剪切、连接、成熟，至少 5 个糖基；O- 连接糖基添加，1~4 个糖基	保护蛋白不水解，保证蛋白正确折叠、正确分选包装
蛋白质硫酸化	蛋白质添加硫酸基等残基	分泌型细胞保证胞外基质等正确分选分泌
蛋白质水解	胰岛素、甲状腺素、神经肽等前体蛋白切除部分肽链	保证蛋白质活性、正确折叠、正确分选包装
糖脂修饰	脂类糖基化、硫酸化	保证脂质、糖脂活性，确保正确分选包装

此外，高尔基复合体还进行糖蛋白和蛋白多糖类的硫酸盐化作用，如在杯状细胞中观察到大量硫酸盐化糖蛋白，在软骨细胞中观察到大量硫酸盐化蛋白多糖。

(2) 对糖脂进行糖基化和硫酸盐化作用：光面内质网合成的脂类在高尔基复合体中转运时进行糖基化修饰，如对脑苷脂、神经节苷脂等含有末端半乳糖和唾液酸的糖脂进行糖基化。糖在糖脂中起定向作用，使糖脂不能从膜的外侧转移到内侧。另外，高尔基复合体还对糖脂和类固醇激素等进行硫酸盐化作用。

(3) 对分泌性蛋白质部分肽链进行水解：某些在糙面内质网中合成并运来的蛋白质和酶如胰岛素、甲状腺素、神经肽等，是以无活性前体形式存在，当被运输到高尔基复合体后，经蛋白质水解酶催化切除部分肽链成为有生物活性的多肽。例如人胰岛素，在内质网中以胰岛素原的形式存在。胰岛素原含有 86 个氨基酸残基，由 A、B 两条肽链和有连接作用的 C 肽组成。当它被转运到高尔基复合体后，经酶水解切除 C 肽后才成为有活性的胰岛素。还有胰高血糖素、血清白蛋白等水解修饰也是在高尔基复合体中完成。

(4) 对溶酶体酶进行磷酸化作用：溶酶体酶由糙面内质网膜上的附着核糖体合成后在内质网腔中进行 N- 连接糖基化，形成 N- 连接糖蛋白，没有活性，当被运送到高尔基复合体后，其甘露糖在顺面高尔基网被磷酸化，形成甘露糖 -6- 磷酸。甘露糖 -6- 磷酸是溶酶体酶的分选信号，这种磷酸化甘露糖的形成，一方面保护多肽链上的甘露糖免受高尔基网中甘露糖苷酶的切割，同时也防止了高尔基网中 N- 乙酰葡萄糖胺、半乳糖、唾液酸等的掺入而形成其他的分泌蛋白。

3. 胞内合成蛋白质分选和囊泡定向运输的枢纽 在高尔基复合体中修饰加工后的蛋白质将被特异性地转送到靶部位，以完成相应生理功能，同时在膜泡转运中完成膜相结构的转化。

在胞内合成蛋白质分选和定向运输中，高尔基复合体发挥着重要的枢纽作用。可能的机制是：糙面内质网合成的蛋白质在高尔基复合体中，被加上不同的分选信号，如加上磷酸、半乳糖、唾液酸等；带有分选信号的蛋白质，被反面高尔基网膜上的专一受体识别、浓缩，经高尔基复合体膜包围，然后形成不同去向的运输和分泌小泡（囊泡），定向输送到细胞的不同部位（图 2-28）。

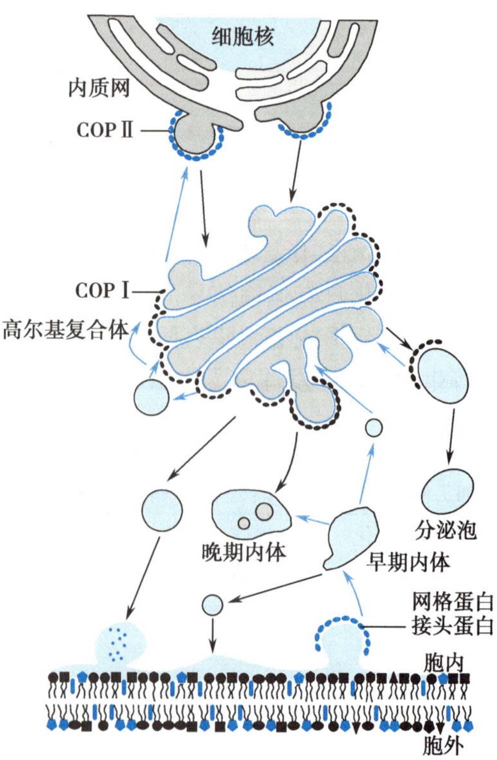

图 2-28 囊泡定向输送示意图

COP Ⅰ，外被体蛋白Ⅰ；COP Ⅱ，外被体蛋白Ⅱ。

蛋白质分选囊泡定向运输主要有 5 条可能的途径：①经高尔基复合体分选的溶酶体酶，以有被小泡的形式被转运到溶酶体；②分泌性蛋白或外输性蛋白，以有被小泡的形式运向细胞膜分泌释放到细胞外；③以分泌小泡的形式暂时地存储在细胞质中，在需要的情况下，被分泌释放到细胞外；④以分泌小泡的形式运输到细胞膜、内质网膜、溶酶体膜、线粒体膜或在细胞器中成为驻留蛋白，甚至在高尔基复合体各个膜囊之间形成穿梭小泡；⑤在反面高尔基网"逮着"未正确包装的蛋白质回输到内质网。

高尔基复合体是错误选送蛋白质的监督和遣送站：内质网驻留蛋白的羧基端都有一个内质网驻留信号即KDEL信号序列。如果内质网驻留蛋白在出芽时被错误地包进分泌泡而离开内质网，运输到高尔基复合体，反面膜囊膜上的KDEL信号受体蛋白就会与之结合，并形成小泡，将这些本该滞留在内质网中的蛋白"押送"回内质网。例如Bip蛋白，它是内质网中的功能蛋白，如果从Bip蛋白除去KDEL信号，Bip蛋白就会被分泌出去；如果将KDEL信号加到别的分泌蛋白上，被加信号的蛋白质就会滞留在内质网中。KDEL信号受体存在于高尔基复合体各个部分的膜上。

4. **形成初级溶酶体** 内质网上核糖体合成溶酶体蛋白，进入内质网网腔进行N-连接的糖基化修饰，溶酶体酶蛋白先带上3个葡萄糖、9个甘露糖和2个N-乙酰葡萄糖胺，后切除三分子葡萄糖和一分子甘露糖，进入高尔基复合体顺面膜囊，N-乙酰葡糖胺磷酸转移酶识别溶酶体水解酶的信号斑，将N-乙酰葡糖胺磷酸转移在1~2个甘露糖残基上，在中间膜囊由N-乙酰葡萄糖苷酶切去N-乙酰葡糖胺形成M-6-P配体，再与反面膜囊上的受体结合，选择性地包装成初级溶酶体。

（五）高尔基复合体的病理性变化

1. **肥大与萎缩** 细胞分泌功能亢进或代偿性功能亢进时，往往伴随细胞内高尔基复合体结构的肥大。例如大白鼠实验性肾上腺皮质再生实验中发现，肾上腺皮质再生过程中，腺垂体分泌促肾上腺皮质激素，其高尔基复合体显著肥大；再生过程将结束时，促肾上腺皮质激素分泌下降，腺垂体细胞的高尔基复合体形态结构又恢复正常大小。中毒等病理情况下肝细胞从形态结构看，高尔基复合体发生萎缩、破坏或消失。

2. **细胞内高尔基复合体的异常变化** 快速生长的肿瘤细胞中高尔基复合体均不太发达；低分化的大肠癌细胞中高尔基复合体仅为一些分泌小泡聚集在一起，位于细胞核周围；高分化的大肠癌细胞中高尔基复合体发达，可观察到其完整的结构。

三、溶酶体

溶酶体（lysosome）是真核细胞中一种膜包围的异质的消化性细胞器。是细胞内大分子降解的主要场所。1949年C. de Duve在鼠肝细胞中发现溶酶体，1955年Christian Duve等在电镜下观察得以证实。由于其内含多种水解酶，具有分解各种内源性和外源性物质的功能，故而得名。溶酶体普遍存在于除哺乳动物成熟红细胞外的真核细胞中。

（一）溶酶体的形态结构及溶酶体的特性

1. **溶酶体的形态结构** 溶酶体是由一层单位膜围成的球状小体，多为圆形或卵圆形，大小不一，腔内含有各种不同的水解酶类。溶酶体的直径常在0.2~0.8μm之间，最大的可以超过1μm，最小的直径只有25~50nm。

2. **溶酶体的特性** 溶酶体具有高度异质性。不同细胞中溶酶体的数量差异较大，典型的动物细胞中约含有几百个溶酶体。在每一个溶酶体中含有酶的种类有限、数量不等，不同溶酶体含有的水解酶也并非完全相同。因此，不同细胞或者同一细胞内的溶酶体表现出不同的生化和生理性质。

溶酶体具有酸性内环境，溶酶体酶作用的最适pH约为3.5~5.5。溶酶体膜上有质子泵，

如 H^+ 泵（H^+-ATPase），借助水解 ATP 释放出的能量将 H^+ 泵入溶酶体内，使溶酶体中 H^+ 的浓度比细胞质高，维持其内部的酸性条件。同时，在溶酶体膜上有 Cl^- 通道蛋白，可向溶酶体中运输 Cl^-。两种运输蛋白作用的结果，就等于向溶酶体运输了 HCl。

溶酶体膜具有高度稳定性。溶酶体虽然呈较高的酸性环境，并含有大量水解酶，但却在活细胞中稳定存在，所有的水解酶均不能透过溶酶体外逸，这与溶酶体膜的稳定性有关。

溶酶体膜的稳定性结构基础：①溶酶体膜含有酸性的、高度糖基化的膜整合蛋白，其寡糖链伸向溶酶体内表面，保护溶酶体膜免遭水解酶作用；②溶酶体膜中含有较多胆固醇，促进膜的稳定。

溶酶体对物质转运呈现特异性：溶酶体膜上存在特殊的转运蛋白，当各种有机物进入溶酶体后，水解酶发挥作用，产物则通过特定的转运蛋白运出溶酶体，供细胞加工重新利用或排出细胞外。

（二）溶酶体的酶类

溶酶体内含有 60 多种酶，可分为六大类，分别为蛋白酶、核酸酶、酯酶、磷酸酶、糖苷酶、溶菌酶等酸性水解酶（图 2-29）。其中，酸性磷酸酶是溶酶体最具特征性的标志酶。这些酶的最适 pH 是 5.0 左右，能在酸性环境下将蛋白质、脂类、糖类和核酸等多种物质分解。

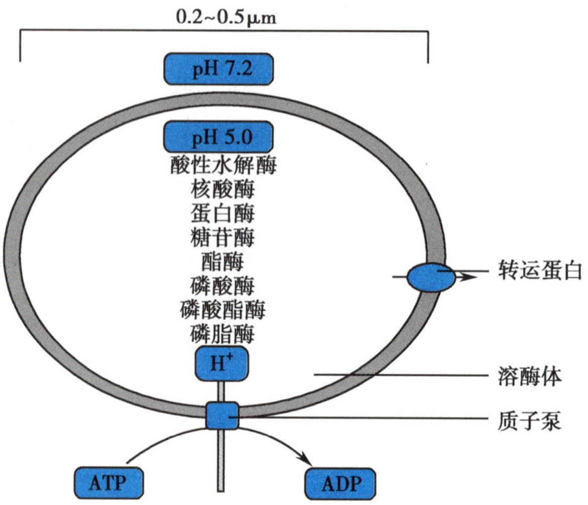

图 2-29 溶酶体所含酶类及膜的特性示意图

（三）溶酶体形成与成熟的过程

溶酶体的形成过程非常复杂，涉及内质网、高尔基复合体及细胞内吞作用。比较清楚的是甘露糖-6-磷酸（M-6-P）途径，以此为例说明溶酶体形成和成熟的过程。

1. **溶酶体酶蛋白前体在糙面内质网进行合成、初加工和转运** 附着核糖体最初合成的是溶酶体酶蛋白前体，进入内质网腔进行糖基化，形成具有 N-连接的富含甘露糖的糖蛋白。之后，内质网以出芽的方式将溶酶体酶蛋白前体包裹形成膜性小泡，以膜泡运输方式运输到顺面高尔基网并与之融合。

2. **溶酶体酶蛋白前体在高尔基复合体进行标记、分选和转运** 溶酶体酶蛋白前体在顺面高尔基网腔内，通过磷酸转移酶和 N-乙酰葡萄糖胺磷酸糖苷酶的催化作用，将酶蛋白前体寡糖链上的甘露糖磷酸化，形成甘露糖-6-磷酸（M-6-P）。M-6-P 是一种分选信号，当带有 M-6-P 标记的溶酶体酶蛋白前体转运到反面高尔基网时，便与反面高尔基网膜内侧的 M-6-P 受体结合，之后通过受体介导的运输方式把酶蛋白前体分选进入特殊的运输小泡，即网格蛋白有被小泡。该小泡在脱离反面高尔基网时，其表面的网格蛋白脱落而成为无被的运输小泡，游离到细胞质中。

3. **内体性溶酶体在细胞质中形成** 在细胞质中，高尔基复合体芽生的运输小泡与细胞内的内体融合，形成内体性溶酶体，也称内溶酶体。

内体（endosome）也称纳入体，来源于原生质膜的一种细胞器，带有胞吞摄入物并可将其中一部分传递给溶酶体，其中常带有受体和配体的复合体，内体中的酸性环境有利于受体和配体复合体的解离。有早期内体和晚期内体之分。一般认为，最初形成的早期内体囊腔中的离子浓度和 pH 与细胞外液相同（pH 为 7.0~7.3），当早期内体与胞内运输小泡融合后就形成晚期内体。参与形成内体性溶酶体的内体是呈现酸性环境的晚期内体。由于这些小泡膜上存在 H^+ 泵，能将胞质中的 H^+ 泵入其内，从而使晚期内体中的 pH 呈酸性。

4. **溶酶体成熟** 内体性溶酶体内 pH 下降到 6 左右，其实已成为一种酸性房室。在酸性环境中，溶酶体酶蛋白前体与 M-6-P 膜受体分离。酶蛋白前体经酶磷酸化而成熟；同时，卸载的 M-6-P 膜受体通过溶酶体膜出芽、脱落，以运输小泡的形式返回到反面高尔基网。至此，脱离了 M-6-P 膜受体的成熟形式的溶酶体形成（图 2-30）。

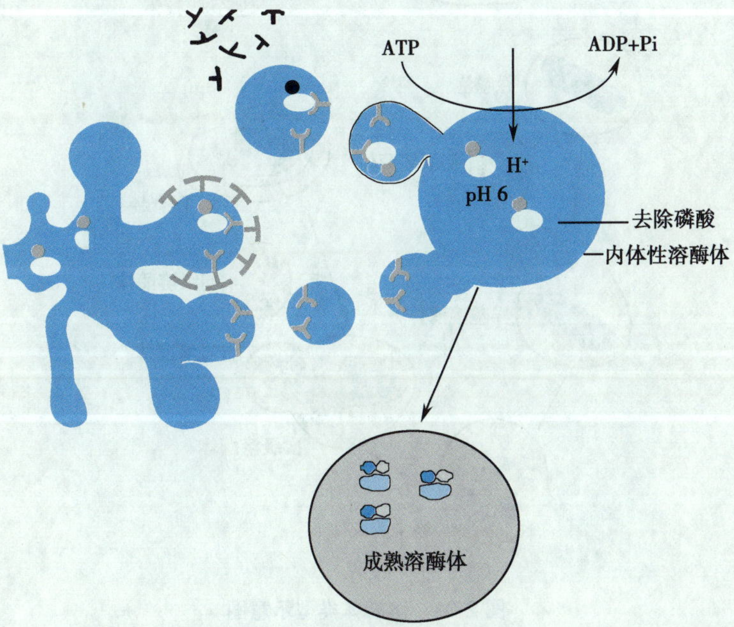

图 2-30 溶酶体成熟示意图

从溶酶体的形成和成熟过程可以看出，溶酶体的酶来自糙面内质网，溶酶体酶的分选发生在高尔基复合体，溶酶体的膜来自高尔基复合体和晚期内体。

（四）溶酶体的类型

1. **根据溶酶体形成过程和执行消化功能分类** 溶酶体分为内体性溶酶体和吞噬性溶酶体。内体性溶酶体指由高尔基复合体芽生的运输小泡和晚期内体合并而成；吞噬性溶酶体指具有消化作用的内体性溶酶体与含有细胞内外作用底物的自噬体和异噬体相互融合形成。

2. 根据溶酶体所处不同生理功能阶段分类 溶酶体分为初级溶酶体、次级溶酶体、终末溶酶体。

(1)初级溶酶体(primary lysosome):是只含酸性水解酶而不含被消化物质(底物)、尚未进行消化活动的溶酶体。

初级溶酶体是指从反面高尔基网出芽形成的特异性囊泡,是一种刚刚从高尔基复合体分选包装形成的含溶酶体酶前体的运输小泡。在形态上一般是透明的圆球状。初级溶酶体不含作用底物,其中的酶蛋白前体通常处于非活性状态,尚未进行消化活动,因此又称为非活性溶酶体,是溶酶体酶来源的初级形式。

(2)次级溶酶体(secondary lysosome):已经进行降解活动的溶酶体,内含酸性水解酶、降解底物及降解产物,是溶酶体发挥消化功能的存在形式。它的体积较大,外形不规则。由于次级溶酶体的实质是将要或正处于消化作用的功能状态,故其又被称为消化泡。

根据所消化的物质来源不同,分为自噬溶酶体和异噬溶酶体(图 2-31)。

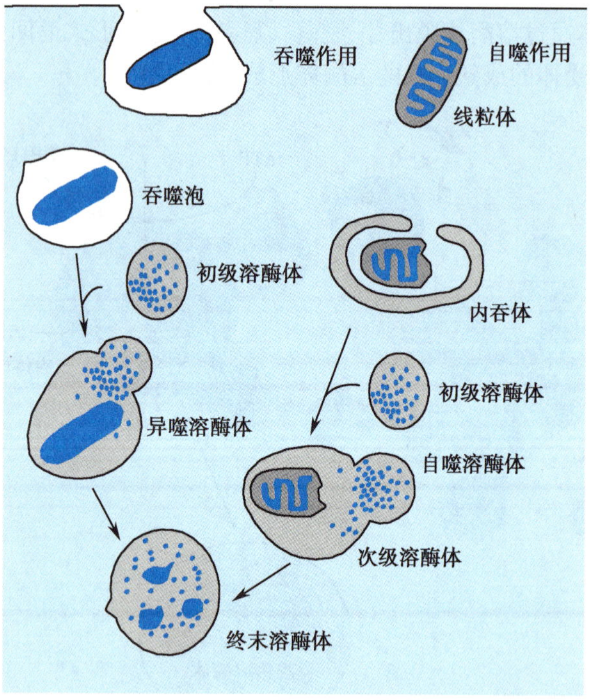

图 2-31 溶酶体类型示意图

自噬溶酶体(autophagolysosome)是融入细胞自身多余或衰老细胞器(如线粒体、内质网、核糖体、脂类和糖原等)的一类次级溶酶体。在细胞内起清道夫作用。内源性物质被内膜系统的膜包裹形成自噬体,与初级溶酶体融合,随后被消化分解,此过程为细胞自噬(autophagy)。

异噬溶酶体(heterophagosome)是细胞通过胞吞作用吞入异物,形成吞噬泡和胞饮泡,这些内吞泡与初级溶酶体融合后形成的复合体。若外源性物质为固体,通过细胞的吞噬作用而被摄入细胞内形成吞噬体;若外源性物质为液体,通过细胞的胞饮作用而被摄入细胞内形成吞饮体。二者统称异噬体，异噬体与初级溶酶体融合，随后被消化分解，此过程称为异体吞噬（heterophagy）。

（3）终末溶酶体：终末溶酶体是溶酶体消化功能耗竭后的存在形式。次级溶酶体中的消化活动接近完成时，水解酶的活性下降，致使一些底物不能被完全分解而残留在溶酶体内。随着酶活性降低至最终消失，次级溶酶体的消化功能也告结束，因此，被称之终末溶酶体，有的又称为残余小体。它们可通过细胞的胞吐作用排出细胞，有的则残留在细胞内不被外排。它们会随着个体年龄的增长而在细胞中累积。不同的残余小体不仅形态差异明显，而且也有不同的内含残留物质，最常见的残余小体有脂褐素、髓祥结构和含铁小体。

脂褐素是一种由单位膜包裹的、形态不规则的小体，内含脂滴和电子密度不等的深色物质。有人认为，可能是因溶酶体中缺乏某些脂类代谢所需要的酶而导致了脂褐素的形成。常见于神经细胞、心肌细胞及肝细胞，并随年龄增长而增多。

髓祥结构是一种内含板层状、指纹状或同心圆层状排列的膜性小体。大小差异在0.3~3μm。对髓祥结构的形成有两种说法，一种认为它是溶酶体中一些未能完全分解的脂类物质水化后形成的，另一种看法是由于溶酶体中膜性成分消化不全。常见于单核吞噬细胞、大肺泡细胞、肿瘤细胞和病毒感染的细胞。

含铁小体内部充满电子密度较高的含铁颗粒，颗粒直径约为50~60nm。当机体摄入大量铁质时，在肝、肾等器官组织的巨噬细胞中常会出现许多这样的含铁小体。

（五）溶酶体的功能

1. 对内吞物质进行消化分解，清除异物，参与细胞防御 细胞内吞物质包括有害物质、细菌和病毒等，溶酶体对其进行消化分解，清除异物，参与细胞防御。通常巨噬细胞有发达的溶酶体，这些细胞通过溶酶体对吞噬的细菌或病毒颗粒消化分解。

2. 对细胞自身物质进行消化分解，参与细胞及细胞器的更新 细胞自身以及细胞内的各类细胞器，它们均有一定的寿命，许多生物大分子的存活时间只有数小时到数天，如肝细胞中线粒体的半衰期为10d左右，肝细胞内所有成分在150d要解聚和重新利用；红细胞的寿命平均为120d。溶酶体对因生理或病理原因遭破坏损伤或衰老的细胞器或细胞，进行消化分解和清除，在细胞结构更新中有重要意义。

3. 对吞噬的大分子营养物质进行消化分解，提供细胞营养 在细胞饥饿状态下，通过消化分解自噬细胞内某些大分子物质，可为细胞的生命活动提供营养和能量，维持细胞的生存。

4. 发挥自溶作用，参与机体组织器官的形态建成 溶酶体通过自溶作用，在胚胎发育过程中除去不必要的细胞、组织，如手指或足趾的形成，就是在发育过程中溶酶体发挥自溶作用，将指（趾）间的结构降解（图2-32）。又如，蝌蚪在变态期，其尾部细胞的溶酶体数量增多、溶酶体膜破裂，释放出来的水解酶引起细胞破坏，尾部消失。又如脊椎动物在胚胎发育至两性分化时，米勒管在雌性体内将发育成输卵管，而在雄性体内则退化。在退化开始时，其溶酶体的水解酶浓度增加，此变化不发生于雌性米勒管。睾

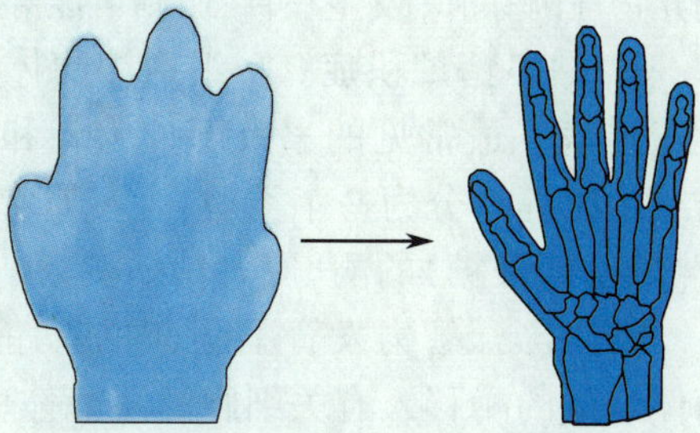

图2-32 自溶作用手指形成示意图

酮可促进此类酶的释放，导致雄性的米勒管萎缩和消失。

5. **参与激素的合成，调节激素水平** 溶酶体参与了激素的合成、加工、成熟等活动，在分泌肽类激素的细胞，溶酶体主要是将尚未加工完毕的激素水解转化为成熟的、分泌形式的激素，例如甲状腺上皮细胞中，滤泡腔中的甲状腺球蛋白被胞吞摄入细胞后，在溶酶体中被组织蛋白酶D和酪氨酸酸性羟基肽酶水解转化为含碘的游离甲状腺 T_3 和 T_4。此外，分泌肽类激素的细胞已合成的激素并不全部释放，有相当一部分在细胞内被溶酶体以分泌自噬方式降解，其降解量可占合成激素总量的15%~50%，从而调节激素的分泌水平。分泌自噬（crinophagy）是指在某些分泌细胞中，溶酶体与细胞内部分分泌颗粒融合，其中的水解酶将这些分泌颗粒降解的消化活动。

6. **发挥细胞外消化作用，参与重要的生命活动** 溶酶体可对细胞外的物质进行消化作用，参与一些重要的生命活动如受精作用。动物精子中溶酶体特化为最前端的顶体，覆盖于精子头部细胞核前方、介于核与质膜间；顶体反应是受精作用的先决条件。顶体释放顶体酶（即多种水解酶，包括透明质酸酶、放射冠分散酶、顶体素、芳基硫酸脂酶等），溶蚀放射冠和透明带，协助精子穿透卵的各层膜，使精子细胞质膜和卵细胞质膜接近并融合，精子细胞核进入卵细胞中，完成受精作用。

（六）溶酶体异常与疾病

1. **硅肺病** 曾称矽肺病，是工业生产中发生的一种职业病。因长期吸入大量游离二氧化硅粉尘引起，以肺部广泛的结节性纤维化为主要病理改变的肺部疾病。经肺吸入的硅尘颗粒被肺内的巨噬细胞吞噬，并积聚在溶酶体内（文末彩插图2-33）。其中的硅酸能破坏溶酶体膜的稳定性，致使溶酶体膜破裂，大量溶酶体酶释放进入细胞质中，引起细胞自溶、死亡，被释放的硅颗粒又被其他巨噬细胞吞噬，这种过程反复进行，导致大量巨噬细胞死亡，死亡的巨噬细胞释放出巨噬细胞纤维化因子，刺激成纤维细胞分泌大量胶原，这些胶原纤维在肺部大量沉积形成纤维化结节，使肺的弹性降低，肺功能受损。这类由溶酶体膜稳定性异常引起的疾病，可通过使用溶酶体膜稳定剂来治疗。聚2-乙烯吡啶氮氧化物治疗硅肺病的原理就是药物中的氢原子可以与硅酸分子结合，阻止硅酸分子对溶酶体膜的破坏作用。

2. **痛风** 嘌呤代谢障碍，血清尿酸过多，尿酸盐结晶沉积在关节和脏器引起的疾病。当尿酸盐生成与排出失去平衡，血尿酸盐升高，以结晶形式沉积于关节、关节周围及多种组织，并被白细胞吞噬。被吞噬的尿酸盐结晶与溶酶体膜形成氢键结合，改变溶酶体膜的稳定性，溶酶体中水解酶和组胺等致炎物质释放，引起白细胞自溶坏死，引发沉积组织的急性炎症，被释放的尿酸盐继续在组织沉积，当沉积发生在关节、关节周围、滑囊、腱鞘等组织时，形成异物性肉芽肿；发生在肾脏，则可能导致尿酸性肾结石或慢性间质性肾炎。

3. **黏多糖贮积症** 一组由溶酶体酶缺乏所致黏多糖在体内各器官异常沉积的代谢性遗传病。最常见的累及部位为骨和软骨组织、肌腱、角膜、心血管系统、肝脾、皮肤和结缔组织等。分为7个类型，大多属常染色体隐性遗传病。主要是溶酶体缺乏降解黏多糖（氨基葡聚糖）的酶，使大量黏多糖贮积在次级溶酶体内所致。患者主要表现为面容粗犷、骨骼异常、智力发育不全、内脏功能受损、角膜浑浊等。目前，通过脂质体运载，将溶酶体缺失的酶移入有关细胞的溶酶体中，以治疗此类先天性溶酶体病的治疗方法正在探索之中。

四、过氧化物酶体

过氧化物酶体（peroxisome）是细胞质中由一层单位膜构成的异质性细胞器，其内含有一种或多种酶类，主要为氧化酶、过氧化氢酶和过氧化物酶。过氧化物酶体是微体的一种，微体是 1954 年 J. Rhodin 通过电镜观察小鼠肾小管上皮细胞时发现的一些颗粒小体。按照所含酶的不同，分为过氧化物酶体、乙醛酸循环体及糖酵解酶体等。这里重点介绍在高等动物细胞中存在的过氧化物酶体。

（一）过氧化物酶体的形态结构及特征

过氧化物酶体在高等动物肝细胞和肾细胞中的含量较为丰富。电镜下，过氧化物酶体是由一层单位膜包裹的膜性细胞器，其形态和大小表现出多样性，形态多呈圆形或卵圆形，偶呈半月形或长方形，直径大小为 0.1~1.7μm。人和鸟类细胞的过氧化物酶体直径较小，为 0.1~0.2μm，称为微过氧化物酶体（图 2-34）。

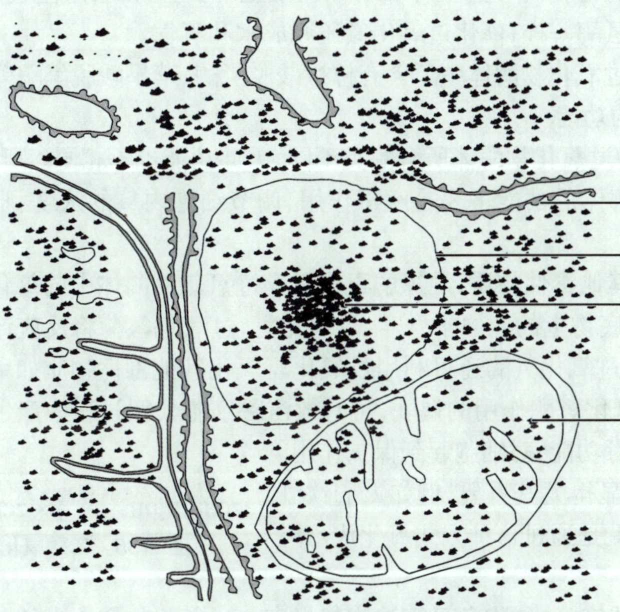

图 2-34　过氧化物酶体示意图

过氧化物酶体的特征：①植物细胞和大多数动物细胞（人和鸟类细胞除外）的过氧化物酶体中常常含有由尿酸氧化酶形成的电子密度高、呈有序排列的晶状结构，称为类核体或类晶体；②在某些细胞中过氧化物酶体界膜内表面可见一条高电子致密度条带状结构，称之为边缘板；③过氧化物酶体膜的组成中，膜脂主要为磷脂酰胆碱和磷脂酰乙醇胺，膜蛋白主要为多种结构蛋白和酶蛋白；④过氧化物酶体的膜具有较高的物质通透性，不仅可允许氨基酸、蔗糖、乳酸等小分子物质自由通过，在一定条件下还可允许一些大分子物质进行非吞噬性穿膜转运。

（二）过氧化物酶体的酶

过氧化物酶体在酶的种类和数量上均表现出多样性，即不同细胞内的过氧化物酶体酶类和数量均不同。迄今为止，已在过氧化物酶体中鉴定出 40 多种酶，但是尚未发现一种过氧化物酶体含有全部的酶。根据不同酶的作用性质,可将过氧化物酶体中所含的酶大致分为三类:氧化酶、过氧化氢酶、过氧化物酶。几乎所有的过氧化物酶体都含有过氧化氢酶,为此将过氧化氢酶视为过氧化物酶体的标志酶。过氧化物酶体也被称为过氧化氢体。

蛋白质进入过氧化物酶体:进入过氧化物酶体的蛋白在胞质游离核糖体合成,完成折叠后在信号肽引导下输送到过氧化物酶体。进入过氧化物酶体的蛋白有两种特殊信号,一种是 C 端的三肽序列(SKL)称为 PTS1,是主要定位信号,另一种是极少的 PTS2,为 N 端的 9 个氨基酸序列。

1. **氧化酶** 包括尿酸氧化酶、*D*- 氨基酸氧化酶、*L*- 氨基酸氧化酶、*L*-α 羟基酸氧化酶等黄素(FAD)依赖氧化酶类。氧化酶占过氧化物酶体中酶总量的 50%~60%,其作用是氧化底物的同时将分子氧还原成过氧化氢。

2. **过氧化氢酶** 过氧化氢酶约占过氧化物酶体中酶总量的 40%,它的作用是将氧化酶催化底物产生的过氧化氢还原成水和氧气。

3. **过氧化物酶** 过氧化物酶可能仅存在于如血细胞等少数几种细胞类型的过氧化物酶体中,其作用与过氧化氢酶一样,催化过氧化氢还原成水和氧气。

除上述三类酶以外,过氧化物酶体中还含有柠檬酸脱氢酶、苹果酸脱氢酶等。

(三)过氧化物酶体的功能

由于不同种类细胞的过氧化物酶体所含酶类不同,因此功能也不相同。所含酶类越多,功能越复杂。过氧化物酶体的功能主要是解毒作用、调节细胞内氧的浓度、脂肪酸的 β 氧化、含氮物质代谢等。

1. **清除过氧化氢和其他毒性物质,发挥解毒作用** 过氧化物酶体中的氧化酶可利用分子氧进行氧化反应,去除底物上的氢原子,产生过氧化氢,过氧化氢酶将反应产生的过氧化氢还原成水和氧气;同时过氧化氢酶还可利用过氧化氢氧化其他毒性物质如甲醛、酚、甲酸和乙醇等。氧化酶和过氧化氢酶作用的偶联,可有效清除细胞代谢过程中产生的过氧化氢和其他毒性物质,发挥解毒功能,对细胞起到保护作用。这种反应在肝、肾组织中显得尤其重要,例如人们饮酒时进入体内的乙醇,主要就是通过这种方式氧化成乙醛(图 2-35)。

$$2CH_3CH_2OH \xrightarrow{\text{氧化酶}} 2CH_3CHO+2H_2O$$

图 2-35 乙醇氧化示意图

2. **调节细胞内氧的浓度,使细胞免受高浓度氧损害** 过氧化物酶体中的氧化酶催化反应对细胞内氧浓度具有很重要的调节作用。研究表明,肝细胞内 20% 的氧是由过氧化物酶体消耗的,80% 的氧供给线粒体进行氧化磷酸化。但两者利用氧的结果是不同的,过氧化物酶体氧化产生的能量以产热的方式消耗掉,线粒体氧化产生的能量以 ATP 的形式储存起来。过氧化物酶体的氧化率随氧浓度的增高而成正比地增高,当细胞出现高浓度氧时,过氧化物酶体通过强氧化作用进行调节,从而避免细胞遭受高浓度氧的损害。

3. **进行脂肪酸的氧化,参与细胞代谢活动** 动物组织中 25%~50% 的脂肪酸在过氧化物酶体中氧化,其他则在线粒体中氧化。氧化酶对脂肪进行 β 氧化,将脂肪酸分解为乙酰辅酶 A 和较原来少两个碳原子的脂肪酰辅酶 A,并被转运到细胞质基质,被细胞再利用或者直接向细胞提供热能。

4. **参与含氮物质的代谢** 在大多数动物细胞中,尿酸氧化酶可以催化尿酸的氧化过程。尿酸是核苷酸和某些蛋白质降解代谢的产物,尿酸氧化酶将尿酸(含氮代谢物)进一步氧化去除。另外，过氧化物酶体还参与其他的氮代谢，如转氨酶催化氨基的转移。

除了以上几种主要的功能外，过氧化物酶体还具有合成氧化型烟酰胺腺嘌呤二核苷酸（NAD^+）以及参与核酸和糖代谢的作用。

（四）过氧化物酶体异常与疾病

过氧化物酶体酶缺陷大多是一些遗传性疾病，包括酶的缺乏和功能异常。例如，遗传性无过氧化氢酶血症的患者细胞内过氧化氢酶缺乏，机体抗感染能力降低，容易诱发口腔炎等疾病。脑肝肾综合征又叫 Zellweger 综合征，是最严重的一种过氧化物酶体异常疾病，它是一种常染色体隐性遗传病，病因是患者的细胞内过氧化物酶体中大量关键酶的异常如过氧化氢酶缺乏、琥珀酸脱氢酶 - 黄素蛋白与泛醌（CoQ）之间电子传递障碍，临床表现为严重的肝功能障碍、脑发育迟缓及癫痫等综合症状，合并重度骨骼肌张力减退等体征，此类患者常常在幼儿期死亡。

最常见的过氧化物酶体异常疾病是 X 染色体连锁的肾上腺脑白质营养不良症（XALD），该病是由于一个 X 染色体连锁的、编码过氧化物酶体膜蛋白即 ATP 结合转运子超家族成员 D1（ALDP）的基因发生突变所致。ALDP 的缺失导致长链脂肪酸在肾上腺皮质中积累造成肾上腺萎缩，患者在 5~10 岁时开始出现一些神经性症状，如表情淡漠、行为异常、失明以及痉挛等，在发病几年内死亡。

过氧化物酶体的病理性改变表现为过氧化物酶体数量、体积（大小）、形态等多种异常。例如，患有病毒性肝炎、甲状腺功能亢进、慢性酒精中毒或慢性低氧血症等疾病时，可见患者肝细胞内过氧化物酶体数量增多；而在甲状腺功能减退、脂肪变性或高脂血症等情况下，过氧化物酶体数量减少、老化或发育不全。基质溶解是过氧化物酶体最常见的异常形态改变，表现为在过氧化物酶体内形成片状、小管状结晶包涵物，常发生于缺血性组织损伤。

五、蛋白质分选与膜泡运输

内膜系统的各结构虽然形态、大小各异，在不同的分区空间各自执行独特的生理功能，但是，它们的结构、功能和发生却是紧密联系的，在细胞内物质的合成、加工、分选、包装及运输过程中既分工又协作，为胞内物质的合成和运输提供了结构基础。一个典型的哺乳动物细胞内含有数以亿计的蛋白质，而且种类繁多。蛋白质在细胞内广泛分布，在不同的部位执行特殊的功能。那么蛋白质是如何定位于不同的部位呢？细胞内除了线粒体和叶绿体外，其他细胞器是不能合成蛋白质的。绝大多数的蛋白质都是在细胞质的核糖体上合成，然后在运输到不同的部位。这就涉及蛋白质的分选和运输。

（一）蛋白质分选信号

所谓分选就是按照物质的种类不同进行区分。在一个典型的真核细胞中，细胞器占据约一半的空间，每一种细胞器都含有自己独特的蛋白质组分。因此，在任何时候，大部分合成的蛋白质都要被选择性地运输到这些细胞器中。细胞内的蛋白质种类繁多，但每一种蛋白质都有自己独特的氨基酸序列。细胞质中合成的蛋白质去向取决于它们自身的氨基酸序列，因为这些序列中包含特殊的分选信号——信号序列（信号肽）。有分选信号的蛋白质从胞质溶胶中被运送到适当的细胞器中（图 2-36）。如果合成的蛋白质中没有分选信号，这些蛋白质合成后会留在细胞液中，成为细胞质中的“永久居民”。

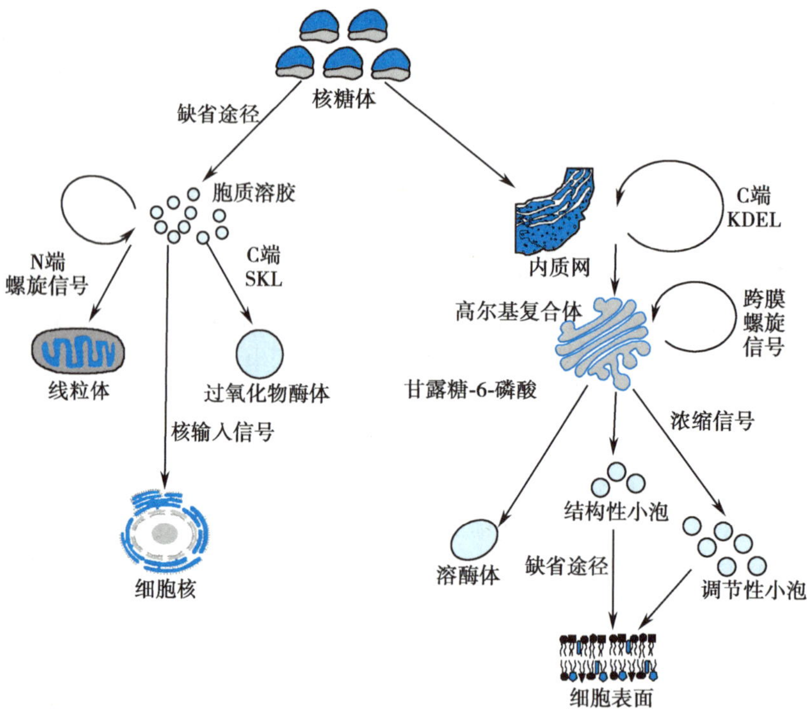

图 2-36 蛋白质分选信号示意图

SKL，丝氨酸 - 赖氨酸 - 亮氨酸；KDEL，赖氨酸 - 天冬氨酸 - 谷氨酸 - 亮氨酸。

细胞质蛋白质的分选地址信号特点及类型：游离核糖体合成输送到细胞核、线粒体、过氧化物酶体的蛋白质，这些蛋白质的输送途径依赖于各自的信号肽的引导及定位。输送到细胞核的蛋白质带有核定位信号（NLS），或称为核输入信号（NIS），是一类富含碱性氨基酸的短肽，可位于蛋白质的任何部位；输送到线粒体的蛋白质，在其氨基端有一个 α 螺旋信号；输送到过氧化物酶体的蛋白质，在其羧基端有一个三肽的信号肽（表 2-7）。信号序列有些被切除，有些不切除形成信号斑。

表 2-7 细胞质中蛋白质分选信号比较

靶向细胞器	信号序列位置及处理	信号序列特点
细胞核	N 端、中部、C 端不定，不切除	富含 Lys 和 Arg 残基的多种序列
内质网	N 端，切除	N 端含碱性氨基酸的 6~12 个疏水序列
线粒体	N 端，切除	双亲 α 螺旋，20~50 个氨基酸残基序列
过氧化物酶体	少 N 端、多 C 端，不切除	C 端 PTS1 序列、N 端 PTS1 序列

附着核糖体合成分泌性蛋白、膜整合蛋白、可溶性驻留蛋白（输送到内质网、高尔基复合体、溶酶体），这些蛋白质的运输依赖于它们各自带有的信号肽。输送到调节性分泌小泡中的分泌性蛋白带有浓缩信号；输送到溶酶体的蛋白质带有甘露糖 -6- 磷酸（M-6-P）信号；驻留在内质网的蛋白质在其羧基端带有 KDEL 信号；驻留在高尔基复合体的蛋白质带有跨膜 α 螺旋信号。

需要指出的是，定位于胞质溶胶以及细胞表面的蛋白质没有分选信号，这种定位方式称为违约或缺省途径。

(二) 蛋白质分选运输

不同的分选信号指导蛋白质到不同的膜性细胞器。这些蛋白质是如何穿过亲水性大分子不能透过的膜呢？细胞器通常采用跨膜转运(gated transport)、门控运输(transmembrane transport)和囊泡运输(vesicular transport)三种途径来完成蛋白质的分选转运。

1. **跨膜转运** 细胞质中合成的特定蛋白利用细胞器膜上的蛋白质转运体直接穿膜进入细胞器。通常穿膜的蛋白质是以非折叠形式蛇形通过细胞器的膜，有一些蛋白质是以折叠形式穿过膜。穿膜转运可分为翻译共转运、翻译后转运两种。翻译共转运是蛋白质在内质网上核糖体在翻译的同时，向内质网转移，新合成的肽链可以游离在内质网网腔成为可溶性蛋白，也可插入内质网网膜成为跨膜蛋白。通过这种方式合成的一部分蛋白质还可以被转运到高尔基复合体，进一步被分选和运输。翻译后转运是蛋白质在细胞质中的游离核糖体翻译合成后再运输到不同的部位(图 2-37)。

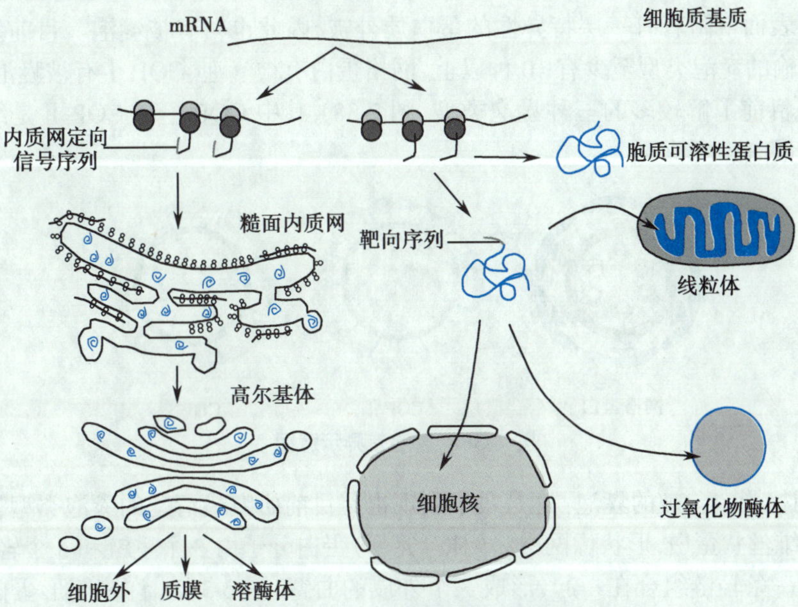

图 2-37 蛋白质分选示意图

2. **门控运输** 蛋白质通过核孔复合体在胞质与细胞核之间移动。定位于细胞核内的蛋白质通过细胞核膜上的核孔复合体(NPC)进入细胞核。引导蛋白质进入细胞核的核输入信号(NLS)可识别 NPC 上的 NLS 受体。但并非蛋白质上存在 NLS 受体就一定能够引导蛋白质入核，如果 NLS 受体被遮掩，信号序列 NPC 与 NLS 受体相互不能识别。因此，在 NLS 受体的遮掩被解除前，蛋白质一直被“扣留”在细胞质基质中。

3. **囊泡运输** 囊泡运输(vesicular transport)是囊膜包绕蛋白质从内质网或内膜系统的一个区室到另一个区室的转运。被转运的蛋白质分子上的分选信号与细胞器膜上相应的受体结合，膜局部以出芽的方式形成囊泡，囊泡在细胞内作定向运输，分别到达相应的靶部位并与靶部位的膜融合；外输性蛋白质及颗粒物质，总是先进入内质网，然后以囊泡的形式输送到高尔基复合体，再直接或经由溶酶体到达细胞膜，通过胞吐作用分泌出去。

目前认为,COP Ⅰ有被囊泡首先发现于高尔基复合体,主要负责内质网逃逸蛋白的捕捉、回收转运以及高尔基复合体膜内蛋白的逆向运输(反向运输),也有认为其介导膜性小泡的前向运输。COP Ⅱ有被囊泡由糙面内质网产生,主要介导从内质网到高尔基复合体的物质转运即前向运输。网格蛋白有被囊泡可产生于高尔基复合体,也可由胞吞作用形成,主要介导从高尔基复合体向溶酶体、内体或质膜外的物质输送转运,通过胞吞作用形成的网格蛋白有被囊泡则是将外来物质转送到溶酶体。

囊泡运输有以下特点:①它是物质在细胞质中定向运输的基本途径;②它是一个高度有序并受到严格选择和控制的物质转运过程;③它是实现细胞膜及内膜系统功能结构转换和代谢更新的桥梁;④特异性识别融合是囊泡运输实现定向转运和准确卸载的基本保证。每个囊泡一般只运送一种蛋白。为表彰"发现细胞内的主要运输系统 - 囊泡运输的调节机制",2013 年诺贝尔生理学或医学奖颁给了美国、德国科学家 James E. Rothman, Randy W. Schekman 和 Thomas C. Südhof。

囊泡是细胞的质膜或者内膜向外突出或向内凹陷形成的,它们也是细胞的膜性成分。由于囊泡的表面常附着有一层特异性的蛋白质外被,因此也叫有被囊泡。目前发现细胞内物质定向运输的囊泡类型至少有 10 种以上,网格蛋白有被囊泡、COP Ⅰ有被囊泡和 COP Ⅱ有被囊泡是目前了解较多的三种囊泡类型(图 2-38),其中 COP Ⅰ和 COP Ⅱ是结合于囊泡膜上的有被蛋白。

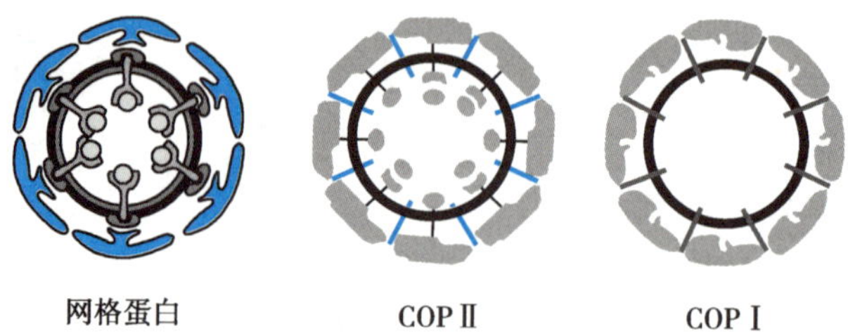

图 2-38 囊泡差异示意图

(1)由网格蛋白包被的囊泡:这是最早发现也是目前研究最清楚的囊泡类型。囊泡表面覆盖一层纤维丝状蛋白,形状像网格。网格(笼形)蛋白分子由 3 个重链和 3 个轻链组成,每一条重链与一条轻链组合在一起,形成三个外展的曲臂(图 2-39)。许多笼形蛋白的曲臂部分交织在一起,形成一个具有五角形或六角形网孔的笼子。

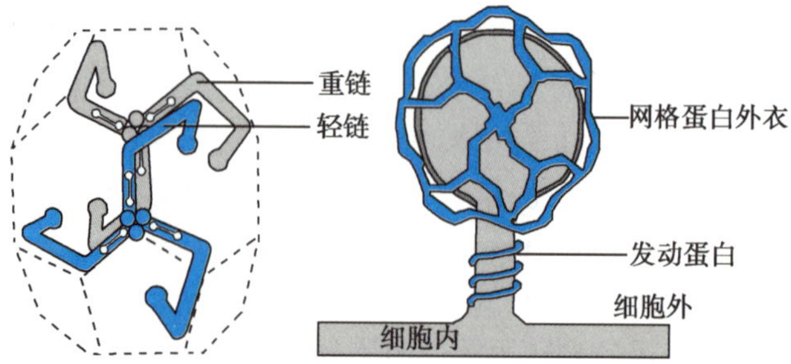

图 2-39 网格蛋白分子示意图

笼形蛋白形成的衣被中还有结合素蛋白,又叫衔接素。介于笼形蛋白与配体受体复合物之间,起连接作用。衔接素分子一端链接网格蛋白,促使网格蛋白聚合。当细胞外被转运的物质与质膜上的受体结合后，被衔接素的另一端特异性捕获。通过这种方式，将结合在受体上的转运分子包裹在囊泡里。目前已发现 4 种不同类型的衔接蛋白，可结合不同类型的受体，形成不同性质的转运小泡。

笼形蛋白衣被小泡形成时，细胞质膜相近的区域向胞质侧凹陷，底端逐渐形成狭窄的环状结构，称为囊泡颈部。一些可溶性蛋白动力素紧紧地缠绕成一圈围绕在囊泡颈部，将小泡柄部的膜尽可能拉近（<1.5nm），从而导致膜融合，掐断衣被小泡。

(2) 由多个亚基构成的 COP Ⅰ包被囊泡：COP Ⅰ包被囊泡负责回收、转运内质网逃逸蛋白返回内质网。起初发现于高尔基复合体碎片，在含有 ATP 的溶液中温育时，能形成非笼形蛋白包被的小泡。进一步的研究发现这种衣被蛋白复合体是由多达 7 种肽链（多个亚基）组成的多聚体，称为外被体。内质网的正常驻留蛋白在 C 端含有一回收信号序列，如果它们意外地逃逸被转运至高尔基复合体顺面，则顺面的膜结合受体蛋白将识别并结合逃逸蛋白的回收信号，形成 COP Ⅰ将它们返回内质网。内质网网腔中的蛋白，如蛋白二硫键异构酶和分子伴侣，均具典型的回收信号 Lys-Asp-Glu-Leu（KDEL）。COP Ⅰ衣被小泡还可以介导高尔基复合体不同区域间的蛋白质运输（表 2-8）。

表 2-8 三种运输囊泡类型比较

囊泡类型	外被蛋白	结合的 GTP 酶	运输方向
网格蛋白	网格蛋白重链和轻链 /AP2	ARF	质膜至内体
	网格蛋白重链和轻链 /AP1	ARF	高尔基复合体至内体
	网格蛋白重链和轻链 /AP3	ARF	高尔基复合体至溶酶体、液泡、血小板小泡
COP Ⅰ	7 种不同 COP 亚基蛋白	ARF	高尔基复合体至内质网，高尔基复合体膜囊间的回运
COP Ⅱ	Sec23/Sec24、Sec13/Sec31 复合物，Sec16	Sar1	内质网至高尔基复合体

ARF，ADP- 核糖基化因子；Sec，分泌相关蛋白；Sar1，分泌相关和 Ras 相关的小 G 蛋白 1。

(3) 复杂的 COP Ⅱ包被囊泡：COP Ⅱ包被囊泡介导从内质网到高尔基复合体的物质运输。由多种蛋白质构成，其中 Sar1 GTP 酶与 Sec23/Sec24 复合体结合在一起，形成紧紧包围着膜的一层衣被，Sec13/Sec31 复合体形成覆盖在外围的一层衣被，Sec12 是 Sar1 的鸟苷酸交换因子。

（三）膜流

细胞的膜成分在质膜与内膜系统之间，以及在内膜系统各结构之间流动的现象称为膜流。膜蛋白和膜脂通过内膜或质膜芽生囊泡并进行囊泡运输实现在细胞内的转移和重组。细胞通过胞吞和胞吐作用来完成质膜与内膜之间膜成分的转移和重组；通过囊泡的前向运输和反向运输完成在内膜系统之间膜成分的转移与重组。前向运输是指囊泡从内质网到高尔基复合体，再直接或经由溶酶体到达质膜，通过胞吐作用分泌出去。反向运输是指囊泡从高尔基复合体返回内质网的运输。

细胞要从外界摄取营养物质并对环境变化作出迅速反应，在这个过程中需要不断地对细胞膜的组分进行重组，比如增减膜上的受体、离子通道和运输载体等蛋白质，通过胞吞作用摄取营养物质，如维生素、葡萄糖、氨基酸等。物质在膜性区室之间的穿梭不是跨膜，而是依靠大量膜包裹的囊性小泡来完成。这些囊性小泡携带内部可溶性分子从一个膜性区室出芽离开，在另一个膜性区室融合。通过这种膜性流动使细胞完成了向外分泌和向内摄取营养的过程，也为细胞器的发生和更新输送了新物质成分。膜流将内膜系统各细胞器的结构、发生和功能联系和统一起来，使内膜系统成为完整的生物合成功能体系，对于细胞内的生命活动起着重要的作用。

（陈保锋 王 兰 申跃武 王 婉）

第三节 核 糖 体

核糖体(ribosome)是由核糖体RNA和蛋白质组成的颗粒结构。包括大小两个亚单位，没有生物膜包围，由核糖核酸和蛋白质组成，故又称为核糖核酸蛋白体。核糖体普遍存在于原核细胞和真核细胞内，是细胞合成蛋白质的分子机器。早在20世纪30年代，生物学家就注意到，在光学显微镜下，多种细胞的细胞质里存在着群居的小球，有人称之为“pool ball”；1941年，美国生物学家J. Brachet和T. Cas-persson分别用他们发明的组织化学方法和显微紫外分光光度技术独立地发现，在大量合成蛋白质的细胞里，存在着含有RNA特别多的微粒体。随着电子显微镜的应用，人类进入可看到直径较小物质的亚显微时代。1953年，Robinsin和Brown在电镜下观察植物细胞时又发现了这种颗粒；1955年，Palade在动物细胞中也看到并称其为Palade颗粒；1958年，美国科学家Roberts根据这些微粒中的化学成分将其命名为核糖核蛋白体(ribonuleoprotein)，简称核糖体。

核糖核酸蛋白颗粒主要是合成蛋白的分子机器，也参与RNA的加工、编辑和基因表达调控。研究表明，多肽的细胞合成并非核糖体专有。细菌和真菌能利用非核糖体的装置来完成多肽类物质的合成，这种装置不需要信使RNA(mRNA)作模板，是一类分子质量巨大的非核糖体多肽合成酶(NRPS)，该酶不同组件的排列顺序决定氨基酸的顺序。一些药物如青霉素、万古霉素、放线菌素D、杆菌肽和环孢菌素A等，就是微生物体内NRPS合成的产物。

一、核糖体的形态结构与存在形式

核糖体是一种不规则的颗粒结构，原核生物细胞的核糖体直径为20~25nm，真核生物细胞的核糖体直径为25~30nm，它是细胞数量最多的细胞器，在旺盛生长的细菌中，可达细胞干重的40%，在体外培养的Hela细胞中可达500多万个。

（一）形态结构

核糖体由大、小两个亚基组成。大亚基的体积为小亚基的2倍，略呈圆锥形，上部为扁平状，两侧稍突起，中间偏右的位置有一条很窄的沟；下部略尖圆，在中央部位有一条管道，是新合成多肽链的释放通道。小亚基呈略微弯曲的葫芦形，一面略外凸，一面略凹陷，中段有一分界线，将其分成两个不等的部分。在完整的核糖体中，小亚基以凹面与大亚基的扁平上部相贴，而小亚基的中间分界线正与大亚基上部的沟相吻合，因而在大、小亚基的结合面上形成一条隧道，它是 mRNA 穿过的通道(图 2-40)。

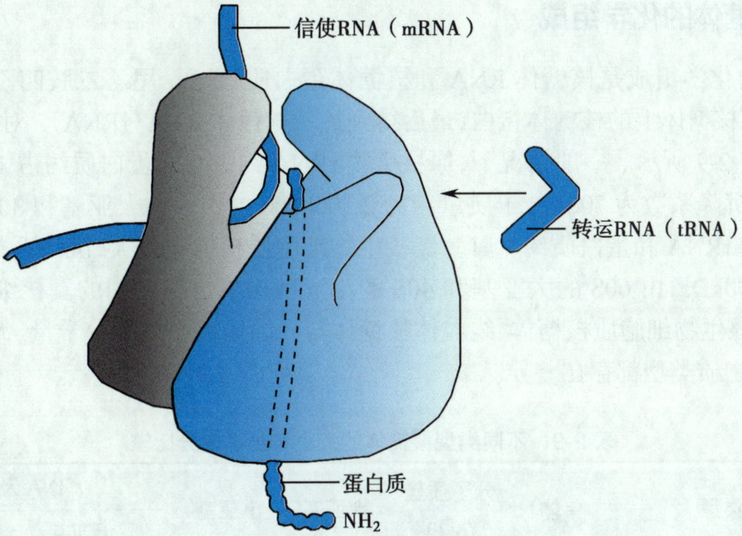

图 2-40 核糖体形态结构示意图

(二) 存在形式

核糖体在细胞中的存在形式因功能状态不同而不同。在真核细胞中，处于功能状态的核糖体通常以多核糖体(polyribosome)的形式存在于细胞质中。多核糖体是 mRNA 以其 5′ 端依次“穿入”(即结合)若干核糖体而形成的。实际上，一个多核糖体是一个 mRNA 分子被若干核糖体同时翻译(即基于一个 mRNA 分子同时合成若干蛋白质分子)的表现形式。在自然界，多核糖体在不同生物的细胞中的存在有所不同。

在原核细胞中，绝大多数核糖体都以游离的形式存在于细胞质中，只有少数附着于细胞膜的内膜。而在真核细胞内，核糖体可以游离于细胞质基质中，这类核糖体被称为游离核糖体；也可以附着于内质网膜的外表面，成为糙面内质网功能结构的一部分，这类核糖体被称为附着核糖体，也被称为膜结合核糖体。游离核糖体与附着核糖体并无本质上的区别，只是彼此的存在状态不同。这种不同并非取决于核糖体本身，而是由它们所要合成的蛋白质的加工类型所决定。因为所有核糖体，在多肽链的合成之初，皆呈游离状态。一些核糖体，只有在那些已开始合成的、其起始端带有一段特殊信号肽序列的肽链引导下，才结合于内质网网膜上，成为附着核糖体。当这些肽链的合成完成时，附着核糖体也随之解离，并从内质网网膜上脱落而重新游离于细胞质基质。未进行蛋白质合成时，核糖体以大、小亚基的形式存在于细胞质中；当蛋白质合成启动时，大、小亚基聚合在一起，形成核糖体单体；在蛋白质合成过程中，多个核糖体单体被 mRNA 串联在一起，形成多核糖体；当一个核糖体单体完成一条多肽的合成后，又迅速解离成为大、小亚基。因此，蛋白质合成活跃的细胞中，核糖体总是在亚基、单体和多核糖体三种形式间动态变化。体外实验表明，Mg^{2+} 浓度对大、小亚基的聚合与解离有很大影响，当 Mg^{2+} 浓度小于 1mmol/L 时，核糖体易解离成大、小亚基；随着 Mg^{2+} 浓度的升高，大、小亚基趋向于聚合成核糖体单体，当 Mg^{2+} 浓度大 10mmol/L 时，两个核糖体单体可以聚合成二聚体。细胞中核糖体的丰富程度，与其蛋白质生物合成的旺盛程度成正比。例如，在一般的干细胞中，其蛋白质合成功能通常比较低下，故其核糖体的丰富程度也较低；而在成熟的肝细胞中，蛋白质生物合成非常旺盛，故其核糖体的丰富程度也很高。

二、核糖体的化学组成

核糖体的化学组成是核糖体 RNA 和核糖体蛋白质（rPr）。用乙二胺四乙酸、尿素和一价盐逐级去掉核糖体上的核糖体蛋白，最后得到纯的核糖体 RNA（rRNA）。对核糖体的成分分析结果如表 2-9 所示。一般情况下，原核生物 rRNA 约占 2/3，蛋白质约占 1/3。原核生物核糖体较小，沉降系数为 70S，分子质量约为 2 300kDa，由 50S 的大亚基和 30S 的小亚基构成。真核生物 rRNA 和蛋白质约 1∶1。真核生物细胞质核糖体较大，沉降系数为 80S，分子质量约为 4 200kDa，由 60S 的大亚基和 40S 的小亚基构成。在不同的真核细胞中，核糖体存在差异，真核生物细胞质核糖体、线粒体核糖体与叶绿体核糖体的分子量、大小亚基组成、rRNA 以及蛋白质类型都存在差异。

表 2-9 不同类型核糖体的大小和化学成分比较

核糖体类型	单体	分子质量/kDa	大亚基	小亚基	rRNA 及蛋白质	
					大亚基	小亚基
原核生物核糖体（细菌等）	70S	2 300	50S	30S	23S，5S rRNA +34rPr	16S rRNA +21rPr
细胞质核糖体（植物、动物）	80S	4 200	60S	40S	28S，5.8S，5S rRNA +49rPr	18S rRNA +33rPr
线粒体核糖体（哺乳动物）	55S	2 700	35S	25S	16S rRNA	12S rRNA
叶绿体核糖体	70S	2 500	50S	30S	23S，5S rRNA	16S rRNA

三、核糖核蛋白和 rRNA 的功能

核糖体由蛋白质和 rRNA 组成，它们在蛋白质一级结构（多肽链）的合成过程中发挥重要作用和功能。

（一）核糖体主要活性位点

核糖体上具有与蛋白质合成有关的结合位点与功能位点（图 2-41），这些位点的作用较多，都与蛋白质合成相关（表 2-10）。①mRNA 结合位点：mRNA 与核糖体小亚基结合位点。原核生物中，核糖体与 mRNA 的结合位点位于 16S rRNA 的 3′端，其准确识别的基础是细菌 mRNA 有一段特殊的 shine-dalgarno sequence（SD 序列），位于起始密码子上游 5~10 个核苷酸处。SD 序列能与核糖体小亚基 16S rRNA 的 3′端序列互补结合。真核生物核糖体没有 SD 序列，其小亚基准确识别

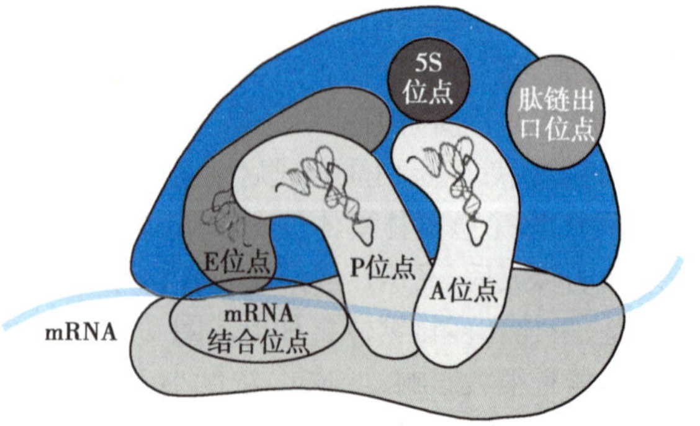

图 2-41 核糖体功能位点示意图

mRNA主要依赖于能够特异识别mRNA 5′端的甲基化帽子的翻译起始因子。②氨酰基结合位点：又称A位点（aminoacyl site），是与新掺入的氨酰tRNA结合的部位，该位点大部分位于大亚基而小部分位于小亚基上。③肽酰基结合位点：又称P位点（peptidyl site），是与延伸中的肽酰tRNA结合的部位，位于大亚基上。④tRNA结合位点：又称E位点（exit site），是肽酰tRNA移交肽链后tRNA的暂时停靠点，位于大亚基上。⑤肽酰基转移酶位：是与肽酰tRNA从A位点转移到P位点有关的转移酶（即延伸因子EF-G）的结合位点，同时此位点还可能与催化氨基酸之间形成肽键、水解GTP为肽酰tRNA的转移提供能量有关。

此外，在核糖体上还存在与合成蛋白质有关的其他起始因子、延伸因子、终止因子等的结合位点。

表2-10 核糖体主要活性位点作用

主要活性位点	主要作用
mRNA结合位点	mRNA与核糖体小亚基结合
氨酰基结合位点（A位点）	与新掺入的氨酰-tRNA结合
肽酰基结合位点（P位点）	与延伸中的肽酰tRNA结合
tRNA结合位点（E位点）	肽酰tRNA移交肽链后tRNA的暂时停靠
肽酰基转移酶位点	转移酶（即延伸因子EF-G）的结合

（二）核糖核蛋白和rRNA的功能

在蛋白质合成过程中，核糖核蛋白和rRNA的功能有所区别（表2-11）。rRNA主要功能有：①具有肽酰转移酶的活性。②为tRNA提供结合位点（A位点、P位点和E位点）。③为多种蛋白质合成因子提供结合位点。④在蛋白质合成起始时参与同mRNA选择性结合以及在肽链的延伸中与mRNA结合。此外，核糖体大小亚基的结合、校正阅读、模板链或读码框移位的校正、抗生素的作用等都与rRNA有关。

表2-11 核糖核蛋白和rRNA的功能比较

核糖体成分	主要功能
核糖核蛋白	帮助rRNA折叠成正确三维结构，蛋白质合成时核糖体构象进行细微调控
rRNA	蛋白质合成起始、延伸时与mRNA结合，有肽酰转移酶活性，为tRNA提供结合位点，为多种蛋白质合成因子提供结合位点等

四、蛋白质合成的基本过程

细胞在蛋白质合成时，通常是由若干个核糖体与一条mRNA串联在一起形成多核糖体。多核糖体（polyribosome）是在蛋白质合成过程中，结合在mRNA上的一簇正在合成肽链的核糖体（图2-42）。每个核糖体可以独立完成一条肽链的合成。多核糖体中核糖体的个数由mRNA分子的长度决定，一般情况下，mRNA分子越长，核糖体的个数就越多。在多核糖体中，每个核糖体都分别进行多肽链的合成，从一个核糖体与mRNA结合开始，核糖体沿着mRNA每滑动一个密码子的位置，即在肽酰基上添加一个氨基酸残基，当滑动到终止密码子时，一条多肽链的合成即告结束，随即核糖体从mRNA上脱落下来，继续参与新的多肽链的合成循环。

真核细胞中，每个核糖体每秒能将两个氨基酸残基加到多肽链上，而在细菌细胞中可将20个氨基酸加到多肽链上，因此合成一条完整的多肽链平均需要20s到几分钟。即使时间短，当第一个核糖体结合到mRNA上起始蛋白质合成后，不久第二个核糖体便结合到mRNA上，相邻的核糖体间距约80个核苷酸的距离。由于蛋白质的合成是以多核糖体的形式进行，这样细胞内各种多肽的合成，无论其分子量的大小或mRNA的长短如何，单位时间内所合成的多肽分子数目大体相等，即在相同数量的mRNA的情况下，对于分子量较大的多肽，可大大提高多肽合成速度。在细胞周期的不同阶段，细胞中数以万种的mRNA在合成与降解，其种类与浓度不断发生变化，以多核糖体的形式进行多肽合成，对mRNA的利用及对其数量的调控更具经济和有效性。

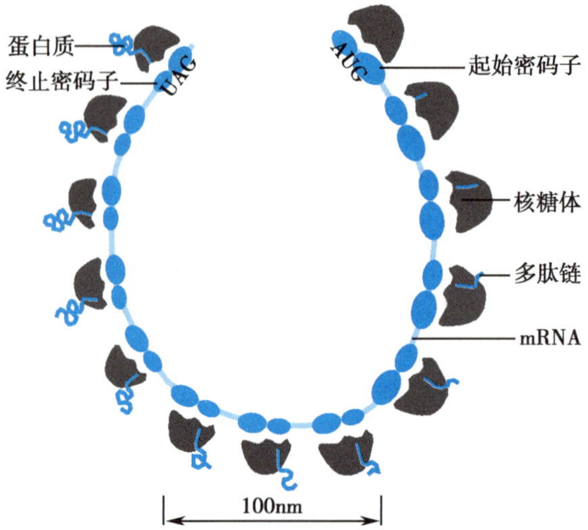

图2-42 多核糖体蛋白合成示意图

在原核细胞中，在mRNA合成的同时，核糖体就开始结合到mRNA上，即DNA转录成mRNA和mRNA翻译成蛋白质这两项生命活动是同时并几乎在同一部位进行的，所分离的多核糖体常与DNA相连。而在真核细胞中，多核糖体部分附着在内质网上，多数游离在细胞质基质中。

（一）蛋白质合成的过程

蛋白质的生物合成过程主要包括起始、延伸和终止三个阶段。下面以原核细胞为例，简单介绍蛋白质合成过程。

1. 肽链合成的起始 肽链合成的起始包括三个主要步骤：核糖体30S小亚基与mRNA的结合、起始氨酰tRNA的加入和起始复合物装配的完成（表2-12）。首先，核糖体30S小亚基在起始因子（initiation factor，IF）的帮助下，通过其16S rRNA的一段特殊序列识别mRNA的SD序列，并与之互补结合，形成小亚基-mRNA复合物。起始因子通常有三种，即IF1、IF2和IF3。紧接着，起始氨酰tRNA通过反密码子与mRNA 5′端上的起始密码子AUG互补结合，起始氨酰tRNA一旦与起始密码子AUG结合，核糖体大亚基就立即加入到复合物中，进而形成起始氨酰-tRNA-核糖体小亚基-mRNA复合物，至此肽链的合成即开始。在

表2-12 肽链合成起始详细步骤

步骤及结果	主要特征
1. 形成小亚基-mRNA复合物	核糖体小亚基在IF1、2、3作用下，rRNA特殊序列与mRNA的SD序列互补结合
2. 第1个氨酰tRNA进入核糖体	起始氨酰tRNA的反密码子与mRNA5′端起始密码子互补结合
3. 起始氨酰tRNA-核糖体-mRNA复合物形成	起始氨酰tRNA与始密码子结合时，核糖体大亚基立即组装成完整起始复合物

最终起始复合物装配过程中伴随与IF2结合的GTP水解，IF1、IF2和IF3的释放。值得注意的是，在众多的氨酰tRNA中，一般仅有特定的两种氨酰tRNA能识别AUG：原核细胞为甲酰蛋氨酰tRNA，真核细胞不会被甲酰化为蛋氨酰tRNA。此外，原核细胞密码子GUG也可作为起始密码子，这时它不代表缬氨酸。

2. **肽链的延伸** 肽链的延伸包括4个步骤，即氨酰tRNA进入A位、肽键形成、转位和tRNA的释放。这4个步骤循环往复，每循环一次，使肽链增加一个氨基酸，实现肽链的不断延伸（图2-43）。

氨酰tRNA进入A位：当完整的起始复合物形成后，起始氨酰tRNA占据P位，第二个氨酰tRNA进入A位，氨酰tRNA反密码子与进入A位处的密码子相匹配。为了有效结合A位，第二个氨酰tRNA必须与有GTP的延伸因子（elongation factor，EF）EF-Tu结合形成三元复合体（氨酰-tRNA-EF-Tu-GTP）。尽管任何形成复合体的氨酰tRNA都能进入A位，但只有反密码子能与A位的mRNA密码子匹配的氨酰tRNA才能被核糖体牢牢捕捉并定位于A位，从而保证正确识别tRNA。氨酰tRNA到位后，结合在EF-Tu上的GTP水解，EF-Tu连同结合在一起的GDP离开核糖体，接着被另一个因子EF-Ts介导重新生成EF-Tu-GTP。

肽键形成：当P位和A位都被氨酰tRNA占据时，两个氨基酸间发生相互作用形成肽键，即A位氨基酸的氨基与P位氨基酸的羧基缩合形成肽键，从而在P位的氨酰tRNA释放出氨基酸，A位则形成二肽，这一反应过程由肽酰转移酶所催化。

转位：第一个肽键形成时，A位的tRNA分子一端仍与mRNA的密码子结合，另一端与一个二肽结合。此时，P位的tRNA没有携带任何氨基酸。核糖体沿着mRNA从5′端到3′端方向移动3个碱基（即一个密码子）的位置，同时A位的二肽酰tRNA移到P位，P位的tRNA移到E位，二肽酰tRNA移到P位后，A位重新开放，可以接受下一个氨酰tRNA的进入。

tRNA的释放：延伸反应的最后一步是

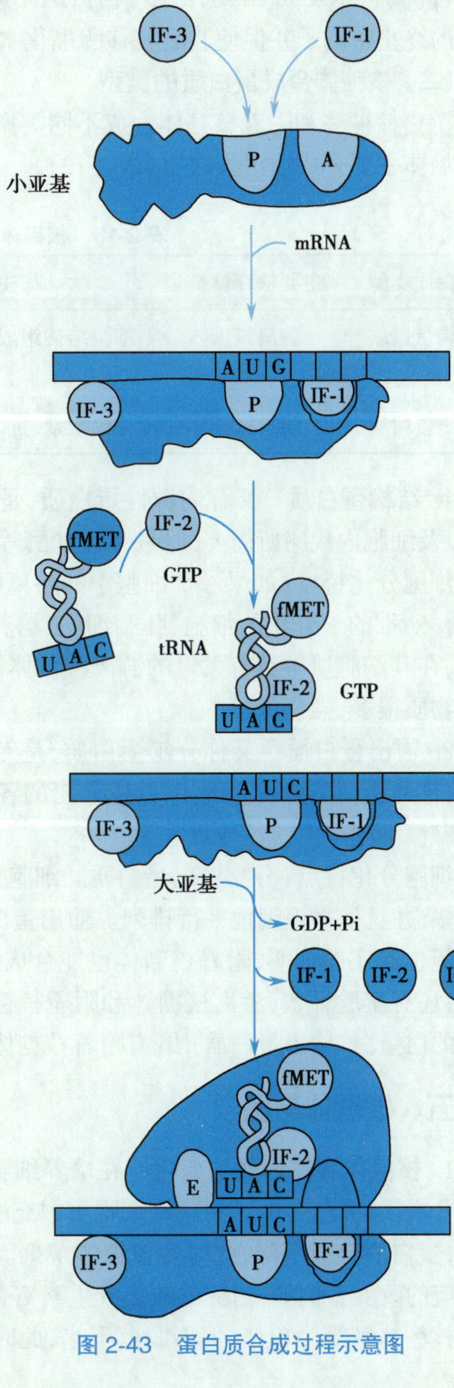

图2-43 蛋白质合成过程示意图

tRNA 离开 E 位点。一旦肽酰 tRNA 通过转位从 A 位转移到 P 位后，A 位可再次接受下一个能与 mRNA 第三个密码子匹配的氨酰 tRNA，开始新的肽链延伸。此过程循环往复，肽链就不断得以延伸，直至合成终止。

3. **肽链合成的终止** 在肽链的延长过程中，当核糖体移动到 mRNA 上的终止密码子(UGA、UAA 或 UAG)时，没有对应的氨酰 tRNA 再结合上去，肽链合成即停止。已合成的肽链由核糖体释放出来，核糖体解聚成为亚基回到基质中。释放因子(release factor，RF) RF1 可识别 UAA 或 UAG，RF2 识别 UAA 或 UGA，催化蛋白质合成终止，RF1 或 RF2 识别 A 位的终止密码子并促使肽酰转移酶催化水分子添加到肽酰 tRNA 上。

(二) 核糖体合成蛋白质的类型

游离核糖体和附着核糖体合成不同类型的蛋白质，游离核糖体主要合成结构蛋白质，附着核糖体主要合成输出蛋白质(表 2-13)。

表 2-13 核糖体合成蛋白质类型比较

蛋白质类型	主要核糖体类型	主要蛋白质	主要细胞类型
结构蛋白质	游离核糖体	细胞结构组成蛋白、胞内代谢酶等	未分化细胞、胚胎细胞、恶性肿瘤细胞等
输出蛋白质	附着核糖体	分泌激素、抗体、某些分泌酶等	各种分泌型细胞等

1. **结构蛋白质** 又称内源性蛋白质，是用于细胞本身或参与组成细胞自身结构的蛋白质，以及细胞内代谢所需要的蛋白质(如酶等)。

细胞分化特点：如果一个细胞中的游离核糖体多，说明该细胞合成结构蛋白质功能活动旺盛。幼稚的未分化的细胞、胚胎细胞、培养细胞甚至一些恶性肿瘤细胞，都是快速生长的细胞，在其细胞质中具有大量的游离核糖体，并且分布往往比较均匀。光镜下可见细胞质嗜碱性物质很多，染色深。

2. **输出蛋白质** 又称分泌蛋白质，是专门输送到细胞外发挥作用的蛋白质，包括某些酶、抗体和蛋白类激素。例如，胰腺分泌的各种消化酶，浆细胞分泌的各种抗体，脑垂体前叶和嗜碱性细胞产生的各种激素等。

细胞分化特点：分泌输出蛋白质的细胞分泌功能旺盛时，电镜下可见细胞质中糙面内质网很多，并且呈很规则地平行排列。输出蛋白质与细胞及整个机体的功能密切相关。

但也有实验证明，附着核糖体也能合成结构蛋白质，游离核糖体也可合成输出蛋白质。另外，还有实验证实，游离核糖体和附着核糖体可共同合成同一类蛋白质，如大鼠肝细胞所合成的白蛋白(输出蛋白质)，既有附着核糖体产生，也可由游离核糖体所合成。

五、核糖体与医学

1. **核糖体存在形式的变化** 在培养细胞及一些分化较低的肿瘤细胞和胚胎细胞中，蛋白质合成活动旺盛，可见到这些细胞质中充满了大量多核糖体；而当这些细胞处于有丝分裂阶段，蛋白质合成下降，此时多核糖体解聚。在一些病理状态下，核糖体的存在形式也会出现相应的改变。例如，当豚鼠缺乏维生素 C 发生坏血病时，成纤维细胞中糙面内质网网膜上的多核糖体解聚为单体，但不脱落下来，此时蛋白质合成明显减少。相反，在创伤愈合过程中,需要合成大量的蛋白质以修复创伤组织,其成纤维细胞糙面内质网网膜上附着许多平行线状或螺旋状的多核糖体,显示蛋白质合成有增强趋势。动物四氯化碳中毒引起肝细胞损伤,可见糙面内质网网膜上多核糖体解聚并脱落,此时蛋白质合成也骤降。

2. 核糖体蛋白基因突变与人类疾病

(1)核糖体蛋白基因突变与遗传病:核糖体蛋白质基因(rPG)的突变或缺失,影响核糖体蛋白质的结构与功能,会导致胚胎的早期死亡。一些生物个体 rPG 突变或缺失也会存活,但其生理功能受到影响而产生某些临床异常,导致某些遗传病的发生,如再生障碍性贫血、努南综合征(Noonan syndrome)、原发性视网膜色素变性、先天性上睑下垂、先天性强直性肌营养不良等都与 rPG 突变有关。

(2)核糖体蛋白基因突变与慢性疾病:核糖体生物合成的“量变”或者“质变”都有可能增加患病风险。对人类疾病的研究数据表明,患有慢性炎症、2 型糖尿病、肥胖的人群中细胞恶性转化的出现频率更高,这些人具有更高的 IL-6 或血浆胰岛素水平,IL-6 或胰岛素将刺激 rPG 的转录过程。

(3)核糖体蛋白基因突变与肿瘤:自从发现癌症细胞存在核仁过度肥大且外形不规则的特点后,人们就一直在探索核仁改变与癌症发生之间的因果关系。一个快速增殖过程中的真核细胞每分钟可产生多达 2 000 个核糖体,而高度增殖的癌细胞更加依赖于核糖体的产生过程。rPG 对细胞的增殖和分化具有调节作用,如在人工诱导转化细胞、脑胶质瘤细胞、食管癌细胞中已克隆出与 rPG 高度同源的基因片段,有的同源相似性甚至高达 98%。不仅如此,rPG 表达水平的异常也对肿瘤发生有作用,例如,*p53* 基因的失活是肿瘤细胞中最常见的基因突变方式。p53 蛋白负性调节 rPG 转录,所以在 *p53* 突变缺失的肿瘤中 rPG 的转录水平更高。除了 *p53*,肿瘤抑制基因(如 *ARF*、*pRb*、*GSK3β* 和 *PTEN*)与致癌基因(如 *Myc*、*NPM*)分别对 DNA 聚合酶Ⅰ(PolⅠ)转录起着抑制和促进的调控作用。如果抑癌基因和致癌基因发生突变失衡,或在癌症细胞中给予胰岛素或 IL-6 处理,增强 rRNA 的转录,就会消耗更多的核糖体蛋白用于核糖体生物合成,从而减少了与 MDM2 结合抑制的核糖体蛋白,导致 p53 蛋白降解增多,从而游离的 p53 蛋白水平下降。最终,肿瘤细胞将得益于核糖体合成水平的增高和细胞周期限制的解除,更加快速地增殖和侵袭。

(郑胜眉)

第四节 线 粒 体

对人类和动物细胞而言,所有生命活动都需要能量。对 20 岁左右青年来说,女性每天所需能量因活动量不同在 7 100~10 200kJ 之间,男性每天所需能量因活动不同在 9 000~12 800kJ 之间。人体在空腹、轻松、舒适等优良条件下,细胞基础代谢等机体基本生命活动耗能约 60%,轻便活动耗能约 25%,基础体温维持等热量供给耗能约 15%(图 2-44),这些能量 ATP 绝大部分是在线粒体中产生的,其他少量由化学反应产生。

线粒体(mitochondion,mitochondria)是由磷脂双分子层构成外膜和内膜,且内膜向基质突出形成丰富的嵴膜而构成的一种细胞器,广泛分布于动物和植物真核细胞中。高等动物线粒体分布于肝脏、心脏、肾脏、肌肉和脑等重要组织中。通过线粒体内膜上电子传递链的氧化磷酸化反应为有机体产生约 90% 的 ATP 能量，是生物体所需能量的主要供应者，被称为真核细胞的“动力站”。研究表明，线粒体在活性氧生成、铁代谢、细胞氧化还原、信号转导、细胞凋亡调控、自噬、基因表达调控中都起重要作用，并与衰老和多种疾病的发生密切相关。

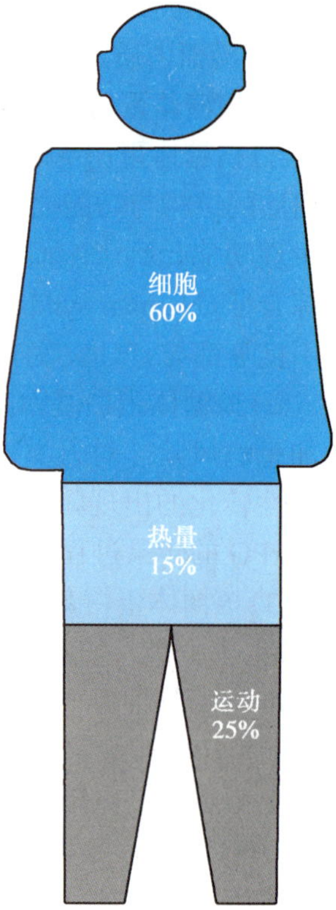

图 2-44 人体能量消耗途径示意图

一、线粒体的形态、数量和结构

(一) 线粒体的形态、大小、数量及分布

线粒体是一个敏感多变的细胞器，其形态大小、数量及分布排列等与细胞的类型、生理状态、功能状态和代谢状态有密切关系，即使在同一细胞当中，也会因细胞的生理功能和环境的变化而发生改变。

光学显微镜下可见线粒体呈线状、粒状或杆状，但线粒体的形态随细胞的类型和细胞的生理状况变化而随之改变，可呈环形、哑铃形、线状、泡状等，呈现出一定的可塑性。例如，细胞内的渗透压和 pH 均会对线粒体的形态产生影响，当细胞处于高渗环境时，线粒体伸长为长线状；反之，在低渗环境中，线粒体膨胀如泡状；在酸性环境时线粒体膨胀，碱性环境时线粒体凝聚和收缩。

线粒体的大小，随细胞不同差异较大。一般情况下，它的短径长度在 0.5~1μm 之间，长径变化范围为 1.5~3μm，但在骨骼肌细胞中，有时会出现长达 8~10μm 的巨大线粒体。线粒体大小变化也与细胞的代谢状态有关。

线粒体的数量因细胞种类不同而有差异，生理活动旺盛的器官中细胞线粒体数目较多，反之较少，如人体脑、肝、肾、骨骼肌、心脏、胃肠道等器官耗能较高(图 2-45)，其细胞约含数千个线粒体；心肌细胞对能量的需求高，线粒体的数量可占细胞总体积的 50% 以上；巨大变形细胞线粒体达 50 万个；单细胞生物鞭毛藻仅 1 个。绿色植物细胞中，由于叶绿体通过光合磷酸化作用产生 ATP，因此植物细胞线粒体数目较动物细胞少。

线粒体在细胞内的分布不均，一般聚集在细胞功能旺盛、需要能量供应的区域。如分泌细胞的线粒体往往聚集在分泌物合成的区域；肾细胞中线粒体靠近微血管，呈平行或者栅状排列；肠表皮细胞中线粒体呈极性分布，集中在顶端和基部；精子中线粒体分布在鞭毛中段。线粒体的这种分布有利于细胞需能部位的能量供应，同时，线粒体还可随细胞生理活动的变化而在细胞质中进行定向聚集、分散等移动。

(二) 线粒体的亚微结构

电镜下观察线粒体的结构，会发现线粒体是由两层单位膜套叠而成封闭性结构。双层膜结构将线粒体内部空间与细胞质隔离，同时将线粒体内部空间分割成两个膜性空间。线粒体的基本亚微结构由外膜、内膜、膜间隙、基质腔组成(图 2-46)。四个部分的结构、组成和功能各不相同。

1. **外膜** 外膜(inner membrane)是包围在整个线粒体外面的一层平滑而连续的单位膜,厚5~7nm,表面光滑富有弹性,封闭形成囊。化学组成上,外膜脂类与蛋白质约各占一半。用磷钨酸负染,电镜下可观察到外膜有整齐排列的筒状小体,高5~6nm,外径6nm,内径2~3nm,称孔蛋白(porin)。孔蛋白通道允许无机离子、代谢物等亲水性小分子扩散通过。孔蛋白构成线粒体外膜的亲水通道,允许分子质量为5kDa以下的分子选择性通过,1kDa以下的分子可自由通过,是线粒体外膜物质转运的通道,因此外膜具有较高的通透性。

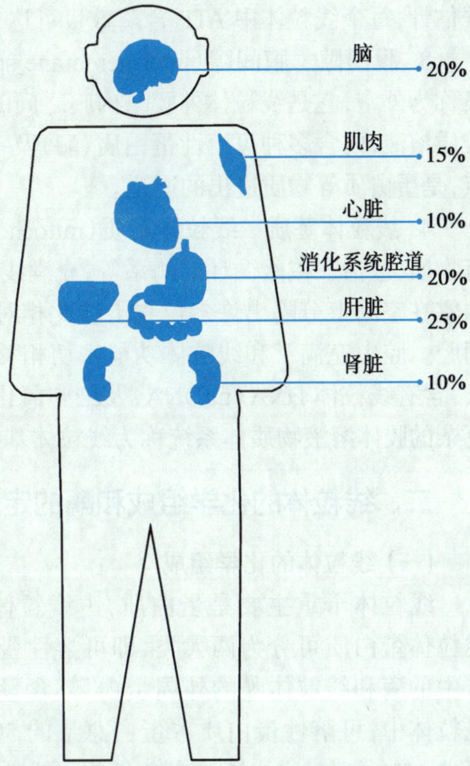

图2-45 人体活跃器官耗能大致比例示意图

2. **内膜** 内膜(inner membrane)较外膜略薄,贴附于外膜内侧,平均厚度约4.5nm。内膜中脂类和蛋白质的占比分别约为20%和80%,蛋白质含量远高于其他膜成分。内膜高度特化,通透性很小,只允许不带电荷分子量小于150Da的小分子通过。内膜具有高度的选择通透性,膜上的转运蛋白严格控制内外腔的物质交换,从而保证活性物质的代谢。膜中装配有氧化磷酸化电子传递链,是合成ATP的主要场所。内膜对分子和离子的通透有严格控制,这种通透屏蔽作用,使得许多物质如丙酮酸、H^+、ATP等均不能自由透过内膜,必须借助线粒体内膜上的载体或者通透酶系统的协助,才能进行跨膜运输。

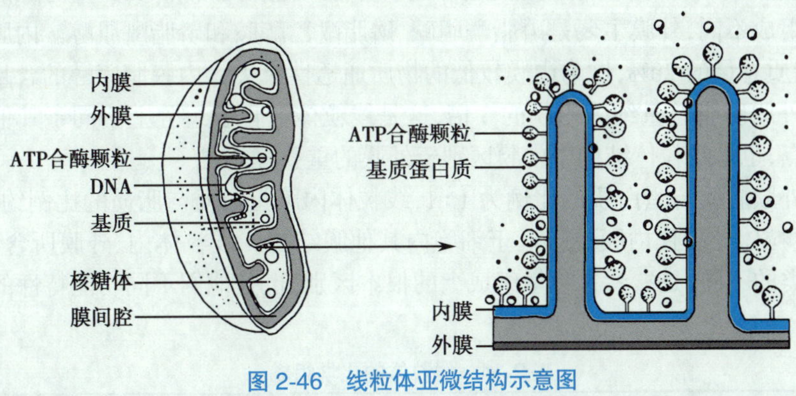

图2-46 线粒体亚微结构示意图

线粒体内膜向内室折叠弯曲,形成嵴(cristae),极大地增加了内膜的表面积(可达5~10倍),为线粒体进行高效率的生化反应提供保障。嵴与嵴之间形成嵴间腔(intercristae space),由于嵴向内腔突起而形成的空间叫做嵴内腔(intracristae space)。线粒体内膜内表面及嵴膜基质面垂直排列着许多有柄的球状小体,即基粒(elementary particle),基粒由头部、柄部和基片三个部分组成。基粒的化学本质是ATP合酶复合体(ATP synthase),也称F_0F_1ATP合酶。

据估计，每个线粒体中 ATP 合酶数目可达 10^4~10^5 个。

3. **膜间隙** 膜间隙（intermembrane space）是存在于线粒体的内膜和外膜之间的空间。又称为外室，它是线粒体外膜与内膜之间的腔隙，宽 6~8nm，与嵴内腔相通，其中充满无定形胶质溶液，内含多种可溶性蛋白质（酶）及一些辅助因子。膜间隙中存在内膜、外膜转位接触点，是蛋白质等物质进出的通道。

4. **线粒体基质** 线粒体基质（mitochondrial matrix）是线粒体内膜所围空间中含有的所有物质，包括三羧酸循环的酶系等，充满线粒体内膜封闭形成的囊腔。由于嵴的延伸、分化，内室在空间上分隔出许多位置上彼此相对独立，整体结构上连通为一体的区域性小室称嵴间腔。腔中充满了和线粒体功能密切相关的无定形胶质溶液，其化学组分远比外室物质复杂，含有线粒体 DNA（mtDNA）及细胞氧化代谢必需的酶和蛋白质，通常把内室中这种高度复杂的胶体溶液物质体系统称为线粒体基质。

二、线粒体的化学组成和酶的定位

（一）线粒体的化学组成

线粒体干重主要是蛋白质，占线粒体干重的 65%~70%，主要分布在内膜和基质中。线粒体蛋白质可分为两大类，即可溶性蛋白和不溶性蛋白。线粒体可溶性蛋白质是指基质中的酶和线粒体膜的外周蛋白，其含量及所占比例因细胞类型的不同而异。在肝细胞线粒体中，可溶性蛋白质占蛋白总量的 50%~70%；在牛心肌细胞线粒体中可溶性蛋白质仅占 15% 左右，这与嵴的多少相关。线粒体不溶性蛋白是指线粒体膜内的镶嵌蛋白、内在蛋白和部分酶，线粒体内、外膜中的不溶性蛋白分布是不同的。比较线粒体内、外膜不溶性蛋白的电泳迁移率，发现外膜中仅含有 14 种不溶性蛋白，而内膜中可辨明的不溶性蛋白多达 21 种。

脂质占线粒体干重的 25%~30%。线粒体脂质以磷脂为主，一般占脂质总量的 3/4 以上。其中含磷脂酰胆碱（卵磷脂）和磷脂酰乙醇胺（脑磷脂）、心磷脂及少量的胆固醇。磷脂在内外膜的组成不同，外膜主要是磷脂酰胆碱、磷脂酰乙醇胺和磷脂酰肌醇。内膜主要含心磷脂，占其脂质总量的 20%，这与内膜较低的物质通透性有关。内膜胆固醇的含量不足外膜的 1/6，同时外膜磷脂总量约为内膜的 3 倍，这是线粒体在化学组分上不同于其他膜性细胞器的结构特点，也是线粒体结构中内膜区别于外膜的重要标志之一。

线粒体外膜脂质与蛋白质的比例为 1∶1，线粒体内膜蛋白质与脂质的比例约为 4∶1，从组分上看，线粒体外膜比内膜更接近于细胞内其他膜结构。线粒体内、外膜所含脂质、蛋白质比例与种类的不同，是二者在化学组成上的根本区别，也是他们不同功能特性的分子基础（表 2-14）。

表 2-14 线粒体的化学组成

组成物质	含量	主要成分及存在位置
蛋白质	65%~70%	可溶性蛋白质（基质及膜外表面）、不溶性蛋白质（膜内）
脂类	25%~30%	磷脂、胆固醇等（膜内）

水是线粒体中含量最多的一种成分，一般以结合水的形式存在于线粒体内脂双分子层

中和某些大分子内部，为线粒体的结构组分之一。线粒体有一些含量甚微的无机盐离子，如钙、镁、锶、锰等二价阳离子，其浓度变化往往直接影响线粒体的功能状态。有研究表明，这些金属离子的聚集与分散，与线粒体基质中由磷酸脂蛋白组成的电子致密嗜锇酸基质颗粒密切相关。

在线粒体中还存在多种辅酶，泛醌（CoQ）、黄素单核苷酸（FMN）、黄素腺嘌呤二核苷酸（FAD）、烟酰胺腺嘌呤二核苷酸（NAD）等一系列重要的小分子有机物质。它们作为辅酶（或辅基）参与电子传递的氧化还原过程。

此外，线粒体基质中含有的 DNA、RNA 和核糖体颗粒等成分，构成了线粒体特有的核外遗传及蛋白质合成体系，赋予线粒体一定的自主性。

（二）线粒体中酶的定位分布

线粒体中含有众多酶系，目前已确认有 120 余种，是细胞质中含酶最多的细胞器之一，在不同来源的线粒体中，已发现 140 多种酶。其中，氧化还原酶类约占 37%，合成酶类占 10% 左右，水解酶类不到 9%，它们定位分布于线粒体不同的结构区域或特定的位置，有些可作为某一功能部位的标志酶（表 2-15）。

表 2-15 线粒体中部分代表性酶及其分布部位

部位	主要代表性酶
线粒体外膜	单胺氧化酶*、NADH- 细胞色素 c 还原酶、磷酸甘油酰基转移酶、酰基 CoA 合成酶、犬尿羟化酶
线粒体内膜	细胞色素氧化酶系*、丙酮酸氧化酶系、肉碱棕榈酰基转移酶、亚铁螯合酶、对寡霉素敏感的 ATP 酶
线粒体膜间腔	腺苷酸激酶*、二磷酸激酶、核苷酸激酶、亚硫酸氧化酶
线粒体基质	三羧酸循环酶系*、核酸及蛋白质合成酶系

注：* 为标志酶。

三、线粒体的功能

线粒体的主要功能是氧化磷酸化，合成 ATP。它还执行其他多种功能，包括钙稳态建立、离子跨膜转运、细胞信号转导、细胞氧自由基（ROS）产生、编程性细胞死亡等。

（一）细胞呼吸及其基本过程

生物氧化即细胞氧化（cellular oxidation），是物质在生物体内的氧化过程。物质经生物氧化最终生成水和二氧化碳，并逐步释放能量，以维持生命活动。其基本过程是机体摄入的营养物质中含有大量的化学能，机体通过酶的作用将这些物质氧化释放出能量，能量用于 ADP 磷酸化生成 ATP。在细胞氧化过程中消耗 O_2，生成 CO_2 和 H_2O，因此细胞氧化也称细胞呼吸。

以葡萄糖为例介绍细胞氧化的四个基本步骤。

1. **糖酵解** 糖酵解（glycolysis）是葡萄糖或糖原在组织中进行类似发酵的降解反应。最终形成乳酸或丙酮酸，同时释出部分能量，形成腺苷三磷酸（ATP）供组织利用。糖酵解过程在细胞质中完成（表 2-16）。

表 2-16 葡萄糖氧化基本步骤

基本步骤	主要内容	发生位置
1. 糖酵解	葡萄糖经多步反应形成乳酸或丙酮酸，释放 ATP	细胞质
2. 乙酰 CoA 生成	丙酮酸分解成乙酰 CoA	线粒体基质
3. 三羧酸循环	乙酰 CoA 形成柠檬酸，经 7 次酶促反应、2 次脱羧、4 次脱氢	线粒体基质
4. 电子传递和偶联的氧化磷酸化	电子沿呼吸链复合物传递释放能量	线粒体内膜 ATP 酶

2. 乙酰 CoA 生成 乙酰 CoA（acetyl coenzyme A）是乙酰基的活化形式，在乙酰化作用中辅酶 A 转运乙酰基形成的产物。丙酮酸进入线粒体基质中，经过一系列分解代谢形成乙酰 CoA。乙酰 CoA 是脂肪酸合成、胆固醇合成和酮体生成的碳来源，也是能源物质代谢的重要中间代谢产物，参与各种乙酰化反应，是糖类、脂肪和蛋白质彻底氧化的中间代谢产物，乙酰 CoA 可在线粒体基质中进入三羧酸循环（图 2-47）。

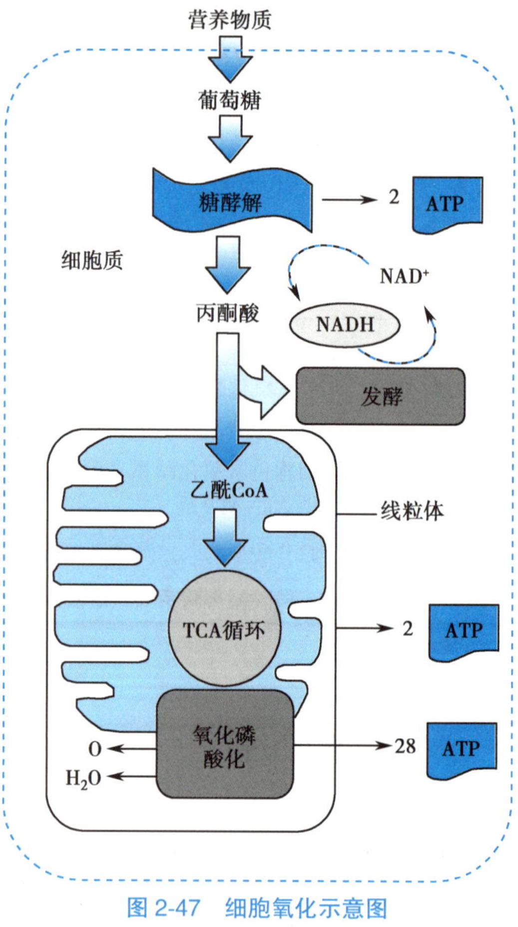

图 2-47 细胞氧化示意图

3. 三羧酸循环 三羧酸循环（tricarboxylic acid cycle，TCA 循环）是体内物质糖、脂肪或氨基酸有氧氧化的主要过程。通过生成的乙酰辅酶 A 与草酰乙酸缩合生成三羧酸（柠檬酸）开始，再通过一系列氧化步骤产生 CO_2、还原型辅酶 Ⅰ（NADH）及还原型黄素腺嘌呤二核苷酸（$FADH_2$），最后仍生成草酰乙酸，进行再循环，从而为细胞提供了降解乙酰基而提供产生能量的基础。乙酰 CoA 在线粒体基质中三羧酸循环酶系的作用下，开始一系列循环的化学反应。乙酰 CoA 首先和线粒体基质中含有 4 个碳原子的草酰乙酸缩合，二者以共价键连接，形成含有 6 个碳原子的柠檬酸，然后通过 7 次连续的酶促反应及两次脱羧，4 次脱氢，在循环的末端，又重新形成反应起始阶段的草酰乙酸，由于这一系列循环反应的第一步始于含有 3 个羧基的柠檬酸，故称之为三羧酸循环或柠檬酸循环。

4. 电子传递和偶联的氧化磷酸化 氧化磷酸化（oxidative phosphorylation）是电子沿线粒体呼吸链复合物（Ⅰ～Ⅳ）间传递释放能量，以及在线粒体内膜上 ATP 合酶（复合物 V）利用其释放能量催化 ATP 合成的磷酸化这两个相互联系的过程。三羧酸循环中脱下的氢由线粒体内膜上的电子传递链（呼吸链）顺序传递，最后传递给氧生成水。在此过程中释放的能量，通过 ADP 磷酸化生成 ATP，提供细胞生命活动所能利用的自由能。

值得注意的是从能量转换的总量来看，1 分子葡萄糖完全氧化生成 CO_2 和 H_2O，共产生 30 或 32 分子 ATP（骨骼肌、脑细胞中 30ATP，肝脏中 32ATP）。其中，仅 2 分子 ATP 生成于细胞质中的糖酵解阶段，其余的 ATP 都是在线粒体内生成的，由此可见线粒体及其氧化磷酸化作用在细胞能学上的重要性。

（二）呼吸链

呼吸链是一系列能够可逆的接受和释放氢离子和电子的酶体系，它们在线粒体内膜上有序地排列成相互关联的链状（图 2-48），因此称为呼吸链（respiratory chain）或电子传递呼吸链（electron transport respiratory chain）。电子传递链中又分为：①电子传递体（或递电子体），包括醌类、细胞色素和铁硫蛋白三类化合物；②递氢体，既传递电子又传递质子的酶和辅酶。除泛醌即辅酶 Q（CoQ）和细胞色素 c（Cytc）外，呼吸链其他成员分别组成了Ⅰ、Ⅱ、Ⅲ、Ⅳ四个脂类蛋白复合体。泛醌以可溶性分子库形式存在于脂双层中，可从膜的一侧向另一侧移动，Cytc 是一种外周蛋白，可在膜表面移动。

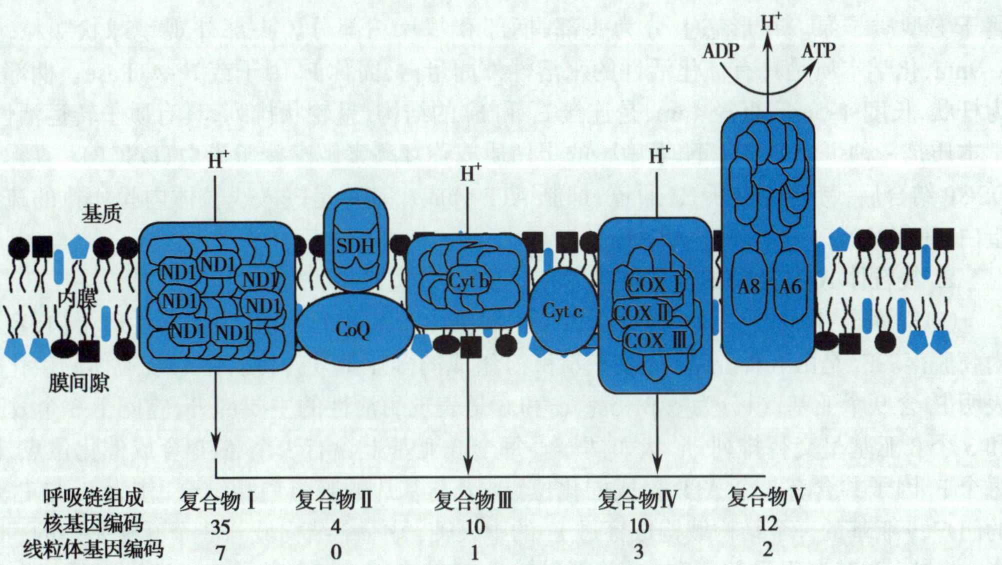

图 2-48　线粒体呼吸链示意图

人体内存在两条氧化呼吸链，复合体Ⅰ、Ⅲ、Ⅳ组成一条主呼吸链（NADH 呼吸链），催化 NADH 的氧化；复合体Ⅱ、Ⅲ、Ⅳ组成另一条呼吸链，催化琥珀酸的氧化，即琥珀酸氧化呼吸链（$FADH_2$ 氧化呼吸链）（表 2-17）。

表 2-17　人体两条呼吸链比较

呼吸链名称	组成	主要功能
NADH 呼吸链	复合体Ⅰ、Ⅲ、Ⅳ	催化 NADH 氧化
$FADH_2$ 呼吸链	复合体Ⅱ、Ⅲ和Ⅳ	催化琥珀酸氧化

1. NADH 呼吸链　由复合体Ⅰ、Ⅲ、Ⅳ构成。当 NADH 作为电子供体时，传递氧化 NADH 释放的电子。生物氧化中大多数的脱氢酶都以 NAD^+ 为辅酶。NAD^+ 接受氢生成

NADH 和 H^+，其脱下的 2H 经复合体Ⅰ传递给 CoQ，再经复合体Ⅲ传至 Cytc，之后传至复合体Ⅳ最后将两个电子(e)交给氧气。

2. **$FADH_2$ 氧化呼吸链** 由复合体Ⅱ、Ⅲ、Ⅳ组成。当 $FADH_2$ 作为电子供体时，传递氧化 $FADH_2$ 释放的电子。琥珀酸由琥珀酸脱氢酶催化脱下的 2H 经复合体Ⅱ使 CoQ 形成 $CoQH_2$，再经复合体Ⅲ传至 Cyt c，之后传至复合体Ⅳ最后将两个电子(e)交给氧气。

（三）线粒体 ATP 合酶

线粒体 ATP 合酶是从线粒体嵴及内膜上分离出的复合物，是生物能量转换的核心酶，参与氧化磷酸化，在跨膜质子动力势能推动下催化合成 ATP，该复合物也广泛存在于绿色植物叶绿体、异养菌及光合细菌的类囊体膜或质膜上。1997 年诺贝尔化学奖授予了丹麦生物化学家詹斯·斯科(Jens C. Skou)、美国生物化学家保罗·博耶(Paul D. Boyer)和英国化学家约翰·沃克(John E. Walker)三位从事 ATP 合酶研究的科学家。

1. **线粒体 ATP 合酶的形态结构** 线粒体 ATP 合酶由镶嵌于线粒体内膜中脂双分子层的 F_0 蛋白、突出于膜外的水溶性 F_1 外周蛋白和柄部组成，状如蘑菇，分子质量为 370kDa，属于 F 型质子泵。在形态上分为头部、柄部和基片三部分。头部外观呈球状颗粒，直径 8~9nm，化学本质是具有催化活性的水溶性外周蛋白，简称 F_1 因子或 F_1-ATPase。柄部外观为杆状，长度 4~5nm，直径 4nm，是连接 F_0 和 F_1 的结构，呈轮状排列，具有质子转运活性，化学本质是一种可使 F_1 对寡酶素敏感的蛋白质或称寡酶素敏感授予蛋白(OSCP)。寡霉素与 OSCP 结合后，特异性阻断 H^+ 通道，抑制 ATP 合成。基片是嵌入线粒体内膜(嵴)的疏水性蛋白，简称 HP，F_0 因子或 F_0-ATPase。

2. **线粒体 ATP 合酶的分子结构**

(1) F_1 因子：F_1 因子具有酶活性，位于内膜突出于基质的一面，为水溶性球蛋白，容易从内膜脱落。F_1 是由五种亚基(α,β,γ,δ 和 ε)组成的多亚基复合体。牛心线粒体的生化分析表明 F_1 含 9 个亚基，组分为 $\alpha_3\beta_3\gamma\delta\varepsilon$。α 和 β 是表现酶活性的主要部分，空间上 3 个 α 亚基和 3 个 β 亚基呈交替排列，形状如橘瓣。每个 β 亚基上含有 1 个 ATP 合成催化位点，因此每个 F_1 因子共含有 3 个 ATP 合成催化位点。δ 与基片的膜蛋白相结合，作为 F_0 与 F_1 偶联的门户；γ 亚基的一个结构域构成穿过 F_1 的中央轴，另一个结构域与 3 个 β 亚基中的一个结合。ε 与 γ 亚基有很强的亲和力，并帮助 γ 与 F_0 结合，ε 和 γ 结合在一起形成“转子”，位于 $\alpha_3\beta_3$ 的中央共同旋转以调节三个 β 亚基催化位点的开放和关闭，δ 与 F_0 的 a 和 b 亚基形成固定 αβ 复合体的结构(相当于发电机的“定子”)，ε 亚基有抑制酶水解 ATP 的活性及堵塞 H^+ 通道、减少 H^+ 泄漏的功能。各亚基分离时 F_1 无活性，结合时 F_1 有活性。F_1 因子的分子质量约为 370kDa，其中，α 亚基(55kDa)，β 亚基(52kDa)和 γ 亚基(30~32kDa)，氨基酸分析表明，各物种 F_1-ATPase 保守性较高，其中以 β 亚基最为保守。

(2) F_0 因子：F_0 因子是镶嵌在线粒体内膜上的疏水蛋白复合体，由多亚基组成，形成一个跨膜的质子通道，是质子(H^+)流向 F_1 的穿膜通道，还起着连接 F_1 与内膜的作用。F_0 亚基的类型和组成在不同物种中差别很大。真核细胞线粒体中 F_0 至少包括 a、b、c、d、e、g、f、F_6、A_6 9 种亚基。F_0 亚基的数量关系在细菌中被确定为 $a_1b_2c_{10\sim12}$。电镜观察显示 F_0 因子直径约 7.5nm，12 个 c 亚基形成轮状结构，a 亚基和 b 亚基位于 c 亚基(c_{12})的外侧，b 亚基处于连接 a 亚基和 δ 亚基的位置，a 亚基、b 亚基和 δ 亚基共同组成“定子”，其中 a 亚基中有质子通道，c 亚基可被 a 亚基提供的质子电流驱动而旋转(图 2-49)。

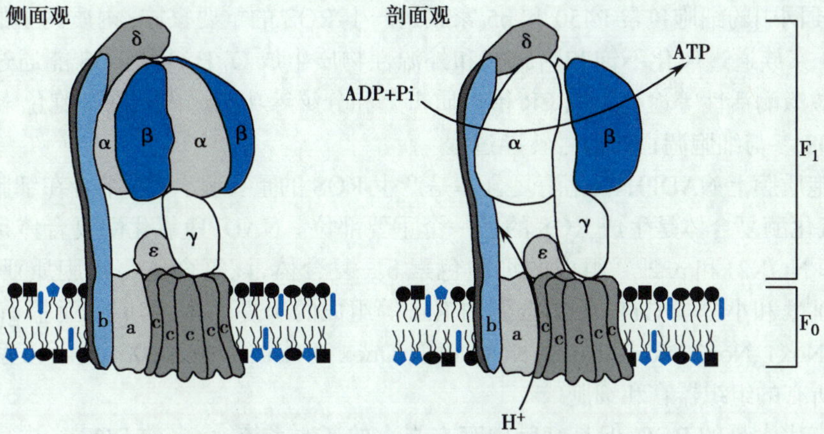

图 2-49 线粒体 ATP 合酶示意图

F_0 因子和 F_1 因子通过"定子"和"转子"的双重作用连接起来，在能量货币 ATP 的合成或分解过程中，"转子"通过 F_0 的质子流驱动作用下，在 $\alpha_3\beta_3$ 中央转动，依次与 3 个 β 亚基作用，从而起调节 β 亚基催化位点构象变化的作用；"定子"在一侧将 $\alpha_3\beta_3$ 与 F_0 因子连接在一起并保持固定。故 F_0 因子在 ATP 合酶的作用是将跨膜的质子驱动力转化为扭矩力，从而驱动"转子旋转"。

（四）线粒体与活性氧自由基生成

1. **线粒体活性氧自由基（ROS）类型** 线粒体是细胞内活性氧自由基（ROS）产生的主要场所，活性氧自由基（reactive oxyradical，ROS）是机体氧化反应过程中产生的有害化合物。具有强氧化性，可损害机体的组织和细胞，进而引起慢性疾病及衰老改变。活性氧自由基是一类大分子，含有氧原子并具有极强的氧化能力，包括超氧阴离子（O_2-）、过氧化氢（H_2O_2）、羟自由基（–OH）、单线态氧等。这是因为线粒体在电子传递过程中会漏出少量电子，直接与氧结合最终形成 ROS。ROS 是细胞内正常代谢的产物，细胞 95% 的活性氧自由基来源于线粒体。

2. **ROS 对细胞发挥双重作用** 低浓度的 ROS 对细胞有益，通过激活细胞质内鸟苷酸环化酶，参与细胞内信号转导、发育分化、损伤修复等过程；高浓度的 ROS 对细胞有害，可触发细胞内的氧化应激，直接作用于蛋白质、脂类和 DNA，造成细胞氧化损伤。正常机体内 ROS 的产生与清除处于动态平衡，如果氧自由基增多并积累，过多的氧自由基以线粒体为首要攻击目标，线粒体功能受损，最终导致细胞凋亡和组织损伤。

3. **氧化应激** 氧化应激（oxidative stress）是体内活性氧的生成和清除失衡，过量的活性氧引起分子、细胞和组织氧化损伤的现象。与心脑血管疾病及炎症的发病机制等密切相关。它是由自由基在体内产生的一种负面作用，并被认为是导致衰老和疾病如糖尿病、高血压、阿尔茨海默病、帕金森病、癌症、神经变性性疾病等的重要因素。

（1）细胞内活性氧生成的部位：细胞内活性氧簇主要依赖细胞质膜、内质网、线粒体膜上氧化酶生成。

1）线粒体呼吸链是产生 ROS 的主要场所：线粒体是细胞内最大的 ROS 产地。在胞内还原环境下，大约有 1%~2% 的 O_2 在呼吸链酶复合体处被漏出的电子还原成为 ROS。但是由于线粒体内有高浓度的超氧化物歧化酶（SOD）以及生成的 O^{2-} 扩散出膜能力差，只有少量形成的 H_2O_2 扩散入细胞质，细胞质 ROS 水平被控制在一个低而稳定的水平。

2）内质网中的细胞色素 P450 和 b5 家族是产生 ROS 的重要家族：内质网中的细胞色素 P450 和 b5 家族通过氧化不饱和脂肪酸和外源性物质生成 O^-/H_2O_2。ROS 能通过改变非受体型酪氨酸激酶活性等途径影响 ER 蛋白质折叠和分泌等功能。内质网细胞色素 P450 1A1 生成的 ROS 参与细胞凋亡的信号转导过程。

3）细胞质膜上 NADPH 氧化酶复合体是产生 ROS 的重要复合体：结合在细胞质膜上的 NADPH 氧化酶复合体是生成 ROS 的另一个重要部位。NADPH 氧化酶复合体是由膜亚基 $gp91^{phox}$（即 NOX2）和 $p22^{phox}$ 组成的细胞色素 b_{558} 复合体，该复合体与细胞质亚基 $p47^{phox}$、$p67^{phox}$、$p40^{phox}$ 和小分子 GTPase 结合蛋白 Rac 等组成的酶复合体，其催化亚基 gp91phox 及其同源物 Nox1、Nox2、Nox3、Nox4、Nox5 以及 Duox 亚族被称为 NOX 家族，该家族蛋白分布于几乎所有的组织器官和细胞。

细胞产生大量的 ROS，但是细胞内存在强大的还原系统，大多数 ROS 产生后被立即清除以保持细胞内氧化还原状态的平衡。

（2）ROS 与细胞信号转导通路：ROS 通过改变细胞内氧化还原状态完成其信号分子的功能，以参与调控细胞的增殖、分化和死亡。

细胞中具有多种信号转导系统，如丝裂原激活的蛋白激酶（MAPK）、SmadsJAK/STAT 等。① MAPKs 族与细胞的增殖、分化、凋亡的发生密切相关，是重要的氧化还原敏感的信号通路。在细胞外应激原的作用下，丝裂原激活的蛋白激酶（MAPK）被活化，引发级联反应。MAPK 级联反应包括 3 种激酶：MAPK 激酶激酶（MKKK）、MAPK 激酶（MKK）、MAPK，它们构成了一个连续的激活途径。MAPK 在所有真核细胞中均有表达。MAPK 被活化后可磷酸化核转录因子和其他蛋白激酶等多种底物，调节相关基因的转录，进而参与细胞生长、发育、细胞分裂及细胞间的协调一致、功能同步等多种生理过程，并在肿瘤细胞恶性转化等病理过程中起重要作用。MAPK 为一个大家族，是细胞外反应激酶（ERK）和两个应激反应的 MAPK 亚家族，即 JNK 和 p38 MAPK。②核转录因子 κB（NF-κB）是控制细胞最重要的氧化还原敏感的转录因子，细胞内氧化还原水平又是决定 NF-κB 的激活及发挥其转录功能的重要因素。如果 ROS 轻度增加，NF-κB 被激活，抗细胞凋亡；如果 ROS 过度增高，阻止 NF-κB 的激活，促细胞凋亡。

四、线粒体的半自主性

1963 年 S. Nass 首次发现线粒体中存在 DNA，人们在线粒体中相继发现了 RNA、DNA 聚合酶、RNA 聚合酶、tRNA、核糖体、氨基酸活化酶等进行 DNA 复制、转录和蛋白质翻译的全套装备，说明线粒体有独立的遗传体系，具有自主性。线粒体虽然有自己的遗传系统和自己的蛋白质翻译系统，但是由于线粒体中大多数的酶或蛋白质（如氨酰 -tRNA 合成酶、线粒体核糖蛋白及许多结构蛋白），均是由细胞核 DNA 编码，在细胞质中合成之后经特定的方式转运到线粒体。因此，线粒体的自我复制和一系列的功能活动，都依赖于细胞核的遗传体系，这是它非自主性的一面。综上，线粒体的生物学功能受核基因和线粒体基因共同控制，故将其称为半自主性细胞器。呼吸链上的酶系各亚基的组成，就是线粒体的半自主性的最好证据。

（一）线粒体 DNA（mitochondrial DNA，mtDNA）

目前所知，绝大多数生物的 mtDNA 均呈闭合双链环状结构。线粒体 DNA 通常是裸露的，位于线粒体基质中或附着于线粒体内膜。一个线粒体中往往有1个到数个mtDNA分子，不同生物的mtDNA大小不同，哺乳动物的mtDNA为1.66kbp；酵母类mtDNA约为80kbp。人类线粒体mtDNA序列已测定完成，它是一个长度为16 569bp，含有37个基因（包含2个rRNA基因、22个tRNA和13个蛋白质编码序列）的双链环状DNA分子。外环为富含嘌呤的重链（H链），内环为富含嘧啶的轻链（L链）。重链编码12种多肽链和2种rRNA和4种tRNA，轻链编码1种多肽链和8种tRNA。

（二）mtDNA的功能

与核基因一样，mtDNA的复制也是半保留复制，发生在细胞增殖周期的S期到G_2期。mtDNA主要编码线粒体的tRNA、rRNA及一些线粒体蛋白质，如电子传递复合体中的亚基。线粒体合成蛋白质有其自身的特征：线粒体信使RNA的转录和线粒体蛋白质的转录几乎同步进行。线粒体自身编码的蛋白质几乎都是线粒体功能活动的关键酶，它们组成ATP合酶和电子传递链复合体的主要成分。线粒体编码的tRNA、rRNA和蛋白质并不运出线粒体外，相反，构成线粒体核糖体的蛋白质则是由细胞质运入线粒体内的。

线粒体编码的蛋白质是在线粒体内合成并在线粒体的核糖体上进行翻译的。与细胞核合成mRNA不同，线粒体mRNA结构更经济和紧凑，不含内含子，也很少有非编码序列。每个mRNA 5′端起始密码的三个碱基为AUG（或AUA），UAA的终止密码位于mRNA 3′端。线粒体mRNA翻译的起始氨基酸为甲酰甲硫氨酸，这与原核生物类似。此外，线粒体与核基因的遗传密码（即“通用”密码）并不完全相同（表2-18）。

表2-18 线粒体与核密码子编码氨基酸比较

密码子	核密码子编码氨基酸	线粒体密码子编码氨基酸		
		哺乳动物	植物	酵母
UGA	终止密码子	色氨酸	终止密码子	色氨酸
AGA/AGG	精氨酸	终止密码子	精氨酸	精氨酸
AUU	异亮氨酸	异亮氨酸	异亮氨酸	甲硫氨酸
AUA	异亮氨酸	甲硫氨酸	异亮氨酸	甲硫氨酸

（三）线粒体核编码蛋白质的运送

线粒体中大约有1 000个基因产物，线粒体基因组只编码其中的37个基因产物，因此线粒体绝大多数的蛋白质是核基因编码。这类蛋白质在细胞质中合成后，经分子伴侣蛋白的协助被运输到线粒体内。

线粒体蛋白质跨膜转运具有如下特点。

1. **线粒体蛋白质是通过后转移形式实现单向跨线粒体膜转运** 即先在细胞质核糖体上合成蛋白质前体，然后再转运到线粒体内，这不同于在糙面内质网合成的分泌蛋白转入内质网腔时，边翻译边转移的共转移方式。

2. **线粒体蛋白质的跨膜转运，需要前导序列的牵引** 前导序列是线粒体蛋白质前体N端的一段特殊的氨基酸序列（一般约20~80个氨基酸残基），即基质导入序列（matrix-targeting sequence，MTS）。

MTS主要特征：①含量最丰富的是碱性氨基酸，尤其是精氨酸。带正电荷的氨基酸残基有助于导肽序列进入带负电荷的线粒体基质中；②羟基氨基酸如丝氨酸含量也较高；③不含带负电荷的酸性氨基酸；④可形成兼具亲水性和疏水性的α螺旋结构。这种结构有利于穿越线粒体的双层膜。

蛋白质前体在前导序列牵引下跨膜转运到线粒体时，前导序列含有识别线粒体的信息，可识别线粒体表面的受体，同时需要位于线粒体膜上的蛋白质转运通道（GIP）蛋白协助。GIP可促进线粒体前体蛋白通过线粒体内、外膜的接触点进入线粒体。前导序列可被比喻为“火车头”，被牵引的蛋白质前体犹如“车厢”，前导序列决定运送的方向。前导序列牵引运送的蛋白质无特异性要求。前导序列在牵引蛋白通过线粒体内膜后，立即被线粒体基质中的线粒体前导序列水解酶（MPP）和前导序列水解激活酶（PEP）水解。

3. **线粒体蛋白质前体在跨膜运送前后，需经历一个解折叠与重折叠的成熟过程** 这个过程需要分子伴侣的参与，分子伴侣识别正在合成的多肽并与之结合，帮助多肽转运、折叠或装配，本身不参与最终产物的形成。分子伴侣也具有解折叠酶的功能，能识别蛋白质解折叠后暴露出的疏水面并与之结合，防止相互作用产生凝聚后错误折叠，同时还参与蛋白质跨膜运送到线粒体后分子的重折叠及装配过程。

五、线粒体的生物发生

（一）线粒体的增殖

对于真核细胞线粒体的增殖机制，学术界一直存有争论，目前生物学家较为普遍接受的观点是线粒体是以分裂的方式进行增殖。一般认为线粒体分裂增殖的主要形式可归纳为以下3种分裂方式（图2-50）。

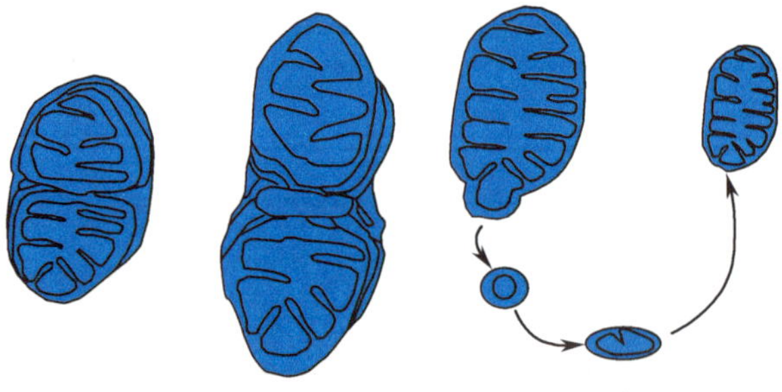

图2-50 线粒体增殖示意图

1. **出芽分离增殖** 先由线粒体芽生出一球状小体，随后该小体与母体分离并逐渐长大，形成新的线粒体（见于藓类植物及酵母细胞中）。

2. **收缩分离增殖** 这种分裂方式开始于线粒体中部的横缢，在发生缢缩的同时，整个线粒体呈哑铃状向两端拉长，最后在横缢部位断离，产生2个新的线粒体（这种增殖方式亦见于蕨类植物和酵母细胞中）。

3. **间壁分离增殖** 通过线粒体内膜的内褶或嵴的对向延伸，形成线粒体基质间隔或隔膜，将线粒体一分为二，成为被同一外膜包裹的2个独立线粒体，然后再进行线粒体外膜的分裂、分离，完成其增殖过程。见于哺乳动物（鼠肝）和植物分生组织细胞中。

（二）线粒体的起源

现在有两种截然不同的观点：内共生起源学说与非共生起源学说（或分化学说），这两个学说都有实验证据支持。

1. 内共生起源学说 线粒体内共生起源学说的主要论据有以下几条。

（1）线粒体基因组在大小、形态和结构方面与细菌相似，都为闭合双链环状 DNA 分子。

（2）线粒体有自己完整的蛋白质合成系统，能独立合成蛋白质，其蛋白质合成体系和细菌类似。

（3）线粒体内、外膜有不同的进化来源。外膜与内膜的结构及成分差异很大，外膜与真核细胞的内膜系统相似，内膜与细菌质膜相似。

（4）线粒体以分裂的方式进行增殖，与细菌的繁殖方式相同。

（5）线粒体能在异源细胞内长期生存。

（6）线粒体与紫色非硫光合细菌的磷脂成分、呼吸类型和细胞色素 c 的一级结构相近，线粒体的祖先很可能来自紫色非硫光合细菌。

2. 分化起源学说 该学说认为：需氧型原始真核细胞的体积较大，在进化过程中细胞膜逐渐发生褶皱与内陷，通过扩增细胞表面积来满足呼吸功能的需要，细胞膜内陷形成的小囊就是线粒体的雏形。在以后漫长的进化过程中进一步发生了分化，细胞核的基因组有了高度发展，线粒体的基因组则丢失一些基因，并演变为专门具有呼吸功能、完善结构的线粒体。

六、线粒体与医学

（一）mtDNA 突变与线粒体遗传病

由于 mtDNA 裸露于线粒体基质中，又没有组蛋白的结合保护，所以 mtDNA 极易发生突变。由 mtDNA 导致线粒体酶蛋白质异常、线粒体结构、核功能障碍引起的疾病称线粒体遗传病。与线粒体病相关的 mtDNA 突变往往表现为母系遗传。

线粒体 DNA 缺陷常常会导致全身多系统功能的障碍。其中多以神经系统病变的表现最为突出。在临床上常表现为中枢神经及周围神经系统的病变，例如 Leber 遗传性视神经病（LHON 综合征）和视网膜色素变性共济失调性周围神经病（NARP 综合征）等。线粒体 DNA 突变还常常累及肌肉组织引起线粒体脑肌病。这类疾病的患者常在 20 岁时发病，临床上表现为骨骼肌极度不耐受疲劳，轻度活动即感疲乏，Keams-Sayre（KSS）综合征、线粒体脑肌病伴高乳酸血症和卒中样发作（MELAS 综合征）、慢性进行性眼外肌瘫痪（CPEO）综合征和肌阵挛性癫痫伴肌肉破碎红纤维（MERRF）综合征均属此类疾病。

线粒体病的遗传方式分为母系遗传和孟德尔遗传两种。与线粒体病相关核 DNA 突变方式属于孟德尔遗传，与线粒体病相关的 mtDNA 突变表现为母系遗传，这是由于受精卵的 mtDNA 来源于卵细胞，虽然受精时精子可能有少量线粒体进入卵子，但对受精卵 mtDNA 的遗传影响很小，所以 mtDNA 的遗传方式为母系遗传。

（二）线粒体与其他疾病的关系

1. 线粒体与肿瘤 线粒体与肿瘤发生有密切关系，由于 mtDNA 无蛋白质保护，致癌物易与 mtDNA 结合，这种异常 mtDNA 可能与核基因整合并激活细胞癌基因，导致细胞癌变。已在许多不同类型的肿瘤中检测到 mtDNA 突变，如结肠癌、膀胱癌、肝癌、乳腺癌、卵巢癌、甲状腺癌、造血系统肿瘤等。

此外，在有氧情况下，正常细胞进行氧化磷酸化产生 ATP，但多数肿瘤细胞即使在氧气充足，氧化磷酸化功能完好时，仍然进行无氧糖酵解，以糖酵解作为产能的主要方式，这种能量代谢方式称为 Warburg 效应。目前认为肿瘤细胞局部微环境低氧诱导癌基因活化、抑癌基因失活等因素协同作用，驱动肿瘤细胞由氧化磷酸化向糖酵解转变。

2. **线粒体与衰老** 研究表明线粒体结构和功能的改变与细胞衰老有密切关系，在细胞衰老过程中，线粒体呼吸功能逐渐下降，代谢障碍产生了过多的活性氧自由基，同时对自由基的清除能力降低，机体自由基平衡被破坏，损伤线粒体的 DNA 结构，使其发生突变，引起细胞衰老甚至死亡，并导致机体全身性生理功能的下降及衰老。

3. **线粒体与帕金森病** 帕金森病是一种中老年人常见的运动障碍疾病，其病因和发病机制尚未完全阐明。线粒体功能障碍和氧化应激被认为是帕金森病发病的核心环节之一，线粒体膜电位下降，呼吸链产生过多的氧自由基，线粒体功能受损，进一步增加氧自由基生成导致细胞氧化应激反应，ATP 生成减少，黑质多巴胺能神经元变性缺失，出现帕金森病的某些表现。

4. **线粒体与阿尔茨海默病** 阿尔茨海默病是老年中枢神经系统退行性疾病，表现为认知及记忆功能损害等临床症状，也称神经变性痴呆症。阿尔茨海默病病人大脑中发现线粒体异常，锥体细胞线粒体重新分布，脑神经元线粒体轻度肿胀，结构模糊不清，部分线粒体出现空泡样病变，嵴断裂。在阿尔茨海默病病人中还可观察到线粒体的某些功能异常，引起能量代谢障碍、钙稳态破坏等，线粒体可能通过多种机制参与阿尔茨海默病的发生。

（张云香　陈保锋）

第五节　细 胞 骨 架

细胞骨架（cytoskeleton）是广泛存在于真核细胞中的动态蛋白纤维网络结构。细胞骨架一词最早在 1903 年由俄国科学家 Nikolai K. Koltsov 提出。但由于过去普通电镜制样采用锇酸或高锰酸钾在低温（0~4℃）固定样品，而在低温下细胞骨架会解聚，所以细胞骨架一直未被人们观察到。1963 年，Slauterback 在常温下采用戊二醛进行样品的固定后，首先在水螅刺细胞中发现了细胞骨架。同年，Porter 在植物细胞中也揭示了细胞骨架的存在。这时人们才逐渐认识到细胞骨架的客观存在。狭义的细胞骨架指由微管（microtubules，MT）、微丝（microfilaments，MF）和中间纤维（intermediate filaments，IF）构成的细胞质骨架（图 2-51）。广义的细胞骨架还包括核骨架、核纤层和细胞外基质等纤维结构，形成贯穿于细胞核、细胞质、细胞外的一体化动态网架体系。

细胞骨架是细胞功能的结构基础。它不仅在维持细胞形态、承受外力、保持细胞内部结构的合理空间布局和有序性方面发挥重要作用，而且还参与细胞内物质的运输、调控细胞迁移、黏附、分裂以及细胞内信号传递等许多重要的生命活动，如精子运动和卵子移动、胚胎的形成、炎症的发生、肌肉的收缩、神经元轴突和树突的延伸等。了解细胞骨架，将有助于我们理解细胞和有机体的功能。

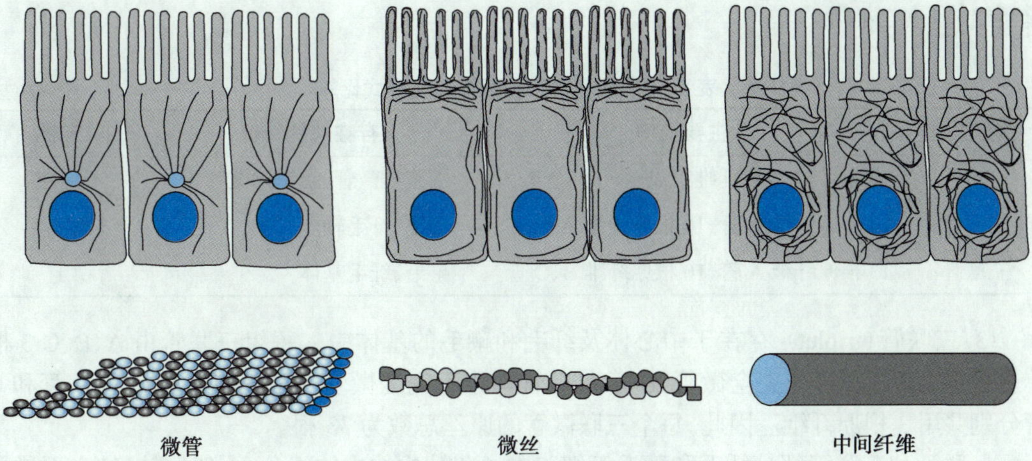

图 2-51 细胞质骨架差异示意图

一、微管

微管(microtubules,MT)是由微管蛋白组成的中空管状结构,广泛存在于几乎所有的真核细胞中,在细胞形态的维持、细胞内的物质运输、细胞的运动等方面发挥着重要的作用。

(一) 微管的形态结构及存在形式

1. **微管的形态结构** 微管是中空的、具有一定刚性的圆管状结构,通常是直的,也可呈弧形。在细胞内呈网状和束状分布。运用免疫荧光染色标记培养的成纤维细胞,在光镜下即可观察到由细胞核向外呈辐射状分布的微管结构。微管的外径约 25nm,内径约 15nm。管壁厚约 5nm,由 13 根原纤维(protofilament)通过非共价键纵向平行排列形成。微管长度变化较大。在大多数细胞中,微管的长度一般约几微米,但也可以长达 20μm,扩展到一个细胞的长度或宽度,在体外甚至更长。

2. **微管的存在形式** 微管是多样化的组件结构,其在细胞中的存在形式有三种:单管、二联管、三联管(图 2-52)。

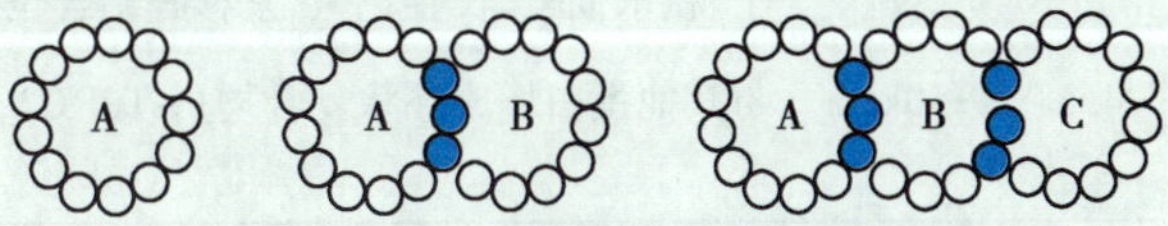

图 2-52 三种微管横切面示意图

(1) 单管(singlet):主要分散或成束地分布在细胞质中,是胞质中最常见的微管存在形式。一般由 13 条(极少数情况下 11 条或 15 条)原纤维构成。单管可以单体形式分散于细胞质中;亦可相互聚集成微管束;或者依一定方式定向排列,构成执行某种专一功能的临时性胞内结构。单管往往不稳定,易受低温、Ca^{2+} 浓度以及某些药物(如秋水仙素)的影响而发生解聚,并经常随细胞生理活动改变,处于不断地组装、聚合与解聚、离散的动态变化之中,如纺锤体微管、细胞质微管。

(2) 二联管(doublet):主要分布在纤毛和鞭毛中,构成鞭毛和纤毛的轴丝。组成二联管的单管分别称为 A 管和 B 管,其中 A 管由 13 根原纤维组成,为完全微管;B 管有 10 根原纤维,为不完全微管。A 管和 B 管共用 3 根原纤维。如此,每个二联微管实际上共由 23 根原丝所组成（表 2-19）。

表 2-19 细胞中三种微管存在形式比较

微管类型	主要结构	存在位置特征	稳定性
单管	通常由 13 根原纤维组成	细胞质微管、纺锤体微管等	不稳定
二联管	13 根原纤维 A 管、10 根原纤维 B 管	鞭毛、纤毛轴丝	较稳定
三联管	13 根原纤维 A 管、10 根原纤维 B、C 管	鞭毛、纤毛基体	稳定

（3）三联管（triplet）：存在于中心体及纤毛和鞭毛的基体中。每组三联管由 A、B、C 3 根单管组成，其中 A 管为完全微管，B 管和 C 管均为不完全微管。A 管和 B 管以及 B 管和 C 管分别共用 3 根原纤维。因此，每个三联微管的原丝总数为 33 根。

二联管和三联管都是纤毛和鞭毛等细胞内永久结构的主体组分，一般比较稳定，不易受低温、Ca^{2+} 浓度或秋水仙素影响而解聚。

（二）微管的化学组成

1. **微管蛋白** 研究表明，微管的基本化学组分为微管蛋白（tubulin），其中 α- 微管蛋白和 β- 微管蛋白，是组成微管的两种主要成分（表 2-20），占微管总蛋白含量的 80%~95%。这两种微管蛋白的理化性质相似，分子大小相近（相对分子质量约为 50kDa），结构相似，在生物进化中非常稳定。前者多肽链中含有 450 个氨基酸残基，后者由 455 个氨基酸残基组成，且均具有酸性的 C 端序列，但二者多肽链中的氨基酸种类及序列有所差异。

表 2-20 几种主要微管蛋白比较

主要微管蛋白类型	氨基酸残基数	分子质量	结构特点	主要作用
α- 微管蛋白	450	50kDa	含 GTP 结合位点不水解、交换，含二价离子、秋水仙素、长春花碱、紫杉醇结合位点	与 β- 微管蛋白形成异二聚体
β- 微管蛋白	455	50kDa	含 GTP 结合位点可水解、交换，含二价离子、秋水仙素、长春花碱、紫杉醇结合位点	与 α- 微管蛋白形成异二聚体
γ- 微管蛋白	455	50kDa	与其他蛋白形成环状复合物（γ-TuRC）	形成微管组织中心（MTOC）

在细胞质中，微管蛋白通常以较稳定的由 α 和 β 两种微管蛋白结合而成的异二聚体（heterodimer）形式存在，否则极易被降解。因此，通常认为 α、β- 微管蛋白异二聚体是微管装配的基本结构单位。研究表明，两种亚基均可结合鸟嘌呤核苷酸（GTP），各具有一个 GTP 结合位点。α- 微管蛋白结合的 GTP 不发生水解或交换，是 α- 微管蛋白的固有组成部分；β- 微管蛋白作为 GTP 酶，既可水解结合的 GTP，也可使结合的 GDP 交换为 GTP。除此之外，α、β- 微管蛋白异二聚体上还含有二价阳离子（Mg^{2+} 与 Ca^{2+}）、秋水仙素和长春花碱及紫杉醇的结合位点，它们在微管组装与解体、聚合与离散的调节过程中具有重要的作用。

γ- 微管蛋白是近年来新发现的第三种微管组成成分。尽管此种蛋白只占微管蛋白总含量的 1%，但是在微管的功能活动中却具有重要作用。γ- 微管蛋白的异常，往往会引起胞质微管数量的减少、长度的缩短以及细胞有丝分裂器的缺失，从而影响细胞的正常分裂。

γ- 微管蛋白多肽链由 455 个氨基酸残基组成，相对分子质量约 50kDa，通常与至少 5 种蛋白质结合，以 γ- 微管蛋白环状复合物（γ-tubulin ring complex，γ-TuRC）的形式存在于微管组织中心。Tarun M.Kapoor 等人从 HeLa S3 细胞中分离天然 γ-TuRC，并进行冷冻电镜结构解析，发现复合物整体上为不对称的锥形结构。13 个 γ- 微管蛋白在中心体的周围基质中呈螺旋状排列，有利于促进微管组装的成核作用，稳定微管的负端结构。

除此之外，还有 δ、ε、ζ 等几种微管蛋白，与中心粒结构有关，目前研究较少。有人通过用 α-tubulin 单克隆抗体识别发现，在不同种类的细胞中，微管蛋白远不止一种，如在动物脑中达到 18 种之多；即使在同一细胞中，其胞质微管也是由抗原性不同的微管蛋白亚基组成。这主要是由于微管蛋白基因的复杂性与其转录后的修饰（β-tubulin 磷酸化、α-tubulin 乙酰化和去酪氨酸化等）所致。

2. **微管相关蛋白** 微管相关蛋白（microtubule-associated protein，MAP）是一类和微管蛋白专一结合的蛋白质的统称，在微管结构中约占 10%~15%。不同类型的微管具有相同的结构单位和组装形式，但在整体结构和功能上又表现出差异，这主要与结合于微管上的微管相关蛋白有关。

（1）微管相关蛋白的结构：微管相关蛋白一般由两个功能结构域所组成，碱性的微管结合域和酸性的突出连接域。前者可结合于微管的侧壁，具有加速微管成核的作用；后者为向外延伸的丝状结构，以横桥的方式与其他相邻的骨架纤维相连接，其长度跟微管成束时的间距大小相关。微管相关蛋白可以通过各种结构域与微管相互作用，改变微管蛋白的性质，有的诱导微管蛋白聚合，有的则促进它们和其他组分（包括动力蛋白和 Tau 蛋白以及一些激酶）交联。它们根据细胞内外的信号指示，通过自身的磷酸化和去磷酸化修饰，来调节它们与微管的相互作用。

（2）微管相关蛋白的主要类型：已发现和提纯的微管相关蛋白主要有 MAP-1、MAP-2、MAP-4 和 Tau 蛋白等几种。根据氨基酸序列分析，微管相关蛋白又可被划分为几种不同的类型（表 2-21）。

表 2-21 微管相关蛋白的主要类型

微管相关蛋白名称	主要特征	主要存在位置	主要作用
MAP-1	富含 Lys-Lys-Glu 氨基酸序列、分子量 270kDa、热敏感	神经细胞轴突、树突	形成微管横桥，影响微管生长，与轴突逆向物质运输有关
MAP-2	有多个亚型、热稳定	神经细胞胞体、树突	与微管蛋白羧基端的结合，与细胞骨架交联
MAP-4	分子量 200kDa、热稳定	各种细胞普遍存在	调节微管稳定性
Tau 蛋白	有至少 7 种亚型、分子量约 40~50kDa	神经细胞轴突、树突	使微管排列紧密，保持稳定性
末端结合蛋白	包括 +TIPs、XMAP215 等蛋白	各种细胞普遍存在	与微管正端末端结合稳定微管，参与微管生长等
微管去稳定蛋白	降低微管稳定性的各种蛋白，种类多、作用方式各异	各种细胞质中	切割微管，阻止微管聚合，降低微管稳定性
微管连接蛋白	微管与其他细胞器的桥梁	各种细胞中	连接微管与其他的细胞的结构

1) Ⅰ型微管相关蛋白：Ⅰ型微管相关蛋白可见于不同生长发育阶段的神经细胞轴突和树突中，包括MAP-1A、MAP-1B和MAP-1C三种亚型。Ⅰ型MAP相对分子质量为270kDa，肽链中富含Lys-Lys-Glu-X（X为任意氨基酸）氨基酸序列，是一类热敏感蛋白质。它们可在微管间形成横桥，影响微管生长，但不使微管成束，或作为一种胞质动力蛋白，与轴突的逆向物质运输有关。

2) Ⅱ型微管相关蛋白：Ⅱ型微管相关蛋白以含有与微管结合的多个氨基酸重复序列为共同特征，主要由MAP-2、MAP-4和Tau蛋白组成。

A. MAP-2：一般见于神经细胞的树突、胞体中，是一类由单个基因编码的热稳定蛋白质。具有多个不同的亚型，如高分子量的MAP-2a、MAP-2b和低分子量的MAP-2c、MAP-2d以及新发现的MAP-2e等，为MAP-2基因转录后前体mRNA选择性剪切所致。MAP-2主要与微管蛋白羧基端的酸性区域结合，可介导微管与相邻的细胞骨架相互交联成桥。

B. MAP-4：普遍存在于各类细胞中，是一种具高度热稳定性的蛋白质。在进化上较为保守，相对分子质量为200kDa，可在细胞分裂期调节微管的稳定性。

C. Tau蛋白：至少有7种不同的亚型。相对于其他微管相关蛋白而言，Tau蛋白分子量较小，约40~50kDa。Tau蛋白多见于神经细胞的轴突、树突中，可使轴突和树突中的微管紧密排列，提高微管的稳定性，降低微管蛋白分子的解离，并诱导微管成束，以增强神经突起的抗外界应力作用。研究表明，降低体外培养的神经细胞中Tau蛋白浓度，细胞中微管的数量将随之减少。

3) 其他微管相关蛋白

A. 微管相关末端结合蛋白：这类蛋白与微管游离的正端末端结合，稳定微管，限制微管从生长延伸到解离缩短的转换过程，包括被正端追踪蛋白（+TIPs）和XMAP215等。正端追踪蛋白是一类进化上保守的蛋白质，特异地聚合于微管正端，包括胞质连接结合蛋白（CLIP）和末端结合蛋白（EB）等。XMAP215普遍存在于各类细胞中，在细胞分裂过程中，与生长中的微管原纤维正端和多个微管蛋白二聚体结合，参与纺锤极的形成，帮助微管延伸。

B. 微管去稳定蛋白：这类蛋白质能够降低微管的组装、延长速率，作用方式多样。一是能够与微管蛋白二聚体结合，从而阻断微管聚合。如小分子的抑微管装配蛋白（stathmin），又称癌蛋白18，相对分子质量为19kDa，广泛存在于增殖细胞的细胞质中。二是通过从微管末端移除亚基来促进微管的解离，如微管马达蛋白kinesin-8、kinesin-13和kinesin-14。三是利用ATP水解释放的能量拉动微管蛋白C末端尾，从微管壁提取亚基，切割微管，从而引起微管不稳定，如剑蛋白（katanin）和痉挛蛋白（spastin）。

C. 微管连接蛋白：这类蛋白质将微管与许多其他的细胞结构相连，如将微管与肌动蛋白丝连接的血影斑蛋白（spectraplakin），将中间纤维与微管交联在一起的网蛋白（plectin）和结合微管的桥尾蛋白（gephyrin）等。

(3) 微管相关蛋白的主要功能

1) 调节控制微管组装：微管相关蛋白结合于微管侧壁或末端，影响游离的微管蛋白成核，改变微管聚合延长与崩解的转换速率。

2) 对微管的稳定和增强作用：微管相关蛋白可结合在微管侧面，使微管相互交联形成束状结构或呈放射状结构，或使微管同其他细胞骨架纤维交联形成细胞骨架网状结构，从而改变微管组装和解聚。也可以在微管末端加帽，控制微管的长度，增加微管的稳定性。

3）参与胞内物质的轨道定向运输：一些马达蛋白作为 ATP 酶，能够同微管结合，水解 ATP，释放能量，供细胞内物质的定向转运。

4）参与和介导细胞的信号转导：已经证明微管相关蛋白参与多条信号转导通路，介导细胞的信号转导，如 gephyrin 可通过聚集在突出后膜上的受体而调节突触信号的传递。

（三）微管的组装

细胞中的微管大多处于动态变化中。根据细胞生理需要，微管蛋白往往通过聚合和解离引起微管的组装或去组装。研究证实，这个过程较为复杂，受许多因素影响。

1. 微管的组装条件 微管蛋白浓度是影响微管组装的关键因素之一。体外研究证明，只有当微管蛋白达到一定浓度时，才可进行微管的聚合组装。这一微管蛋白聚合与微管组装时必需的最低微管蛋白浓度称为临界浓度，一般约为 1mg/mL，但可随温度及其他聚合、组装条件的变化而改变。细胞内微管蛋白的合成是一个自我调节的过程。当微管蛋白达到一定浓度时，多余的微管蛋白单体便可结合在合成微管蛋白的核糖体上，导致编码微管蛋白的 mRNA 降解，暂停微管蛋白的合成。

除了微管蛋白浓度需高于临界浓度外，微管的组装还离不开较高的 Mg^{2+} 浓度、无 Ca^{2+}、适当的 pH（约 6.9）、合适的温度（37℃）及 GTP 的供应。

2. 微管的组装过程

（1）微管的体外组装：1972 年，Richard Weisenberg 首次用从小鼠脑组织中分离的微管蛋白在体外组装微管获得成功。大量研究发现，微管的体外组装是复杂且有序的过程。一般可将微管的组装划分为三个时期。

1）成核期（nucleation phase）：该期是微管聚合的开始，速度缓慢，是微管聚合的限速阶段，也称为延迟期。开始微管组装时，α、β 微管蛋白先相互聚合形成长度约 8nm 的 αβ 异二聚体，异二聚体首尾相连先聚合成一个短的寡聚体核心。这种结构具有正（β 端或头端）、负（α 端或尾端）端之分，但不够稳定。然后异二聚体在核心的两端和侧面结合，延伸、扩展成弯曲的较为稳定的片状结构。当片状结构聚合扩展加宽至 13 根原纤维时，即合拢形成中空微管。

2）聚合期（polymerization phase）：又称延长期。该期细胞内高浓度的游离微管蛋白，使微管蛋白二聚体在微管正端的聚合、组装速度远远快于负端的解离速度，微管因此而得以不断地生长、延长。

3）稳定期（steady state phase）：也称为平衡期。随着细胞质中游离微管蛋白浓度的下降，微管在正、负两端的聚合与解聚速度达到平衡，使得微管长度趋于相对稳定状态。

微管的组装是一个耗能的过程。异二聚体上有鸟嘌呤核苷酸的 2 个结合位点，它们可与 GTP 和 GDP 结合，分别构成微管蛋白 -GTP 帽与微管蛋白 -GDP 帽。前者可促使微管组装、延长；后者则促使微管解聚、缩短。即在适合微管聚合、组装的高浓度游离微管蛋白异二聚体条件下，增长的微管正端结合 GTP，形成 GTP 帽，此时，微管趋于生长、延长；而随着游离微管蛋白异二聚体浓度的降低，GTP 不断地水解，GTP 帽转变成为 GDP 帽，其结果导致和促成了微管的解聚。

细胞内微管处于动态不稳定状态。微管两端的生长速度不同，这主要是由于 α、β 微管蛋白的空间构型不同引起的其结合异二聚体的能力差异。一般正端生长速度较快解离速度较慢，负端生长速度较慢解离速度较快。在一定条件下，同一条微管上可出现正端发生组装，使微管得以延长；而其负端，则可通过去组装，使微管缩短，表现出明显的极性。这种现象称为踏车现象（treadmilling）。

（2）微管的体内组装：微管在体内的组装远比体外组装复杂，既需要体外组装的条件，也受到严格的时间和空间的调控。

在细胞中存在着一个与微管的组装与解聚相关的微管组织中心（microtubule organizing center，MTOC），它是细胞中微管生成的发源区，如中心粒、纤毛和鞭毛基体的邻近区等。中心体（粒）被认为是动物细胞中主要的 MTOC 所在（图 2-53）。细胞内微管组装时，γ 微管蛋白在中心体周围形成许多直径约 24nm 的 γ-TuRC 作为微管组织中心中微管蛋白异二聚体结合的核心。这不仅是微管在生理状态及实验处理解聚后重新组装的始发位置，可促使微管由此得以生成和延长，而且控制着细胞质中微管形成的数量、位置和方向。通常，微管的负端总是指向微管组织中心并延伸到 γ-TuRC 之中，而正端则与之相背，游离于胞质一侧。这样，γ-TuRC 就如同微管负端的一个基座，对该端起到一定的稳定作用，使得细胞内微管的延长或缩短的变化大多发生在微管的正端。

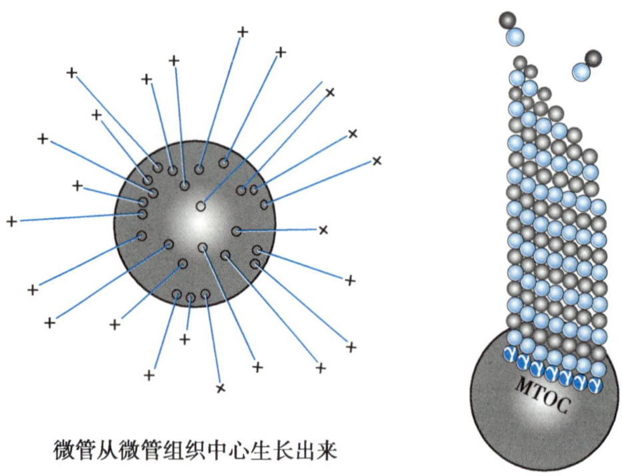

图 2-53 微管体内组装示意图

3. **微管组装的调控和影响因素** 微管的组装受到严格的时间和空间的调控，如受细胞周期的调控即为时间控制。间期细胞中，胞质微管与微管蛋白处于一种相对平衡的状态；有丝分裂前期，一方面是细胞质微管网络中的微管解体，另一方面，胞质中游离的微管蛋白进行聚合，组装为纺锤丝微管，并聚合排列成纺锤体；到了分裂末期，则又发生逆向变化，即纺锤丝微管的解体和网络微管的组装。而细胞中的微管组织中心的调控则为空间控制，提供微管组装的始发区域，控制着微管的位置、方向及数量。

影响微管组装的因素有很多，如温度、pH、GTP、离子浓度等。若温度低于 4℃，或者反应环境中存在较高的 Ca^{2+} 浓度，都不利于微管的聚合组装，甚至促使微管解体。而氧化氘（D_2O）则能促进微管的组装。除此之外，一些特异性药物也能影响微管的组装和去组装。秋水仙碱和长春花碱能够特异性地与微管蛋白异二聚体结合，形成的复合物可阻止微管的成核反应，抑制微管聚合。用低浓度的秋水仙素处理动物和植物细胞，微管保持稳定，并将细胞阻断在中期。紫杉醇结合到聚合的微管上，不与游离的微管蛋白异二聚体反应，从而维持微管的稳定，抑制微管解聚。

（四）微管的功能

微管的功能主要体现在以下几个方面。

1. 构成胞内网状支架，维持细胞形态 微管具有一定强度，可抗压和抗弯曲，从而给细胞提供机械支持，能够维持细胞的形态，固定和支持细胞器的位置。用秋水仙素对哺乳动物红细胞进行处理，微管结构的破坏使得红细胞原有的圆盘双凹变成了球形。体外培养的动物细胞中，围绕细胞核的微管向外呈辐射状分布，不仅为细胞提供了机械支持，而且也固定了细胞核在细胞中的相对位置。此外，微管对神经元的轴突和树突、精子的尾部等细胞的突起部分的形成和维持也起着重要作用。

2. 参与细胞的收缩与变形运动 微管是纤毛和鞭毛等细胞运动器官的主体结构成分。通过细胞质运动变化的变形运动和依赖于鞭毛、纤毛的运动，是较低等的单细胞原生动物或多细胞生物体内某些执行特殊功能的单个细胞运动的主要形式，如白细胞通过变形形成的伪足移动、精子利用鞭毛的摆动游动、动物呼吸道上皮细胞的纤毛摆动等。微管的导向作用不仅与细胞变形运动密切相关，而且也是鞭毛、纤毛等特殊运动细胞器的主体结构成分。

3. 参与染色体的定向移动 微管作为细胞分裂过程中形成的纺锤体的主要成分，参与染色体的排列、移动。在有丝分裂前期，微管捕捉染色体的动粒并与之连接，牵引染色体向赤道板移动。在有丝分裂后期，微管牵引分离的姐妹染色单体移动，并最终到达细胞两极，使得遗传物质得以均等的分配（图 2-54）。这些活动均依赖于纺锤体微管的组装和解聚。

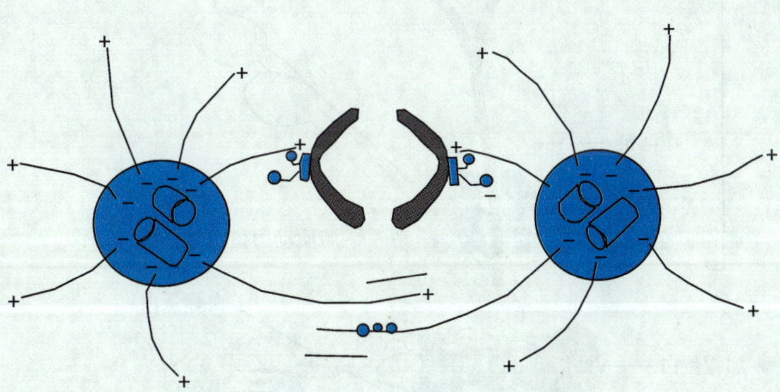

图 2-54 微管牵引染色体示意图

4. 参与细胞内物质定向转运 细胞中存在依赖微管的马达蛋白，包括驱动蛋白（kinesin）和动力蛋白（dynein）。它们利用 ATP，将化学能转化为机械能，沿微管运输货物。驱动蛋白家族成员目前发现 14 种（图 2-55），主要运输膜泡、细胞器、RNA 等。

动力蛋白是目前已知马达蛋白中最大、移动速度最快的成员（图 2-56）。细胞质动力蛋白是蛋白复合体，分子量约 1 500kDa，由多个亚基组成，与膜泡运输、动粒、有丝分裂等密切相关。它们有着相似的结构，既有与微管结合的头部，也有与膜性细胞器或大分子复合物特异结合的尾部。头部为两个球状的马达结构域，具有 ATP 水解酶活性，通过水解 ATP 改变构象完成与微管的结合和解离，从而在微管上进行移动。尾部一般不和货物直接结合，而是通过衔接蛋白与货物相连。

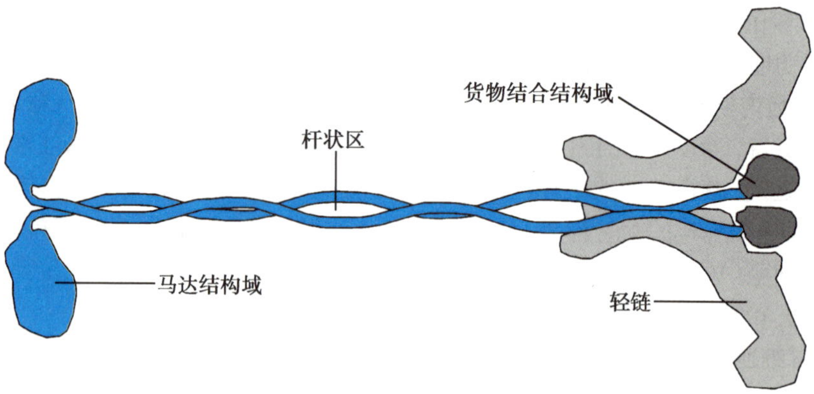

图 2-55 驱动蛋白示意图

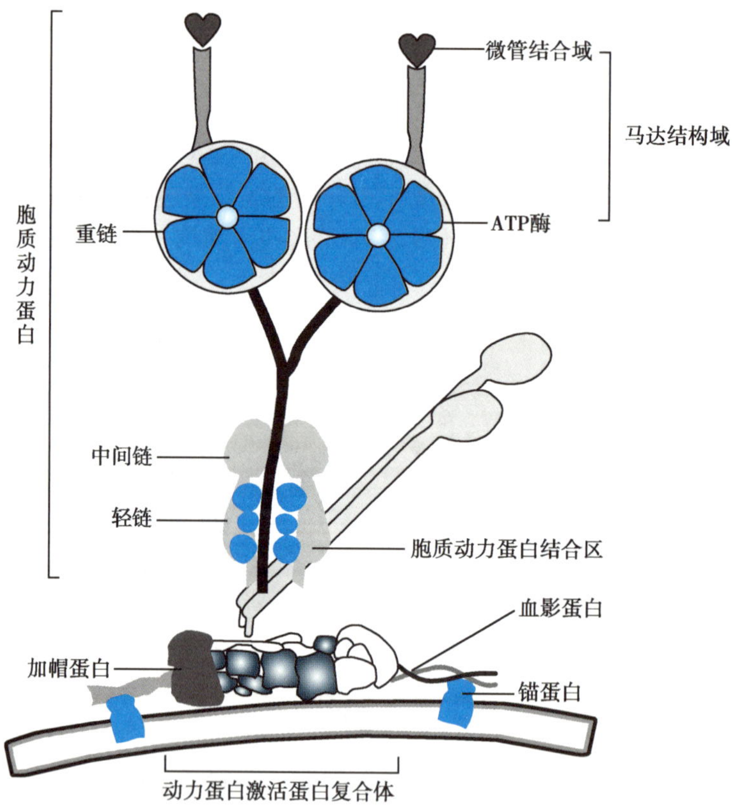

图 2-56 动力蛋白示意图

依赖微管的马达蛋白使病毒和色素颗粒等在细胞内沿微管进行快速移动；由高尔基复合体出芽形成的分泌囊泡，常常以分布于该细胞器周围的微管为轨道，通过马达蛋白将其定向地从细胞近核区向细胞外围进行转运。这种运输方向往往是单向的，驱动蛋白可以朝着微管的正极运输物质，而动力蛋白则相反，朝着微管的负极运输（图 2-57）。

5. **参与细胞内的信号传导** 现有研究证明，微管参与了 ERK（细胞外调节蛋白激酶）、JNK（c-Jun 氨基末端激酶）、PAK（蛋白激酶 A）、Wnt（细胞外因子）等多条信号传导通路的信号传导过程。信号分子可通过与微管之间直接或间接的相互作用，进而影响胞内的囊泡运输、细胞器的定位分布与移动以及细胞的极化等一系列重要的生物学活动。

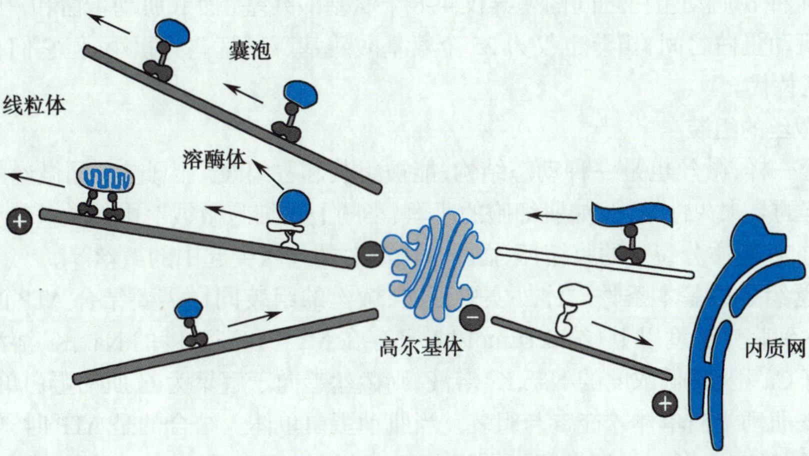

图 2-57　微管运输示意图

二、微丝

微丝（microfilament，MF）又称肌动蛋白丝，是由球状肌动蛋白单体聚合成的纤维状结构，是细胞骨架的主要成分之一，对细胞黏附、铺展、运动、胞吞、细胞分裂等许多细胞功能具有重要作用。

（一）微丝的形态结构

微丝直径约为 5~7nm，是一种实心的螺旋形式的丝状纤维，螺距为 36nm，长度不一，比微管更有韧性。单个微丝不能独立行动，常呈网状或成束存在于真核细胞中。在一些高度特化的细胞（如肌细胞），它们可形成分布定位明确的稳定功能结构，如鞘或粗纤维（不能被细胞松弛素所破坏）；但更为常见的是形成不稳定的束或复杂交织的网（可被细胞松弛素破坏），并且可根据细胞周期和运动能量的需要，改变它们在细胞内的存在形式与空间位置。在一般细胞中其含量约占细胞内总蛋白质的 1%~5%，在那些具有运动功能和不对称形态的细胞中尤为丰富、发达，可占细胞内总蛋白质的 10%。

（二）微丝的化学组成

微丝的主要化学成分是相对分子质量约为 43kDa 的球状肌动蛋白（globular actin，G-actin），简称 G 肌动蛋白，在细胞质中呈游离状。据电镜观察和计算机图像分析表明，G 肌动蛋白单体外观呈哑铃形，中间有一裂口，具有 Mg^{2+}、K^{+}、Na^{+} 等阳离子和 ATP（或 ADP）结合的位点，是一种 ATP 酶。

目前，在鸟类和哺乳动物中已分离到的肌动蛋白至少有 6 种，根据它们的等电点不同可分为三类：一类为 α 肌动蛋白，有 4 种，分别特异性存在于横纹肌细胞、心肌细胞与肠壁平滑肌细胞及血管平滑肌细胞中；一类为 β 肌动蛋白，分布于肌细胞和非肌细胞中，常位于细胞的扩展边缘；还有一类为 γ 肌动蛋白，分布于肌细胞和非肌细胞中，组成应力纤维。不同的肌动蛋白往往可同时并存于同一细胞中，这可能与它们各异的生物学功能和功能调节机制有关。

肌动蛋白是一种高度保守的蛋白质，因物种差异的不同不会超过 20%。其一级结构约含有 400 个左右的氨基酸残基。对不同类型肌动蛋白的分析显示，它们在氨基酸组分上的差异甚微，4 种 α 肌动蛋白之间的差异仅 4~6 个氨基酸残基；而 β 肌动蛋白和 γ 肌动蛋白与横纹肌 α 肌动蛋白之间，相差也仅为 25 个氨基酸残基。尽管差异很小，但它们在体内也不能完全相互替代。

（三）微丝的组装

同微管一样，微丝也是一种动态结构，能被组装和去组装。因此，不同微丝的稳定性存在差异。有的是永久性结构，如肌细胞的肌丝、小肠上皮细胞微绒毛中的微丝等。有的则是暂时性结构，如胞质分裂中的收缩环、血小板激活时的丝状突起中的微丝等。

1. **微丝组装的基本条件** 体外实验证实，微丝的组装同样需要结合 ATP 的肌动蛋白单体浓度达到临界浓度以上（约 0.1μmol/L），且存在 Mg^{2+} 和高浓度的 Na^+、K^+ 溶液时方可进行。而含有 Ca^{2+} 及较低浓度的 Na^+、K^+ 溶液，则微丝趋向于解聚为 G 肌动蛋白单体。一般，结合 ATP 的肌动蛋白单体才能参与组装。当肌动蛋白单体上结合的是 ATP 时，单体间相互亲和力较高，趋向于聚合成多聚体。而当 ATP 水解成 ADP 后，单体亲和力就会下降，多聚体趋向解聚。

2. **微丝的体外组装** 当组装条件满足时，具有极性的 G 肌动蛋白单体结合 ATP 后，彼此首尾相连，自组装为纤维状肌动蛋白（filamentous actin，F-actin）或 F 肌动蛋白。接着，每一条 F 肌动蛋白通过其自身的螺旋，形成每圈螺旋含有 14 个 G 肌动蛋白单体的螺旋状微丝结构。该过程具有一定的方向性，因此，微丝也是一种具有极性结构特征的蛋白质纤维。一般认为，该过程可分为三个阶段。

（1）成核期（nucleation phase）：又称延迟期，是微丝组装的起始和限速阶段，整个组装过程在这一阶段会滞留相对较长的时间。组装开始时，1 个 G 肌动蛋白单体结合 1 分子 ATP，聚合形成不易被水解、相对稳定的三聚体或四聚体核心；然后，G 肌动蛋白单体便在核心两端迅速聚集、结合，形成逐渐生长、延伸的 F 肌动蛋白。

（2）生长期（growth phase）：也称延长期。G 肌动蛋白在核心两端不断添加，形成肌动蛋白 -ATP 帽，从而使得 F 肌动蛋白得以快速生长、延伸。但由于 F 肌动蛋白两端聚集、结合 G 肌动蛋白的速度有差异，两端表现出明显的差速生长和延伸，生长、延伸速度快的一端（正端）的组装速度约为生长速度慢的一端（负端）的 5~10 倍。

（3）稳定期（steady state phase）：也称为平衡期。随着 F 肌动蛋白的不断组装、延长，溶液中 G 肌动蛋白的浓度逐渐下降，装配速度减缓。当 G 肌动蛋白达到临界浓度时，其聚合到微丝的速度与从微丝上脱落的速度逐渐接近，最终达到一种动态平衡状态，微丝长度的相对恒定得以维持，表现出与微管组装相同的踏车现象，即结合 ATP 的 G 肌动蛋白单体在一端不断地添加聚合而使微丝延长；另一端随着 ATP 水解为 ADP，结合 ADP 的肌动蛋白对微丝的亲和力降低，容易造成 G 肌动蛋白单体的脱落解聚，导致微丝缩短。

3. **微丝特异性药物** 有许多药物和毒素能够特异性地影响微丝的组装与功能。例如，细胞松弛素 D（cytochalasin D）是真菌的代谢产物，又称松胞菌素，能够与微丝末端结合，阻止添加新的 G 肌动蛋白单体，干扰微丝的组装，从而破坏微丝的三维网络，影响微丝的功能。红海海绵素（latrunculin）是一种分离自红海海绵的毒素，能与 G- 肌动蛋白结合，阻止肌动蛋白与微丝聚合。鬼笔环肽（phalloidin）是一种伞形毒蕈（amanita phalloides）毒蘑菇中分离出来的毒素，可与微丝紧密结合，因而抑制微丝的解聚，使既有的微丝保持稳定。

（四）微丝结合蛋白

细胞中存在一大类能结合肌动蛋白的蛋白质，与微丝相互作用，形成多种不同的亚细胞结构，被称之为微丝结合蛋白（actin-binding proteins）。这些微丝结合蛋白不仅参与微丝的组装与去组装，而且对微丝纤维网络结构的形成、微丝功能的发挥具有重要的调节功能。实验结果显示，之所以细胞内的纤丝状肌动蛋白能组织形成各种有功能的有序结构，而体外实验聚合形成的纤丝状肌动蛋白却不能，其关键就在于细胞内存在微丝结合蛋白。

微丝结合蛋白种类多样，分布十分广泛，大多数存在于各种组织细胞中，少数特异地存在于特定细胞中。目前，已分离、鉴定出 100 多种微丝结合蛋白。按照其功能的不同，可将其分为三类（表 2-22）。

表 2-22 几种微丝结合蛋白比较

微丝结合蛋白类型	相关微丝结合蛋白举例	蛋白主要特征及功能
微丝组装相关蛋白	肌动蛋白相关蛋白	由 Arp2、Arp3 等蛋白质构成复合物，促进肌动蛋白成核起始组装
	单体隔离蛋白	与 G- 肌动蛋白单体结合，调节肌动蛋白聚合和解聚
	肌动蛋白解聚因子	与 F 肌动蛋白结合，促进肌动蛋白解聚
微丝结构相关蛋白	末端阻断蛋白	与微丝结合，固定和维持微丝长度，阻止组装去组装
	交联蛋白	连接微丝，促进微丝交联成网
	纤丝切割蛋白	与微丝肌动蛋白侧面结合，将微丝从中间切断
肌丝收缩相关蛋白	原肌球蛋白	位于 F 肌动蛋白螺旋沟内，可同时结合 7 个肌动蛋白分子，稳定肌动蛋白，调节肌动蛋白与肌球蛋白头部的结合
	肌球蛋白	目前已发现约 18 个肌球蛋白家族，参与肌丝组成、肌肉收缩、胞质分裂等多种活动，是依赖微丝的分子马达，参与细胞物质运输
	肌钙蛋白	由 3 个亚基组成，由钙离子激活，调节肌肉收缩

1. 与微丝组装调节相关的微丝结合蛋白

（1）肌动蛋白相关蛋白（actin related-protein，Arp）：这是一类在结构上与肌动蛋白同源蛋白质复合物，由 Arp2、Arp3 和其他 5 种蛋白构成。它如同一个模板，起到类似于微管组织中心的 γ 微管蛋白环状复合物的作用，促进肌动蛋白的成核与肌动蛋白纤维的形成。

（2）单体隔离蛋白（monomer sequestering protein）：这类蛋白在非肌细胞中能够与 G 肌动蛋白单体结合，并抑制它们聚合，从而维持高浓度的单体肌动蛋白（50~200μmol/L），如抑制蛋白（profilin）和胸腺素（thymosin）。它们的活性和浓度会影响细胞质中肌动蛋白单体与肌动蛋白纤维的平衡，决定着肌动蛋白是聚合还是解聚。

（3）肌动蛋白解聚因子 / 丝切蛋白（actin depolymerizing factor/cofilin，ADF/cofilin）：该类蛋白质能够与 F 肌动蛋白结合，并切割微丝，使其片段化，增加肌动蛋白从微丝上的解聚速度，从而使微丝解聚。这一过程受磷酸肌醇的调节。

2. **与微丝结构相关的微丝结合蛋白**

(1)末端阻断蛋白(end-blocking protein):这种蛋白质与微丝结合后,如同给微丝末端加上了“帽子”,阻止微丝的组装和去组装,如β辅肌动蛋白(β-actinin),集中分布在Z盘和与质膜结合的应力纤维的点状黏附端,可缩短F肌动蛋白的长度。此外,还有加帽蛋白(capping protein)、Z帽蛋白(CapZ)等。这对一些需维持固定长度的蛋白来说十分重要,如细肌丝。

(2)交联蛋白(cross-linking protein):有两个以上的肌动蛋白结合位点,如肌动蛋白相关蛋白(actin related protein,Arp)、细丝蛋白(filamin)。它们可促进肌动蛋白成核,或将微丝交联成网状,起到连接微丝的作用。

(3)纤丝切割蛋白(filament severing protein):能将微丝从中间切断,形成小的片段。如凝溶胶蛋白(gelsolin),在Ca^{2+}存在的情况下,与F肌动蛋白侧面结合的同时,也结合到纤维亚单位之间,从而将纤维切断。

此外,还有能固定微丝到细胞膜上形成黏着斑的黏着斑蛋白(vinculin),帮助微丝结成束状的丝束蛋白(fimbrin)等。

3. **与微丝收缩功能相关的微丝结合蛋白**

(1)原肌球蛋白(tropomyosin,Tm):分子细长,相对分子量约64kDa,分子长度约40nm。由两条平行的多肽链形成α螺旋结构,位于F肌动蛋白螺旋沟内。一个Tm分子可同时结合7个串联的肌动蛋白分子。存在于各类细胞中。在肌细胞中,可占总蛋白含量的5%~10%。它能稳定肌动蛋白,调节肌动蛋白与肌球蛋白头部的结合,在肌肉收缩的调节中起重要作用。

(2)肌球蛋白(myosin):它是沿微丝运动的依赖微丝的分子马达,是一种纤维状蛋白质,在横纹肌中是构成粗肌丝的主要成分。目前已发现约18个肌球蛋白家族,其中含量最为丰富的有Ⅰ型、Ⅱ型和Ⅴ型。Ⅰ型和Ⅴ型肌球蛋白主要与细胞骨架与细胞膜的相互作用(如膜泡运输)有关;Ⅱ型蛋白则主要参与肌肉收缩和胞质分裂。

肌球蛋白相对分子质量约为450kDa,由6条肽链组成,包括重链和轻链。用胰蛋白酶处理Ⅱ型肌球蛋白,可产生轻酶解肌球蛋白(light meromyosin,LMM)和重酶解肌球蛋白(heavy meromyosin,HMM)。再用木瓜蛋白酶处理重酶解肌球蛋白,又可进一步分解为头、杆2个部分(图2-58)。头部为马达结合域,具有ATP酶活性,可与肌动蛋白丝相互作用,构成粗肌丝的横桥。肌细胞中,肌球蛋白可占到总蛋白含量的50%。

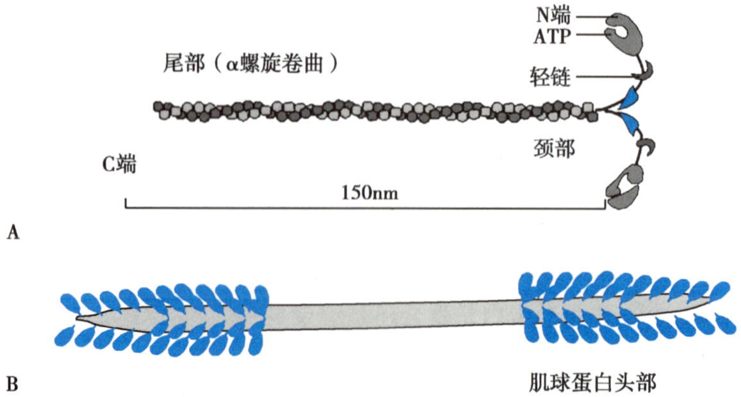

图2-58 肌球蛋白和粗肌丝示意图

A. 肌球蛋白结构示意;B. 肌球蛋白组装粗肌丝示意。

(3)肌钙蛋白(troponin,Tn):在横纹肌中起主要调节作用的蛋白质,其相对分子质量为80kDa,包括3个亚基:与 Ca^{2+} 特异性结合的肌钙蛋白C(Tn-C),与原肌球蛋白高度亲和的肌钙蛋白T(Tn-T)、抑制肌动球蛋白ATP酶活性的肌钙蛋白I(Tn-I)。肌钙蛋白复合体能调节肌动蛋白与肌球蛋白的结合,影响肌肉收缩。在细肌丝中,每隔40nm有1分子肌钙蛋白(Tn)与原肌球蛋白结合。该蛋白仅发现于肌细胞中,可被一定浓度的钙离子激活,在横纹肌收缩中起着开关作用。

(五)微丝的功能

微丝在细胞中分布广,功能较多。

1. 组成细胞骨架,维持细胞形态 在绝大多数细胞膜下的胞质溶胶中普遍存在着一个动态网状结构。该结构由微丝及其结合蛋白共同组成,极大地增加了细胞膜的韧性与强度,参与细胞形态维持。

细胞与胞外基质之间常形成紧密黏附的黏着斑。在黏着斑的细胞膜胞质侧存在一种较为稳定的丝束结构,由肌动蛋白和Ⅱ型肌球蛋白、原肌球蛋白、细丝蛋白和α-辅肌动蛋白组成,即应力纤维(stress fiber),又称张力纤维。应力纤维具有肌节结构,可收缩,类似骨骼肌中的肌原纤维。其一端与膜上的一种名为整联蛋白的跨膜蛋白连接,常与细胞长轴平行排列,并贯穿到细胞长轴之两端。它不仅与细胞连接有关,也与细胞运动密切相关,赋予细胞对表面张力的抵抗能力,保证细胞形态的维持。

另外,密集存在于小肠上皮细胞游离面的微绒毛,其轴心也是由微丝束及相关的微丝结合蛋白相互作用共同形成。但由于微丝束不含肌球蛋白、原肌球蛋白和α-辅肌动蛋白,因而该微丝束无收缩能力。

2. 参与细胞质运动 细胞的胞质环流、变形运动、胞质分裂等多种细胞质运动都和微丝有着极其密切的关系。细胞分裂末期,即将分离的细胞内会产生收缩环。收缩环由平行排列的微丝和Ⅱ型肌球蛋白组成。随着收缩环的不断收紧,最终完成两个子细胞的胞质分离。在细胞松弛素存在的情况下,微丝的结构遭受破坏,细胞不能形成收缩环,无法完成胞质分裂,因此形成双核细胞。此外,微丝在细胞的形态发生、细胞的分化、组织的形成、细胞的信号传递等方面,也有重要功能。一些微丝特异性药物(如细胞松弛素)可增强膜的流动、破坏胞质环流。

3. 参与肌肉收缩 骨骼肌又称肌纤维,由数百根细的肌原纤维组成。肌原纤维由收缩单元肌节组成,每个肌节呈带状条纹,有规律地线性重复排列,由粗肌丝和细肌丝有序组装形成。粗肌丝主要成分为肌球蛋白。细肌丝则主要由肌动蛋白组成,辅以原肌球蛋白、肌钙蛋白。突出于粗肌丝表面的肌球蛋白的头部,能与细肌丝中的肌动蛋白结合,构成横桥连接粗、细肌丝,从而引起肌肉收缩(图2-59)。

三、中间纤维

中间纤维(intermediate filament,IF)广泛存在于动物细胞中,围绕细胞核成束状或网状分布,并扩展到细胞膜,与质膜上的细胞连接(如桥粒和半桥粒)相连。最早在20世纪60年代后期由Holtzer在横纹肌中发现,直径约10nm,因其直径介于肌细胞的粗肌丝和细肌丝之间而得名。中间纤维是细胞骨架纤维中最复杂且最稳定的一种成分,主要由中间纤维蛋白装配而成,无明显极性,在细胞中主要起机械支撑作用,还参与细胞生长、分化、凋亡,同时与细胞应激、细胞信号转导、基因表达调控等过程相关。

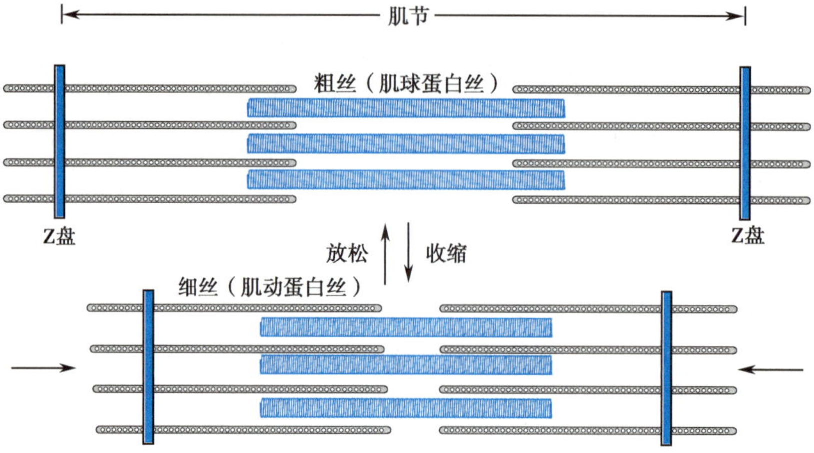

图 2-59 肌肉收缩示意图

（一）中间纤维的结构

中间纤维是一种直径约 10nm 的丝状蛋白质纤维，它结构坚韧、稳定，用高盐溶液与非离子性去垢剂处理细胞后，大部分细胞骨架消失，只有中间纤维仍能保留下来。

中间纤维蛋白单体是中间纤维的基本组成单位，有共同的结构特点：多肽链都可被分为头部（N 端）、中间杆状区和尾部（C 端）三个区域（图 2-60）。杆状区为 α 螺旋区，约含 310 个氨基酸残基，具有高度保守性。在同型中间纤维中，该区氨基酸顺序的同源性可高达 70%~90%，而在非同型的中间纤维间则往往低于 30%。从结构上，α 螺旋区可划分为螺旋Ⅰ区和螺旋Ⅱ区 2 个部分，各约 22nm 长，二者之间通过 1 个短的间隔区（L_{12} 片段）相连接。每个区内部又各自细分为 2 个螺旋亚区和 1 个短的间隔区（L_1、L_2）。杆状区的两侧为非螺旋化的头部、尾部，通常折叠成球状，暴露在纤维表面。各类不同中间纤维蛋白分子的差异，主要体现在这两个结构域的氨基酸顺序和肽链长度的不同。

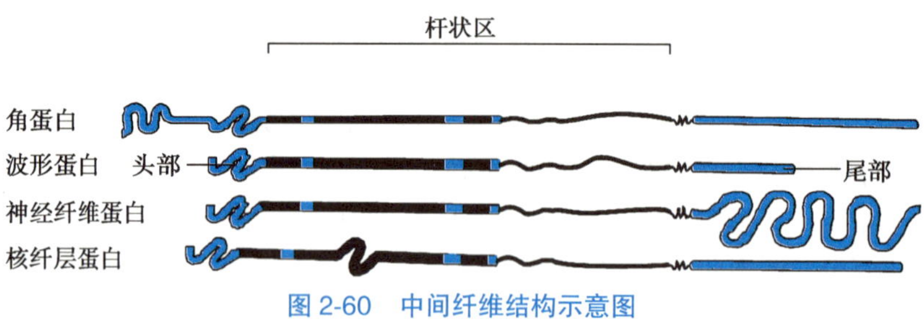

图 2-60 中间纤维结构示意图

（二）中间纤维的化学组成

中间纤维的主要成分是中间纤维蛋白。这类蛋白极为复杂，由约 70 个基因编码，有严格的种属和细胞特异性分布，不同来源的细胞表达不同类型的中间纤维蛋白。此外，有的细胞在发育的不同阶段也可能表达不同的中间纤维蛋白。依据中间纤维蛋白组织来源、氨基酸序列及免疫原性的不同，一般将中间纤维蛋白分为 6 种类型（表 2-23）。

表 2-23 脊椎动物细胞内中间纤维的主要类型及分布

类型	相关蛋白	相对分子质量 /kDa	主要分布的组织细胞
Ⅰ	酸性角蛋白	40~65	上皮细胞
Ⅱ	中性 / 碱性角蛋白	51~68	上皮细胞
Ⅲ	波形蛋白	54	间充质来源细胞
	结蛋白	53	肌肉细胞
	外周蛋白	57	中枢神经元、外周感觉神经元
	胶质原纤维酸性蛋白	51	神经胶质细胞
Ⅳ	神经丝蛋白 NF-L	67	神经细胞
	NF-M	150	
	NF-H	200	
Ⅴ	核纤层蛋白 A	70	各种组织细胞
	核纤层蛋白 B	67	
	核纤层蛋白 C	60	
Ⅵ	巢蛋白	200	神经干细胞、上皮细胞

Ⅰ型（酸性角蛋白）和Ⅱ型（中性 / 碱性角蛋白）存在于各种上皮细胞或外胚层起源的细胞中，如毛发和指甲，赋予细胞体一定的刚性，两者常以异源二聚体的形式参与中间纤维的组装。

Ⅲ型中间纤维包括多种类型，通常在各自的细胞内形成同源多聚体。如结蛋白（desmin）存在于各种成熟的肌细胞（如骨骼肌、心肌、平滑肌）中；波形蛋白（vimentin）在间质细胞和中胚层起源的细胞表达，如成纤维细胞、结缔组织细胞、软骨细胞、红细胞及淋巴管上皮细胞等；外周蛋白（peripherin）多在中枢神经系统神经元和外周神经系统感觉神经元中表达；胶质原纤维酸性蛋白（glial fibrillary acidic protein，GFAP）特异性地在中枢神经系统的星形胶质细胞中表达，是星形胶质细胞的分化标志。

Ⅳ型神经丝蛋白（neurofilament protein）分布于脊椎动物神经细胞轴突中，除有支持作用外，还参与胞内物质运输，包括 3 种神经丝蛋白亚基 NF-L、NF-M、NF-H。

Ⅴ型核纤层蛋白（lamin）存在于各种细胞的细胞核内膜，参与形成核纤层，分为核纤层蛋白 A、B、C 3 种类型。

Ⅵ型巢蛋白（nestin），又称神经（上皮）干细胞蛋白，是较晚发现的一种中间纤维蛋白，主要分布在中枢神经系统干细胞内。

中间纤维的种类和成分可随细胞的生长或成熟而改变。例如，在许多类型细胞的体外培养时，均可发现波形蛋白的表达。

（三）中间纤维结合蛋白

中间纤维结合蛋白（intermediate filament associated protein，IFAP）本身并非中间纤维结构的组分蛋白，而且中间纤维的组装也无须结合蛋白的辅助。但是，中间纤维结合蛋白在结构和功能上却与中间纤维有着密切的联系，它们或紧密或松散地结合于中间纤维的不同部位，充当细胞内中间纤维超分子结构的调节者。目前，已发现的中间纤维结合蛋白大约有 15 种，如丝聚蛋白（filaggrin）、网蛋白（plectin）、桥粒斑蛋白（desmoplakin）、斑珠蛋白（plakoglobin）等。它们都具有中等纤维类型特异性、表达细胞专一性等特点，不同的 IFAP 可存在于同一个细胞中，有的 IFAP 的表达与细胞的功能和发育状态相关。大多 IFAP 的功能目前尚不清楚。

（四）中间纤维的组装及调节

1. **中间纤维的组装** 中间纤维组装非常复杂，主要包括如下几方面。

（1）双股超螺旋二聚体结构的形成：2 条多肽链平行排列，其对应的 α 螺旋区相互缠绕，形成长约 40~50nm 双股超螺旋二聚体结构。此为中间纤维主干组装的结构基础。各类角蛋白一般形成异源二聚体；而波形蛋白、结蛋白、胶质纤维酸性蛋白及神经丝蛋白等则常常以相同的分子组装为同源二聚体。

（2）四聚体的形成：由 2 个超螺旋二聚体结合形成四聚体。四聚体被认为是中间纤维解聚的最小亚单位。在四聚体中，2 个二聚体以反向平行、半分子长度交叠的形式排列结合。虽然并不排除它们顺向平行排列的可能，但是中间纤维两端对称的非极性整体结构特征，似乎可从反向平行排列模式得到更合理的解释。至于半分子交叠，到底是发生在四聚体内，还是发生在四聚体间，目前仍无定论。

（3）原纤维的形成及中间纤维最终的组装：不同的四聚体彼此顺序连接形成原纤维；随后，每 2 条原纤维聚集成一根亚丝；最终，再由 4 根亚丝构成直径约 10nm 的圆柱状纤维，即中间纤维。

2. **中间纤维组装的相关条件及影响因素** 中间纤维的离体组装不需要核苷酸参加，不依赖于蛋白质的浓度，无须结合蛋白的辅助，也不受温度变化的影响。

在体胞内组装时，中间纤维蛋白绝大部分处于组装状态，很少有游离的单体存在。而且，其组装都是紧贴在聚集于细胞核旁边的多聚核糖体上进行的。至于中间纤维是以可溶性前体的形式，还是以新形成的蛋白链的形式加到骨架上去，目前尚有不同看法。

用可使微管或微丝降解的特异性试剂（如秋水仙素或细胞松弛素 B）处理细胞，除可见波形蛋白纤维发生位移聚集于核周缘之外，其他类型的中间纤维仍保持原有的分布状态和结构。

（五）中间纤维的功能

中间纤维在细胞质中形成一个从细胞核到细胞膜的精致的纤维网络，既可同质膜相连，也可与微管锚定在一起。随着分子生物学和分子遗传学的新的研究技术的利用，人们发现中间纤维的功能复杂而多样，具有时空特异性，大致可归纳为以下几点。

1. **支架作用，特别是对细胞核的定位和固定** 中间纤维在细胞质内形成一个完整的网架系统，外与细胞膜和细胞外基质相连，内与细胞核及核基质直接结合，贯穿整个细胞，参与支撑、维持细胞的形态，并与细胞核的定位和固定密切相关。在细胞核内膜的核质面有网络状的核纤层，这对于细胞核形态的维持具有重要作用。而组成这种网络结构的核纤层蛋白是中间纤维蛋白的一种，它们彼此交联在一起，通过核纤层蛋白受体附着到核内膜上，维持细胞核膜稳定。

2. **与细胞内微丝、微管一起发挥物质的定向运输作用** 中间纤维在细胞内分布广泛，与微丝、微管一起构成了贯穿整个细胞的网状系统，形成了一个跨膜的信息通道，参与胞内物质的定向转运。近年来研究发现，中间纤维与 mRNA 的运输有关，与细胞质 mRNA 锚定，对 mRNA 的细胞内定位和翻译有决定性的作用。

3. **参与细胞连接装置的构成，为细胞提供机械强度的支持** 细胞与细胞及细胞与细胞外基质的连接需要中间纤维的参与。中间纤维参与细胞连接中的桥粒连接和半桥粒连接。在这些连接中，中间纤维在细胞中形成一个网络，使得细胞在受到外界较大的变形力时不易破裂，能够完整、紧密地连在一起。体外实验证实，中间纤维比微管、微丝更耐受剪切力，这对于肌肉细胞和皮肤上皮细胞等尤为重要，既能维持细胞形态，又能赋予细胞一定的强度，提供机械支持力。

4. **参与细胞内的信号转导过程，影响 DNA 的复制和转录** 不以纤维形式存在的中间纤维蛋白，可作为一种信息分子或者信息分子的前体，参与细胞内的信号转导过程，影响 DNA 的复制和转录。实验发现，中间纤维蛋白在体外与单链 DNA 有高度亲和性，可能通过与组蛋白和 DNA 的作用来调节复制和转录。

5. **参与细胞分化** 在胚胎发育和上皮分化的研究中发现，不同类型的细胞或细胞的不同发育阶段，会表达不同类型的中间纤维。因此可将中间纤维用于干细胞鉴定和细胞分化研究。

四、细胞骨架组分的衍生结构

在真核细胞中存在着一些衍生结构，它们与细胞骨架在起源、结构及功能上密切相关，参与细胞的分裂和细胞运动。

（一）中心体和中心粒

中心体（centrosome）是主要见于动物细胞和低等植物细胞中的一种近核的细胞结构，1876 年 Van Beneden 在观察细胞的有丝分裂过程时首次发现。它由一对中心粒（centriole）和中心粒基质（centrosome matrix）组成。中心粒基质起微管组织中心作用。中心粒是动物细胞中位于核附近由 9 组三联体微管围成的成对圆筒状结构。两颗中心粒在一端相互垂直，在分裂间期中位于核的一侧，细胞分裂时逐渐移向两极，与有丝分裂器的组建有关。光镜下所见的中心体是由位于中央的中心粒和包围在中心粒外周的中心球两部分组成的一种复合结构，一般只有在细胞进行有丝分裂时方可明显地看到中心体。

1. **中心粒的亚微结构** 电镜观察中心体，显示其核心结构为中央部位一对相互垂直的短筒状小体——中心粒，而光镜下所看到的中心球，实际上只是存在于中心粒周围、具有较高电子密度的一些无定型基质。

中心粒的直径大约为 0.16~0.26μm，其长度变动于 0.16~2.0μm 之间。由于中心粒总是成对地出现，且彼此呈垂直排列，因此，有人将之合称为双心体。中心粒横断面显示，9 束三联微管形成了筒状小体壁的主体结构，它们像风扇的扇叶一样相互斜向环列。中心体基质是无定型的电子致密物，组成纤维状网络结构，往往充满于微管束之间及筒状小体壁周围，连接各种蛋白。包括 γ 微管蛋白。由于中心体基质环绕于中心粒周围，因此也被称为中心粒周物质（pericentriolar material，PCM）。

2. **中心体和中心粒的功能** 中心体是低等植物和动物细胞中的微管组织中心。在细胞分裂间期时，位于细胞核附近，调节微管的数量和空间分布；有丝分裂期时，经过倍增后移向细胞两极，并由此生长出许多微管建立纺锤体，确保细胞分裂过程的对称性和双极性。中心粒一般被认为与微管蛋白的合成及微管的聚合有关，并参与细胞的有丝分裂过程。同时，由于中心粒存在 ATP 酶,可能与细胞能量代谢有关,为细胞运动和染色体移动提供能量。

3. **中心粒的形成** 中心粒位于核膜附近的细胞质中。在细胞周期的 DNA 合成前期(G_1 期),中心粒为一对。在 DNA 合成期(S 期),成对的中心粒先分裂,中心粒开始复制。每个中心粒的一端垂直地芽生出 1 个小的中心粒,称为原中心粒,是只有 9 个单套的微管环,即每一个三联微管中最内侧的一个先形成,再依次由内向外形成第二个和第三个,最后在此基础上进一步延长,中心粒数量加倍。细胞分裂前期,两对中心粒分离,周围开始形成呈放射状排列、由短的微管组成的星体,决定了细胞分裂的极性。星体间微管不断延长,逐渐形成纺锤体。

中心粒的形成不同于线粒体和叶绿体,无须模板,在一些没有中心粒的细胞,也可以自我发生。

(二) 鞭毛与纤毛

鞭毛和纤毛是细胞表面的细胞特化结构,是细胞向外伸出的细长突起,表面覆以细胞膜,尾部由微管构成,具有运动功能。二者的来源和结构基本相同(图 2-61)。不同的是,鞭毛少而较长,纤毛多而较短。现以纤毛为例,简要介绍它们的主要结构和运动机制。

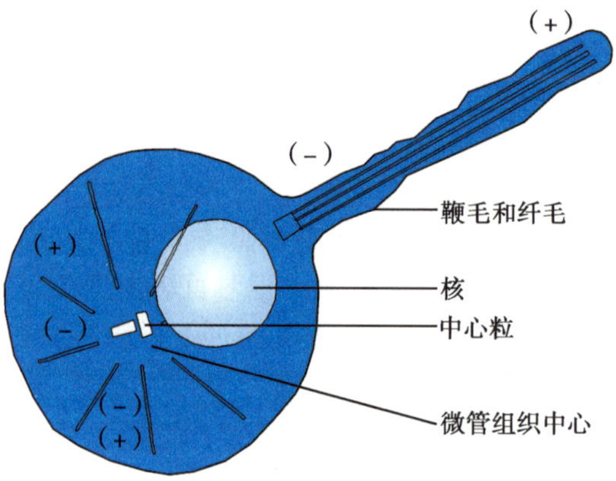

图 2-61 鞭毛和纤毛示意图

1. **纤毛的形态结构** 纤毛长 5~10μm,直径 0.3~0.5μm。其长轴从结构上可分为毛部、基体和根丝 3 个组成部分。毛部系伸出于细胞外面的部分,基体与毛部连接,埋藏在膜下细胞质内;根丝是由基体生出的一条细丝,伸入细胞质内部,或长或短,依种类不同而异。

纤毛外围包裹以一层细胞膜,其中柱由基质和埋藏于其中的一些平行的轴丝组成。高分辨电镜观察横断面,可见这些轴丝实质上是 9 组直径为 22~24nm 的微管,它们相互间隔一定的距离而规则环绕排列。

构成毛部轴丝的主要结构组分是 9 组外周二联微管和一对以单管形式存在的中心微管,呈"9+2"的微管排列形式。每组外周二联微管中,靠近中央的一条电子致密度较高,称为亚微管 A,为完全微管;另一条电子致密度较低,为亚微管 B,是不完全微管。亚微管 A 向与之相邻近的一组二联管的 B 管伸出 2 个动力蛋白短臂,长约 15nm,粗约 5nm。两根中央管间有细丝相连,外围有中央鞘。每一组周围的二联微管的亚微管 A 与中央鞘之间有细的放射辐条连接,使它们牢固地连接在一起。

在纤毛毛部与基体部之间存在一个缺少中心鞘及中心微管的过渡结构。基体是埋在细胞质的部分，由 9 组三联微管所构成，与中心粒类似，为“9+0”的结构。基体与中心粒在特定情况下可相互转变。

2. **纤毛与鞭毛的主要化学成分**　纤毛含有多种蛋白质，较为重要的有微管蛋白和动力蛋白。微管蛋白构成周围微管。动力蛋白构成周围微管的短臂，是一种由 2 条重链、4 条轻链、3~4 条中间链组成的蛋白质复合体，可分为 14S 和 30S 两部分。动力蛋白具有 ATP 酶活性，为纤毛或鞭毛运动提供动力。在合适的生理条件下，分析动力蛋白的 ATP 酶活力，得知每个动力蛋白分子能水解 11~35 个 ATP/s，亦即纤毛或鞭毛在一次摆动中，每一个动力蛋白分子约能水解 1 分子 ATP。有人认为，动力蛋白可能执行着与肌球蛋白相似的功能，但它们的理化性质并不相同。

3. **纤毛和鞭毛的运动**　纤毛与鞭毛虽然都执行细胞的运动功能，进行简单的弯曲运动，但它们的运动形式却存在差异。前者有快速的有效拍击和慢速的回复拍击，表现为双向波动，而后者则为均匀的波动。它们的运动机制一般用 Peter Satir 提出的微管滑动模型解释。首先，亚微管 A 的动力蛋白头部与亚微管 B 结合，促使结合在动力蛋白上的 ATP 水解为 ADP，同时释放能量，引起头部角度的改变，使头部朝相邻的二连管正极滑动；然后，新的 ATP 结合，使动力蛋白头部与亚微管 B 脱离；接着，ATP 水解，释放的能量使头部的角度复原；最后，带有 ADP 的动力蛋白与亚微管 B 接触，结合在另一个位点上，重复之前的过程。相邻的二联管之间的动力蛋白向两侧交替滑动，使鞭毛或纤毛向不同方向弯曲。

一些先天性精子不动症患者精子中的微管，以及呼吸道感染（气管炎、鼻窦炎、肺炎和感冒等）患者呼吸道上皮纤毛的微管，都缺乏动力蛋白，致使鞭毛或纤毛不能运动，精子不能游动，从而影响其生育和呼吸道的清除能力。正常情况下，呼吸道上皮细胞纤毛，通过运动向气管外转运痰液（文末彩插图 2-62）。

五、细胞骨架与医学

细胞骨架是细胞不可缺少的网架结构，不仅与细胞的形态维持相关，还参与细胞内的物质运输、信息传递、细胞的分裂与分化等生命活动。它们出现异常，将影响细胞的正常结构和生理功能，甚至导致人体疾病发生，如肿瘤、神经系统疾病、遗传病等。

（一）微管异常与细胞病理

许多细胞病理状态往往伴随着微管的异常。如阿尔茨海默病患者除脑神经元细胞中发现有大量扭曲变形的微管之外，同时可见患者脑脊液中 Tau 蛋白含量显著增高。其可能的病理机制之一是微管相关蛋白 Tau 蛋白以高磷酸化状态存在于患者神经元中，它们对微管蛋白的亲和力降低，使得微管聚合受阻，进而影响到胞内的物质运输，从而导致神经元营养代谢障碍，引发痴呆症状。

恶性转化的细胞中，常发现细胞的骨架结构破坏以及微管解聚。荧光抗体技术证明，长期传代的癌变细胞微管显著减少，仅为正常细胞的一半左右，而微管的减少是恶性转化细胞的重要特征之一。肿瘤细胞的中心体也常常排列紊乱无序，微管的分布无法到达胞质溶胶层，引起细胞形态和胞内物质运输、细胞器运动异常。因此，微管可作为肿瘤化疗药物的作用靶点，设计微管特异性药物如紫杉醇、秋水仙素、长春花碱等来抑制细胞增殖，治疗肿瘤。

纤毛不动综合征是一类具有先天性缺陷的人类遗传病，该病的主要临床症状表现为呼吸道感染及男性不育。其发病原因大多是纤(鞭)毛结构中具有 ATP 酶活性的动力蛋白臂缺陷或缺失,造成气管上皮组织细胞纤毛运动麻痹和精子尾部鞭毛不能运动。

(二) 微丝与医学

体外研究发现,人肿瘤细胞表现为细胞膜下的微丝应力纤维遭受破坏,肌动蛋白重组形成肌动蛋白小体、皮层小体、“面包圈”小体和“玫瑰花”等,聚集在细胞皮层,增加了肿瘤细胞在浸润转移过程中的运动能力。

此外,以亨廷顿舞蹈病为例的多聚谷氨酰胺疾病患者细胞内,也常发现有微丝聚合蛋白 Sla1 的聚集,影响胞内物质转运。Wiskott Aldrich 综合征患者表现为细胞微绒毛减少,形态变小,这也与微丝异常相关。

(三) 中间纤维与医学

近年来有研究揭示,中间纤维与人类 80 多种疾病相关,如肌肉萎缩症、心肌病、早老症等。在许多病理情况下的细胞中,如酒精中毒者的肝细胞、早老性痴呆患者的神经细胞,也常常发现中间纤维的异常。中间纤维蛋白基因的突变也与人类多种遗传病密切相关。如角蛋白基因 *K5* 和 *K14* 突变可引起单纯性大疱性表皮松解症,*K1* 和 *K10* 的突变在先天性鱼鳞样红皮病患者体内发现,核纤层蛋白基因突变可引起埃默里 - 德赖弗斯肌营养不良。

中间纤维可用于肿瘤诊断和分类鉴别。中间纤维具有严格的组织特异性,不同类型的中间纤维分布于不同类型的细胞中。因此,可将其作为细胞类型区分的特征性标志之一。研究发现,绝大多数肿瘤细胞在转移后仍然继续表达源细胞的特征性中间纤维类型。1984 年,人们建立了主要人类肿瘤类群的中间纤维目录,并且制备了各种高度特异性中间纤维单克隆抗体(表 2-24)。人们应用免疫组织化学法显示肿瘤细胞中的中间纤维,从而进行肿瘤临床鉴别与诊断。例如,乳腺癌细胞中若含有角蛋白,可判定其来源于上皮组织;波形蛋白则出现在非肌肉瘤、淋巴瘤和黑色素瘤中,它的高表达往往与细胞的侵袭性有关。如今,中间纤维抗体已被广泛应用于临床病理诊断,对于中间纤维的分析已成为可行的肿瘤临床鉴别与诊断方法。

表 2-24 不同中间纤维蛋白在细胞、组织及肿瘤中的表达

中间纤维种类	阳性细胞种类	阳性肿瘤细胞类别
角蛋白	角化和非角化上皮	皮肤癌
波形蛋白	间叶细胞,如成纤维细胞、软骨、内皮细胞等	非肌肉瘤、淋巴瘤、黑色素瘤
结蛋白	横纹肌、平滑肌	横纹肌肉瘤、平滑肌肉瘤
胶质原纤维酸性蛋白	星型细胞、神经胶质细胞	胶质细胞瘤
神经原纤维蛋白	中枢神经元、周围神经元	神经母细胞瘤、神经节母细胞瘤、嗜铬细胞瘤

中间纤维还可应用于产前诊断。通过羊膜穿刺术、绒毛取样术等产前诊断方法获取胎儿细胞后,运用中间纤维的显微技术分析,对某些先天性畸形的诊断具有一定的辅助意义。如果羊水中含有胶质原纤维或神经原纤维的细胞,则提示胎儿可能具有中枢神经系统的畸形。这项技术也可应用于一些心肌或骨骼肌疾病的诊断。

(章 欢 陈保锋)

第六节 细 胞 核

细胞核(nucleus)是遗传信息储存、复制和转录的场所,是真核细胞内最大、最重要的细胞器,除了哺乳动物成熟红细胞外,所有真核生物的细胞都有高度发达的细胞核,这也是真核细胞区别于原核细胞的重要标志。失去细胞核后,细胞将丧失生命功能而趋于死亡。

细胞核的形态一般与细胞的形态相适应,在圆球形、多边形的细胞中,细胞核的形态一般为球形;在柱形细胞中细胞核多成椭圆形;在细长的平滑肌细胞中细胞核呈杆状(文末彩插图 2-63);中性粒细胞的细胞核呈不规则状。

一个细胞通常只有一个细胞核,但肝细胞、肾小管细胞和软骨细胞可有双核,骨骼肌细胞的细胞核最多可达数百个(文末彩插图 2-64)。

细胞核的大小在不同生物和不同生理状态下有所不同,幼稚细胞的细胞核较大,成熟细胞的细胞核较小,高等动物的细胞核直径一般为 5~10μm。细胞核在细胞中的位置并非都位于细胞中央,有的细胞如腺细胞、脂肪细胞,由于分泌颗粒或内含物较多,细胞核多位于一端(文末彩插图 2-65)。

一般来说,细胞核大小通常占细胞总体积的 10% 左右,细胞核与细胞质的体积比常用核质比表示:

$$NP=Vn/(Vc-Vn)$$

式中 NP 为核质比,Vc 和 Vn 分别表示细胞和细胞核的体积,核质比与细胞不同生理状况等有关,如淋巴细胞、胚胎细胞和肿瘤细胞的核质比较大,而表皮角质细胞、衰老细胞的核质比则较小。

电镜下的细胞核在分裂间期具有完整的结构,包括核膜、染色质、核仁和核骨架(核基质)等部分(图 2-66)

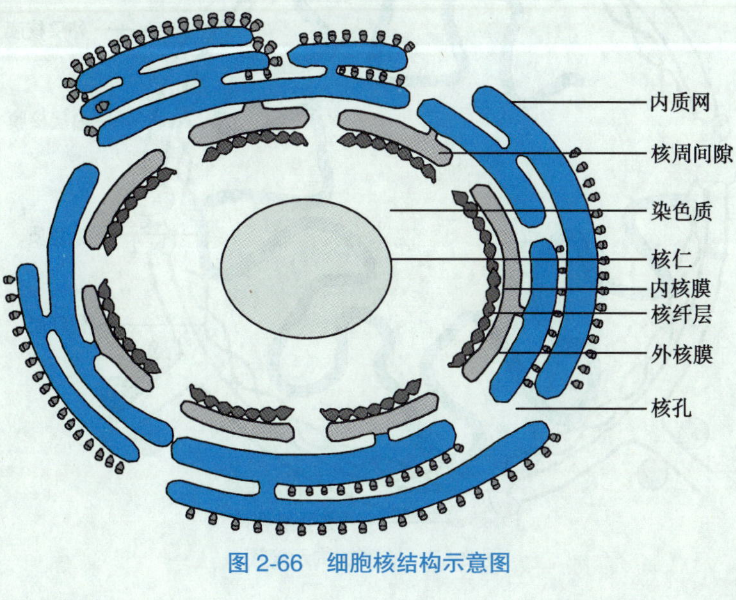

图 2-66 细胞核结构示意图

一、核膜

核膜（nuclear membrane）又称核被膜（nuclear envelop），是真核细胞内包围细胞核的双层膜结构，属于内膜系统的一部分。核膜将核物质与细胞质分开，使细胞核处于一个相对稳定的环境。在电镜下，核膜包括外核膜、内核膜、核周间隙、核孔复合体和核纤层。

（一）核膜的化学成分

核膜的化学成分主要是蛋白质和脂类，此外还有少量核酸成分。

蛋白质约 20 多种，占 65%~75%，包括组蛋白、基因调节蛋白和酶类等。核膜所含的酶类与内质网很相似，如内质网的标记酶 G6PD、与电子传递有关的酶类 NADH 细胞色素 b5 还原酶、NADH 细胞色素 c 还原酶、细胞色素 P450 也都存在于核膜上。核膜中所含的脂类占 25%~40%，也和内质网相似，都含有不饱和脂肪酸卵磷脂、磷脂酰乙醇胺以及胆固醇和甘油三酯。

核膜与内质网上蛋白质及脂类成分的相似，说明了二者关系密切；但核膜与内质网所含蛋白质及脂类的浓度存在差异，如内质网细胞色素 P450 的含量高于核膜，核膜所含不饱和脂肪酸浓度低于内质网，这种结构成分的不同表明了二者各自结构的特异性。

（二）核膜的亚显微结构

1. **内、外核膜** 核膜有内外两层单位膜组成，每层膜厚约 7.5nm。外核膜（outer nuclear membrane）为面向细胞质的一层膜，外表面附着有核糖体颗粒，常与糙面内质网相连。内核膜（inner nuclear membrane）与外核膜平行，面向核质，没有核糖体颗粒附着。

2. **核纤层** 内核膜内表面常附着有一层结构致密的纤维蛋白网络，称为核纤层（nuclear lamina）（图 2-67），一般厚 10~20nm，对核膜起支撑作用。

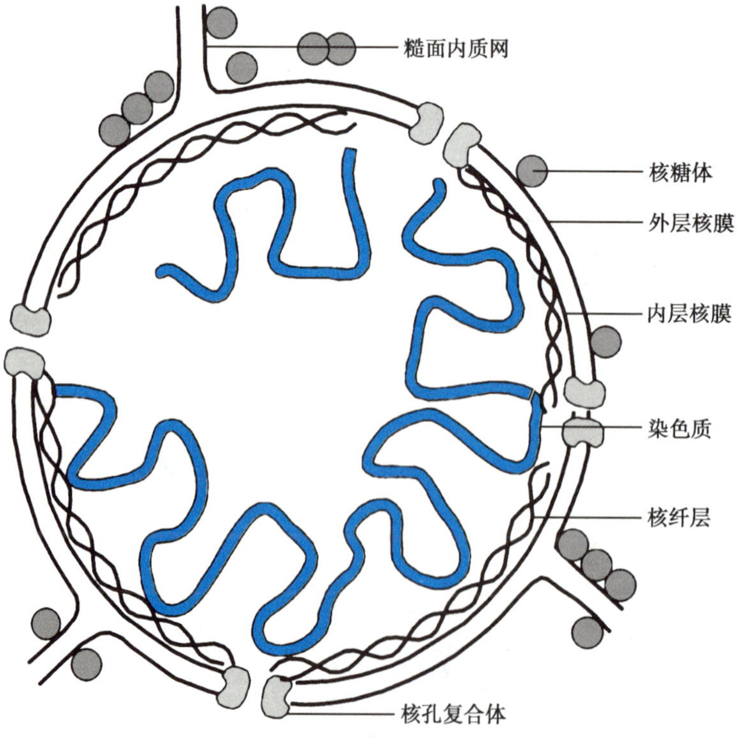

图 2-67 核膜结构示意图

(1)核纤层的化学成分：高等动物核纤层通常是由三种属于中间纤维性质的多肽组成，分别称为核纤层蛋白A、B、C三种类型，其相对分子量约60~80kDa，均有亲膜作用，其中核纤层蛋白B与膜的结合能力最强。在细胞周期中核纤层蛋白发生磷酸化与去磷酸化的周期性变化，调节核被膜的解体与装配，是中间纤维蛋白超家族成员。

(2)核纤层的主要功能

1)保持核膜外形：核纤层蛋白形成骨架从而为核膜提供支撑作用，用高盐溶液、非粒子去污剂和核酸酶去除大部分核物质，剩下的核纤层仍能维持核的轮廓。核纤层连接核骨架和穿过核膜的中间纤维，将细胞质骨架和核骨架形成连续的网络结构。

2)与核膜重建、染色质的凝集有关：细胞分裂前期，受促成熟因子(MPF)作用，核纤层蛋白磷酸化，核纤层发生解聚，使核膜崩解，其中核纤层蛋白B因与膜具有较强的结合力而与核膜小泡结合，核纤层蛋白A和C则分散于胞质中；当细胞进入分裂末期时，核纤层蛋白发生去磷酸并在核周围聚集，核膜小泡相互融合并包围染色质，核膜再次形成。此外在细胞分裂间期核中，核纤层蛋白存在多种染色质结合位点，也为染色质提供了核周边的锚定位点，因此染色质不能凝集成染色体。细胞分裂前期，由于核纤层的解聚，染色质与核纤层蛋白发生分离从而逐渐凝集成染色体。

3)参与DNA复制与转录的调节：核纤层蛋白为DNA复制及转录提供了支架。实验发现，没有核纤层的细胞核，即使DNA复制所需的蛋白质和酶存在，也不能进行DNA的复制；核纤层蛋白还可以锚定、支持转录因子以及通过与膜蛋白的结合而影响基因的表达。

3. **核周间隙** 内、外核膜之间有宽为20~40nm的腔隙，称为核周间隙(perinuclear space)。核周间隙与糙面内质网腔相通，是细胞质和细胞核之间物质交流的重要通道，其中散布着多种蛋白质(如脂蛋白、分泌蛋白和组蛋白等)和酶(过氧化物酶和磷酸酶等)等。

4. **核孔复合体** 真核细胞的核膜上间隔排列着许多由内、外两层膜局部融合形成的环状开口，直径一般80~120nm，称为核孔(nuclear pore)，是细胞核与细胞质间物质交流的通道(图2-68)。核孔在核膜上的数量及密度随细胞种类及生理状态不同而不同，高度分化、代谢低而不增殖的细胞，如有核红细胞和淋巴细胞，核孔数1~3个/μm²，高度分化但代谢活跃的细胞，如肝、肾、脑等细胞中，核孔数为12~20个/μm²，唾液腺细胞核孔数则高达40个/μm²。

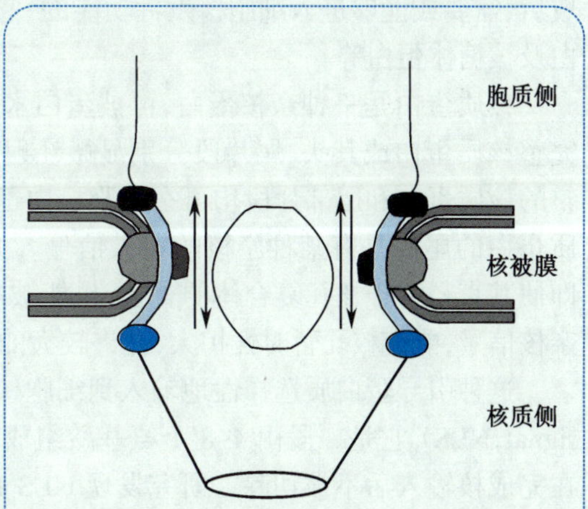

图2-68 核孔通道示意图

核孔复合体(nuclear pore complex，NPC)是多种蛋白颗粒按特定方式排布而成的复合结构。电镜下核孔复合体是一个复杂且有规律的盘状结构体系。关于核孔复合体的结构已有多种模型，其中较为普遍被接受的是捕鱼笼式(fish-trap)模型，该模型认为核孔复合体由四种结构组成：①胞质环(cytoplasmic ring)：位于核孔复合体边缘的胞质面一侧的环状结构，又称外环，与外核膜相连，环上对称分布有八条伸向胞质的纤维，称为胞质纤维。②核质环(nuclea ring)：位于核孔边缘的核质面一侧，又称内环，与内核膜相连，环上也对称分布有八条纤维（核质纤维），末端交汇成篮网样结构。③中央栓（central plug）：又叫中央颗粒（central granule），位于核孔中央，呈颗粒状或棒状的运输蛋白质，在核质交换中发挥一定作用。④辐（spoke）：由核孔边缘伸向中心，辐射状八重对称，是将胞质环、核质环及中央栓连接在一起的结构。

（三）核膜的功能

核膜作为细胞核和细胞质之间的屏障，使核物质的内环境相对稳定，同时还调控着细胞核与细胞质之间的物质交换和信息交流，此外核膜还与生命物质合成和细胞分裂密切相关。

1. **区室化作用** 原核细胞由于缺乏核膜，RNA 转录和蛋白质合成均发生于细胞质内，RNA 转录还没完成就已经开始蛋白质的合成，所以前体 RNA 不能有效地被剪切和修饰。而在真核细胞中，核膜可将细胞分为细胞核与细胞质两大结构和功能区域，DNA 复制、RNA 的转录与加工在细胞核里进行，而蛋白质翻译只在细胞质中完成，保证了遗传信息表达的调控高效而精准。

2. **控制细胞核与细胞质的物质交换** 通过核孔复合体进行的物质运输既表现出双向性，即介导细胞质的蛋白质或酶进入细胞核，又介导核内 RNA、核糖核蛋白颗粒等出核运输到细胞质；同时，又具有双功能性，即表现出主动运输和被动运输两种运输方式。

(1) 核孔复合体的被动运输：核孔复合体含有作为被动运输的亲水通道，其有效直径 9~10nm，有的可达 12.5nm，水分子、一些离子以及部分有机小分子，如单糖、氨基酸、核苷和核苷酸均可自由扩散而通过核膜。

(2) 核孔复合体的主动运输：绝大多数大分子、颗粒物质，主要是通过核孔复合体的主动运输进出细胞核。

1) 亲核蛋白的入核运输：亲核蛋白（karyophilic protein）是指在细胞质内游离核糖体合成后，需要或能够进入细胞核发挥功能的一类蛋白质，如 DNA 聚合酶、RNA 聚合酶等、组蛋白及核糖体蛋白等。

核质蛋白是一种亲核蛋白，可被蛋白水解酶切成头、尾两部分，将用放射性核素标记的完整核质蛋白或其头、尾片段分别显微注射到爪蟾卵母细胞的细胞质中，电镜观察发现，完整的核质蛋白和尾部片段均可在细胞核内迅速积累，而头部片段却仍留在细胞质中，说明核质蛋白的尾部具有某种亲核的输入信号。如果用尾部片段包裹直径 20nm 的胶体金颗粒，即使其直径大于核孔复合体的直径，也能被观察到在核内的出现，表明核质蛋白尾部的这种亲核信号，能使核孔暂时性扩大，允许较大的蛋白质进入细胞核。

这种引导蛋白质选择性地输入到细胞核内的信号，称为核定位信号（nuclear localization signal，NLS），它是一段由 4~8 个氨基酸组成的短肽序列，可以位于蛋白质的任何部位，并且在完成核输入后不被切除。研究发现 NLS 必须与相应的 NLS 受体结合才能通过核孔复合体完成亲核蛋白的核输入，这种受体存在于胞质溶胶中，称为核转运受体（nuclear transport recepter）。NLS 首先发现于猴肾病毒（SV40）的 T 抗原中，该抗原在细胞质中合成，然后进入细胞核内，该抗原分子存在一个七肽片段的核定位信号，可与核转运受体结合而进入细胞核内，如果该片段某个氨基酸发生突变，T 抗原就无法进入细胞核。可以看出，亲核蛋白的运输机制与 NLS 特异性结合核转运受体紧密相关。

2) RNA 及核糖核蛋白（RNP）的出核运输：细胞核里合成的 RNA，往往是以 RNA- 蛋白质复合体的形式进行出核转运的，即 RNA 的核输出需要特殊的蛋白质因子的参与。现已发现这些蛋白质本身具有出核信号，这种引导出核转运的氨基酸序列，被称为核输出信号(nuclear export signal，NES)。当可以识别RNA分子或RNP颗粒的受体与核孔复合体结合时，就可以向细胞质方向运送物质。不过目前对于RNA及RNP的出核转运机制了解还不多。

3. **合成生物大分子**　核膜外层结构上附有核糖体和多核糖体，多核糖体是合成蛋白质的基本功能单位，因此核膜和蛋白质合成有关。免疫电镜技术发现，抗体的形成首先在核膜外层出现。核周间隙中还分布有多种结构蛋白和酶，可以合成少量的膜蛋白、脂质及组蛋白等。另有报道认为核膜可合成糖类。

4. **在细胞分裂中参与染色体的定位与分离**　在细胞分裂间期，可见异染色质紧贴于核膜内面。细胞分裂前期，染色质螺旋化形成染色体时，可见染色体紧贴在核膜内面的一定区域。前期结束后，核膜崩解成断片或小泡，分散于细胞质并进入内质网中。有人认为，这些断片或小泡与染色体片段相连，与细胞分裂末期核膜的重新形成有关。

二、染色质与染色体

染色质(chromatin)是真核细胞分裂间期的细胞核内易被碱性染料着色的物质，染色体(chromosome)则是细胞分裂时，染色质经过不断螺旋、折叠，最终凝集成显微镜下可见的、条状或棒状的小体。染色质与染色体是同一物质在细胞周期不同时相的不同表现形式。

(一) 染色质的化学组成成分

染色质的主要组成成分是DNA和组蛋白，此外还含有非组蛋白和少量的RNA，DNA和组蛋白的比例接近1∶1，两者总量占染色质总含量的98%以上，非组蛋白与RNA的含量可随细胞生理状态不同而有很大变化。

1. DNA　DNA是由四种脱氧核糖核苷酸经磷酸二酯键连接而成的长链聚合物，是遗传信息的载体，具有高度稳定性和高度复杂性。人类单倍体核基因组约30万亿个碱基对，其中女性约30.36万亿个，男性约29.4万亿个(2012年7月数据)，已明确2.1万个基因(2013年数据)(表2-25)，预测人类大致有3万~3.5万个基因，蛋白编码序列占1.5%左右。人类基因组经螺旋折叠储存在染色体中(图2-69)。真核细胞中DNA的核苷酸根据其在基因组中重复次数的不同可分为单一序列和重复序列两大类型。

表2-25　人类各染色体DNA长度及其基因估计数目

染色体号	DNA长度/mm	估计基因数/个	染色体号	DNA长度/mm	估计基因数/个
1	85	2 000	13	39	300
2	83	1 400	14	36	800
3	67	1 000	15	35	600
4	65	1 000	16	31	800
5	62	900	17	28	1 200
6	58	1 000	18	27	200
7	54	900	19	20	1 500
8	50	800	20	21	500

续表

染色体号	DNA 长度 /mm	估计基因数 / 个	染色体号	DNA 长度 /mm	估计基因数 / 个
9	48	800	21	16	200
10	46	700	22	17	500
11	46	1 300	X	53	800
12	45	1 100	Y	20	50

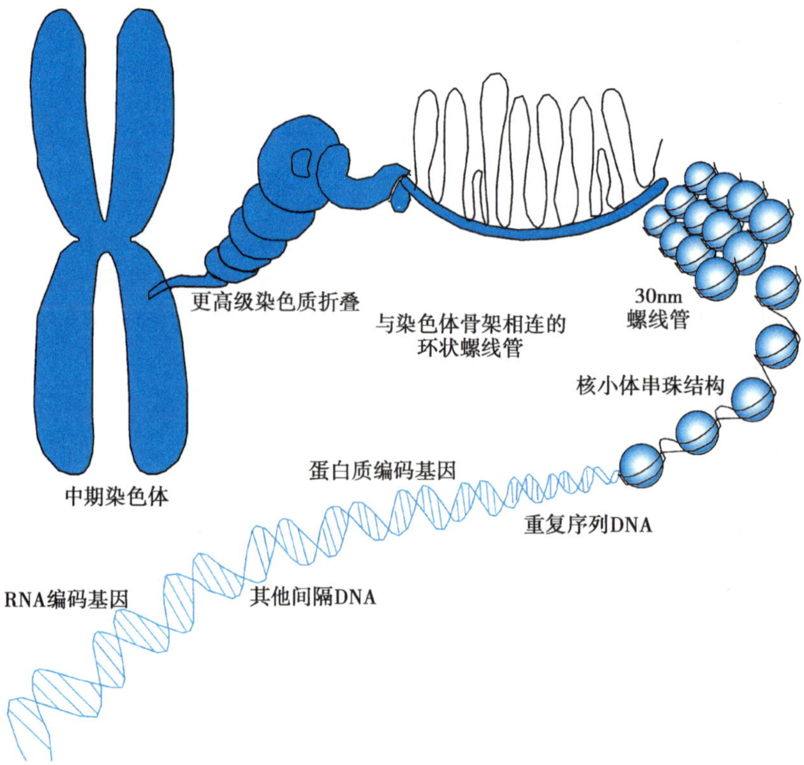

图 2-69　基因组与染色质组装示意图

(1) 单一序列：又称单拷贝序列（single-copy sequence），在基因组中仅出现一次或很少几次，人类基因组单一序列约占 15%。一般为具有编码功能的基因，如绝大多数编码蛋白质（酶）的结构基因。

(2) 重复序列（repetitive sequence）：基因组中重复出现的核苷酸序列。这些序列一般不编码多肽，在基因组内可成簇排布，也可散布于基因组，其中一部分在基因调控、维持染色体结构稳定等方面有重要作用，另一部分目前功能不明。人类基因组 50% 以上区域含重复序列，其中 60%~80% 为中度重复序列和高度重复序列。

中度重复序列长度约为 300~7 000bp，重复拷贝数 10^2~10^5，少部分具有编码功能或基因调控功能，如组蛋白基因、tRNA 基因、rRNA 基因、核糖体蛋白基因 Alu 家族等，但多数中度重复序列无编码功能，通常作为基因内和基因间的间隔序列。

高度重复序列长度较短，通常为2~200bp，其重复频率超过10^5，有些序列中AT含量较高，在氯化铯（CsCl）密度梯度离心时，由于AT段浮力密度较小，常在DNA主带上形成一个次要的DNA伴随带，称卫星DNA。高度重复序列一般不转录，不编码蛋白质，多数形成异染色质，分布于染色体的端粒及着丝粒区，行使维持染色体的结构、形成结构基因间隔的功能，并与减数分裂过程中染色体的联会有关。

2. **组蛋白** 组蛋白（histone）是真核细胞染色质中的一组碱性蛋白质，分为H_1、H_2A、H_2B、H_3、H_4五种类型，其含量大致与DNA相等，是构成染色质的主要蛋白质。组蛋白富含带正电荷的精氨酸、赖氨酸等碱性氨基酸，可与带负电荷的酸性DNA紧密结合，抑制DNA的复制和转录，但一些组蛋白的修饰（如乙酰化、磷酸化）则可使组蛋白的电荷性质发生改变，减弱了组蛋白与DNA的结合，使DNA解旋从而有利于DNA的复制和转录的进行。组蛋白根据其功能分为两组：H_2A、H_2B、H_3、H_4组蛋白相互聚合组成核小体核心颗粒，在进化上高度保守，没有种属和组织特异性；H_1组蛋白在构成核小体时起连接作用，有一定的种属和组织特异性（表2-26）。

表2-26 组蛋白的主要特性

种类	赖氨酸/精氨酸	氨基酸残基数	分子质量/kDa	变异性	每200bp中的数量
H_1	22.0	215	21.5	广泛	1
H_2A	1.17	129	14.5	保守	2
H_2B	2.50	125	13.7	保守	2
H_3	0.72	135	15.3	高度保守	2
H_4	0.79	102	11.8	高度保守	2

3. **非组蛋白** 非组蛋白（nonhistone protein）是指细胞核中除组蛋白外的其他所有蛋白质的统称，富含带负电荷的天冬氨酸、谷氨酸等，属酸性蛋白质。非组蛋白在细胞内含量较少，但种类繁多，约有500多种不同的组分。非组蛋白可促进核小体DNA分子进一步折叠、盘曲，构建染色体的结构支架。此外，非组蛋白与组蛋白的结合能特异性地解除组蛋白对DNA的抑制作用，促进复制和转录的进行，调控有关基因的表达。

4. RNA RNA（ribonucleic acid）是由四种核糖核苷酸经磷酸二酯键连接而成的长链聚合物，也是遗传信息的载体。染色质中RNA含量较少，大部分是新合成的各类前体RNA、少数其他RNA如端粒RNA等，具有促使染色体结构稳定的作用。

（二）常染色质和异染色质

在细胞分裂间期，细胞核中的染色质按其形态特点和染色性能及功能状态，可以分为常染色质和异染色质两种类型。

1. **常染色质** 常染色质（euchromatin）是间期核内处于伸展状态，折叠压缩程度低，碱性染料着色浅的那部分染色质。常染色质大部分位于细胞核的中央，也可以袢环形式伸入到核仁中。构成常染色质的DNA主要是单一DNA序列或中度重复DNA序列（如组蛋白基因和核糖体蛋白基因），常具有转录活性，参与DNA的复制和转录，然而并非常染色质上的所有基因都具有转录活性。

2. **异染色质** 异染色质（heterochromatin）是间期核中折叠压缩程度高，处于凝缩状态，碱性染料着色深的染色质，主要分布于间期核的周边，位于核膜内表面附近。异染色质中DNA与组蛋白结合非常紧密，染色质螺旋化程度高，转录不活跃或没有转录活性。异染色质又分为结构异染色质和兼性异染色质。

结构异染色质（constitutive heterochromatin）指在各种细胞类型的全部发育阶段都处于凝缩状态的染色质，由高度重复的DNA序列组成，是染色质的主要类型。在中期染色体上，多分布于染色体的着丝粒、端粒、次缢痕及染色体臂等部位，不转录也不编码蛋白质，较常染色质复制晚，聚缩早。

兼性异染色质（facultative heterochromatin）是在某些细胞类型或一定发育阶段，由常染色质失去转录活性，转变为凝集状态的异染色质。异染色质在一定条件下能向常染色质转变而恢复其转录活性，二者的转化可能与基因的表达调控有关。例如雌性哺乳类体细胞核中的巴氏小体即为典型的兼性异染色质。在胚胎发育早期，雌性哺乳动物体细胞核中的两条X染色体均为常染色质，但在胚胎发育的16~18天，其中一条X染色体将失活成为异染色质，在核膜内缘形成一个高度凝集的浓染小体，称为X染色质或巴氏小体。研究发现兼性异染色质在胚胎细胞里含量少，而在高度分化细胞里含量较多，说明随着细胞分化，较多的基因会逐渐依次关闭，因此染色质的折叠聚缩可能是关闭基因活性的一种途径。

（三）染色质的结构及组装

20世纪70年代以前，染色质被认为是由组蛋白包裹在DNA外，形成类似“铅笔”状的结构，1974年，经R.D.Kornberg等人根据染色质酶切降解研究以及电镜观察之后，人们对染色质的结构才有了进一步的认识，现已知道染色质的基本结构单位是核小体，核小体进一步压缩折叠形成更高级的结构，最终形成染色体。

1. **染色质的一级结构**　通过电镜观察，发现染色质纤维呈串珠状，直径约10nm，后来证实电镜下所看到的的串珠状结构就是核小体（nucleosome）。

核小体包括大约200bp的DNA分子和八个组蛋白分子组成的八聚体以及一个组蛋白分子H_1。其中组蛋白八聚体由H_2A、H_2B、H_3和H_4各两分子组成，形成直径约为10nm的圆盘状颗粒，分子量为100KDa。大约146bp的DNA分子盘绕组蛋白八聚体上1.75圈，组成核小体的核心颗粒。两个相邻核心颗粒之间通过平均长度60bp的DNA分子相连接，并结合有一H_1组蛋白分子，H_1组蛋白锁定核小体DNA的进出端，有稳定核小体结构的作用，并与染色质的进一步凝集有关（图2-70）。多个核小体彼此连接成直径约为10nm的串珠状结构，构成了染色质的一级结构。从DNA包装成核小体，大约压缩了7倍。

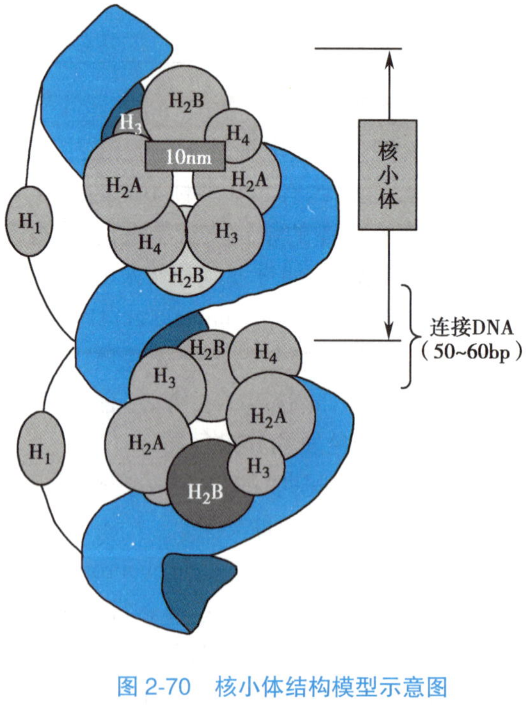

图2-70　核小体结构模型示意图

2. **染色质的二级结构**　核小体进一步螺旋化，每6个核小体螺旋1周形成外径30nm，内径 10nm、螺距 11nm 的中空纤维样结构，称为螺线管（solenoid）。电镜下观察发现，染色质大多以 30nm 染色质纤维形式存在。

在螺线管内部存在组蛋白 H_1 分子，对螺线管的形成和稳定有着重要的作用。H_1 分子均具有一球形中心及两个伸展的氨基酸臂，在连接 DNA 结合时，球形中心可与核小体的特异性位点结合，氨基酸臂则连接于相邻核小体组蛋白核心的相应位点，由此引起核小体空间位置的改变，从而发生有序的组装，在螺线管形成中发挥重要作用。组蛋白 H_1 分子还与螺线管的稳定有关，当 H_1 分子成簇地结合于 DNA 上或成簇地从 DNA 分子上脱落，可使螺线管形成或解旋，进而调节相关基因的活性。

DNA 分子通过该二级结构的组装，长度又被压缩了 6 倍（图 2-71）。

3. 染色质的高级结构　对于 30nm 的螺线管如何进一步包装成染色单体，目前有多种假说提出不同的模型，其中多级螺旋化模型和放射环模型得到极大程度的公认。

多级螺旋化模型（multiple coiling model）认为，螺线管进一步螺旋盘绕，形成直径为 400nm 的筒状结构，称为超螺线管（supersolenoid），这是染色质组装的三级结构，DNA 分子长度被压缩约 40 倍。超螺线管进一步螺旋、折叠形成染色质的四级结构，即染色单体，DNA 分子长度又被再压缩了 5 倍。所以，在染色质的组装过程中，DNA 分子经过核小体、螺线管、超螺线管到染色单体四级螺旋、折叠的过程，其长度被压缩了近万倍（图 2-72）。

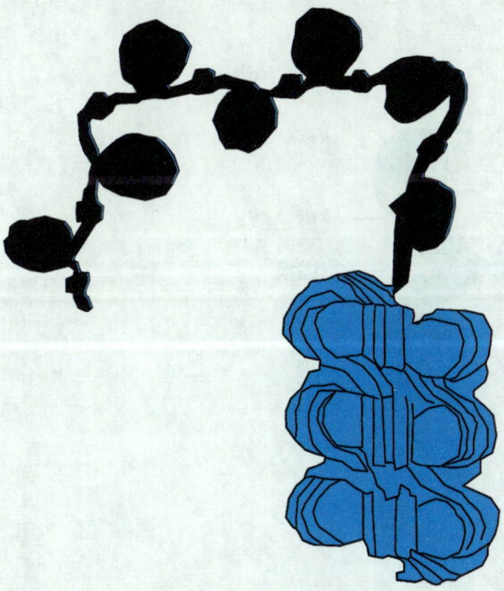

图 2-71　螺线管模型示意图

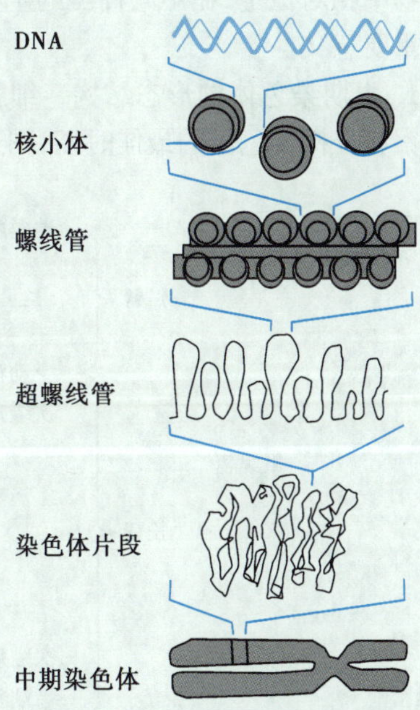

图 2-72　染色质组装模型示意图

而放射环模型（radial loop model）则认为，30nm 的螺线管进一步折叠形成半径约为 600nm 的袢环（loop）结构。螺线管一端沿染色体纵轴从由非组蛋白构成的中央支架向四周放射状伸出，其基部与染色体支架结合，另一端向周围环状迂回后又回到邻近处，从而形成若干袢环围绕在支架周围。每 18 个袢环以染色体支架为核心呈放射状平面排列，形成微带（图 2-73），再由大约 10^6 个微带沿轴心支架纵向排列，构建成染色单体。

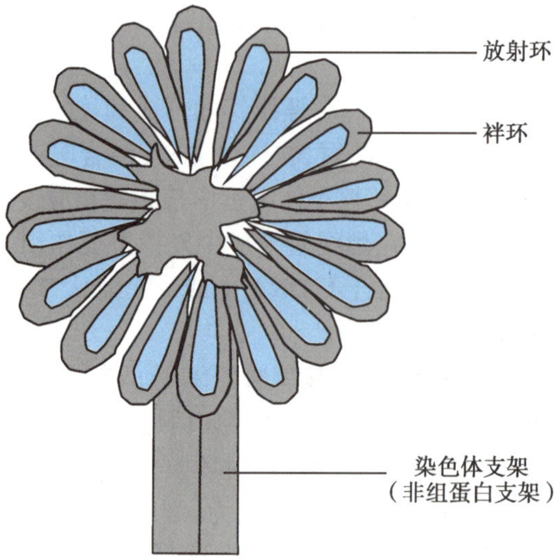

图 2-73 染色质袢环示意图

(四) 染色体的形态结构与类型

细胞分裂时，染色质高度凝缩成染色体(chromosome)。染色体的数目、形态和结构在同种生物中相对恒定，在不同种类的生物中均有差异，这对于维持生物物种的稳定和生物进化具有重要意义。

1. **中期染色体的形态结构** 细胞分裂中期由于染色体具有明显的形态结构特征，因而是观察和分析染色体的最佳时期(图 2-74)。

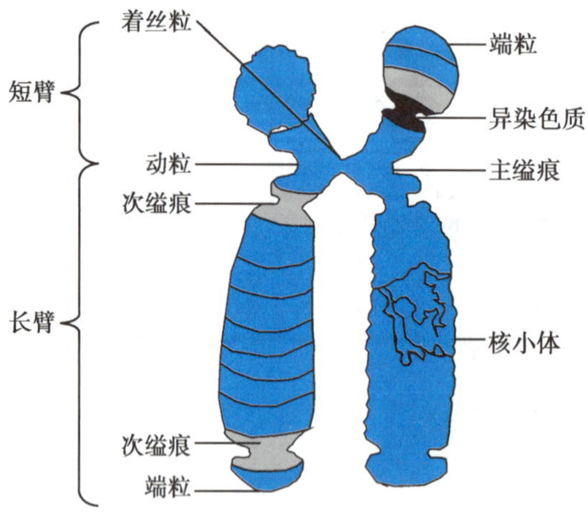

图 2-74 中期染色体示意图

(1) 着丝粒和动粒

1) 着丝粒(centromere)是指染色体中两条姐妹染色单体(sister chromatid)连接处，此区域向内凹陷浅染，又称为主缢痕(primary constriction)，由高度重复的异染色质构成。

2) 动粒(kinetochore)又称着丝点，是染色体主缢痕部位着丝粒两侧的一种由蛋白质组成的圆盘状结构。细胞分裂时动粒和微管连接，与染色体的运动密切相关。动粒与着丝粒形成一个高度有序、不可分割的统一体，称为着丝粒 - 动粒复合体（centromere-kinetochore complex），该复合体由外向内分成动粒结构域、中心结构域和配对结构域三个部分。

动粒结构域（kinetochore）：位于着丝粒外表面，包括外板、中间间隙、内板三层结构。外板电子密度中等，大部分纺锤丝微管与之相连。在没有纺锤丝微管结合时，外板表面覆盖有一层由微管蛋白构成的纤维冠（fibrous corona），纤维冠上结合有马达蛋白，是支配染色体运动和分离的重要结构。中间间隙电子密度较低，呈半透明状，无特殊结构。内板呈颗粒状，电子密度高，与着丝粒中心结构域的异染色质相联系。

中心结构域（central domain）：位于动粒结构域的内表面，是着丝粒 - 动粒复合体的主体。由高度浓缩、富含重复 DNA 序列的异染色质组成，能抵抗低渗膨胀和核酸酶消化，对着丝粒 - 动粒复合体结构的形成和功能的维持有重要的作用。

配对结构域（pairing domain）：位于着丝粒 - 动粒复合体的内表面，是细胞有丝分裂中期姐妹染色单体相互连接的位点。在该区域分布有两种重要的蛋白质，即内着丝粒蛋白（inner centromere protein，INCENP）和染色单体连接蛋白（chromatid linking proteins，CLIPs），这些蛋白与细胞分裂后期姐妹染色单体的配对、分离有着密切关系。

（2）次缢痕：某些染色体臂上除主缢痕以外的其他缢缩狭窄的部位，称为次缢痕（secondary constriction）。次缢痕在染色体上的数目、位置及大小较为恒定，是染色体鉴别的显著标记。

（3）随体：随体（satellite）是一些近端着丝粒染色体短臂远端的球形或圆柱形结构，人类第 13、14、15、21 及 22 号染色体均具有随体。随体通过次缢痕处的染色质丝与染色体的短臂相连，含高度重复 DNA 序列，是识别染色体的重要形态特征之一。

（4）端粒：端粒（telomere）是染色体两臂末端由高度重复 DNA 序列构成的特化结构，在维持染色体结构稳定性方面起重要作用，可避免染色体末端之间相互粘连融合。端粒 DNA 为富含 GC 的、长约 5~8bp 的短串联重复序列，DNA 复制时，引物被切除后留下的 5′ 端空隙由端粒 DNA 填补，可防止染色体末端 DNA 在复制过程中丢失，从而保证了染色体 DNA 复制的完整性。有实验研究显示，当用 X 射线破坏了染色体的末端后，会发生染色体片段缺失和末端融合现象，可导致疾病或肿瘤形成，在肿瘤细胞中常可观察到端粒融合。

端粒起到细胞分裂计时器的作用。在正常细胞中，细胞每分裂一次，端粒的 DNA 就会丢失 50~100bp，当端粒缩短到一定程度，细胞将停止分裂。而肿瘤细胞中存在端粒酶，该酶由具有逆转录酶活性的蛋白质和与端粒 DNA 互补的 RNA 组成，能以自身的 RNA 为模板合成端粒，以补充丢失的端粒片段，维持端粒的长度，使细胞获得无限分裂能力。

（5）核仁组织区：核仁组织区（nucleolus organizer region，NOR）是位于染色体次缢痕处，含有多拷贝核糖体 RNA 基因，具有组织形成核仁能力的染色质区。它是含有 rRNA 基因（5S rRNA 基因除外）的一段染色体区域，该部位 rRNA 基因转录活跃，染色质凝集程度低，多位于浅染的染色体次缢痕区，但并非所有的次缢痕都是核仁组织区。NOR 与间期细胞核中核仁的形成有关。

2. 染色体的分类 根据着丝粒在染色体上的位置，可将染色体分为四种类型（图 2-75）。

中央着丝粒染色体（metacentric chromosome），着丝粒位于染色体纵轴的 1/2~5/8 处，染色体的长短臂大致相等。

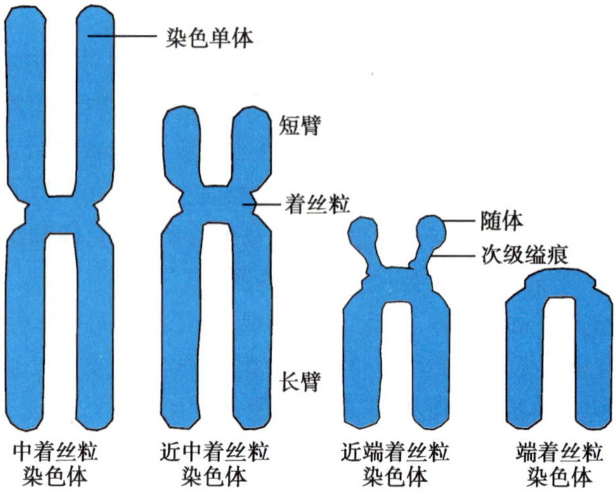

图 2-75 染色体的四种类型

亚中着丝粒染色体(submetacentric chromosome),着丝粒位于染色体纵轴的 5/8~7/8 处,染色体的长臂与短臂的长度差异明显。

近端着丝粒染色体(acrocentric chromosome),着丝粒位于染色体纵轴的 7/8 至末端,染色体短臂极短。

端着丝粒染色体(telocentric chromosome),着丝粒位于染色体的一端,没有染色体的短臂。人类正常染色体中没有端着丝粒染色体。

3. **染色体核型** 核型(karyotype)是指一个有丝分裂中期细胞的全部染色体,按大小和形态特征成对排列而成的图像。核型分析(karyotype analysis)则是根据染色体的数量、大小、着丝粒的位置、随体和次缢痕的有无等特征,对染色体进行配对、排序和编号的过程。核型分析可为人类遗传病的诊断提供重要依据。

正常人体细胞染色体数目为 46 条,按国际统一标准,被分为 7 组配成 23 对,其中第 1~22 对染色体为男女所共有,称为常染色体(autosome),另一对 X 与 Y 染色体为性染色体(sex chromosome)(图 2-76)。正常男性核型为 46,XY,正常女性核型为 46,XX。

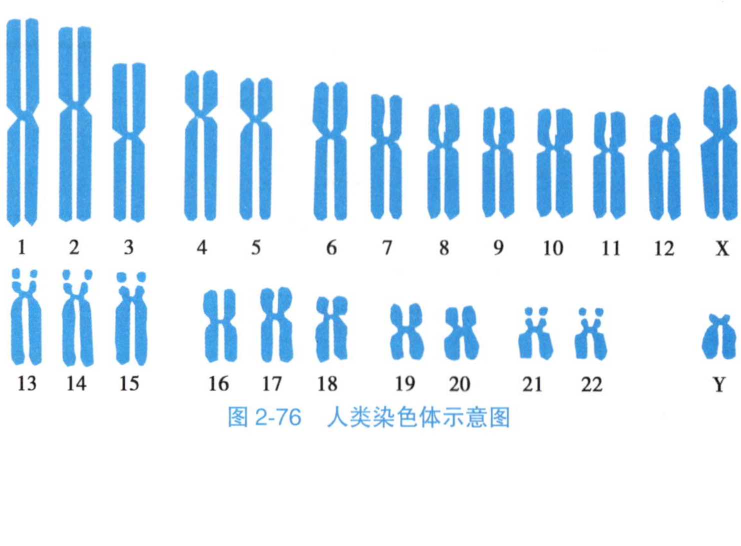

图 2-76 人类染色体示意图

三、核仁

核仁(nucleolus)是真核细胞间期核中最明显的结构,光镜下为均匀、无包膜的海绵状结构,具有较强的折光性。在电镜下核仁可区分成纤维中心、致密纤维成分和颗粒成分三个区域。核仁的大小、数目、形状、分布位置随生物物种、细胞类型和功能状态不同而异,并与蛋白质的合成水平密切相关。每个细胞中有1~2个核仁,甚至多个核仁。在蛋白质合成旺盛、生长活跃的细胞,如卵母细胞和分泌细胞中,核仁很大,而在不具备蛋白质合成能力的细胞中,如肌细胞等,核仁就很小。在生长代谢旺盛的细胞中,核仁常分布于细胞核外膜边缘,称核仁边集现象,有利于其内的合成物资输送到细胞质。

(一)核仁的化学组成与超微结构

1. 核仁的化学组成 核仁的主要化学组分包括蛋白质、RNA、DNA和少量脂类。其中蛋白质含量较高,约占核仁干重的80%,主要是组蛋白、非组蛋白、核糖体蛋白和RNA聚合酶等多种酶系。RNA约占核仁干重的10%,包括前体rRNA、成熟rRNA等,往往与蛋白质结合成RNP。DNA约占8%,主要是编码rRNA的基因(rDNA),存在于核仁相随染色质中。

2. 核仁的超微结构 电镜下核仁为没有被膜包裹的纤维网状结构,包括3个不完全分隔的部分。

(1)纤维中心:电镜下,纤维中心(fibrillar center,FC)位于核仁中央部位,呈浅染低电子密度,是核仁中rRNA基因所在处。纤维中心含有直径为10nm的染色质纤维,实际上是以袢环的形式伸入核仁内部而形成的rDNA,因此含有rRNA基因的染色质区域又被称为核仁组织区(nucleolar organizer region,NOR),在核仁组织形成过程中起直接聚集的作用。人类细胞的rRNA基因分布于第13、14、15、21、22号5对染色体次缢痕处(图2-77)。

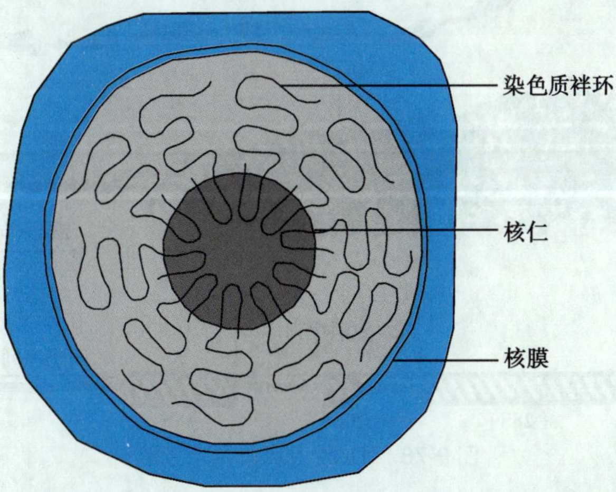

图2-77 人细胞核10条染色体的rDNA袢环示意图

(2)致密纤维成分:致密纤维成分(dense fibrillar component,DFC)是在电镜下观察到的核仁中电子密度最高的部分,染色深,位于纤维中心周围,呈环形或半月形分布。该区域由紧密排列的、直径为4~10nm细纤维构成,主要含有rRNA、核糖体蛋白和一些特异性的RNA结合蛋白。

(3)颗粒成分：颗粒成分(granular component，GC)富含直径为15~20nm的高电子密度颗粒，主要成分是RNA和蛋白质，是处于不同成熟阶段的核糖体亚基前体。代谢活跃的细胞核仁中，颗粒成分是核仁的主要结构。

在核仁中除上述三种结构外，还存在一些无定形的、由蛋白质组成的液体物质，称核仁基质。核仁基质电子密度低，与核基质相互连通。

3. **核仁的周期性变化** 核仁是一种高度动态的结构，在细胞周期中核仁的形态和功能发生着周期性的变化。间期细胞中核仁明显，当细胞进入有丝分裂前期，伴随着染色质的凝集，核仁组织区rDNA袢环缠绕、凝缩到相应染色体的次缢痕处，rRNA的合成停止，组成核仁的纤维和颗粒成分分散在核基质中，核仁逐渐变小直至在中、后期细胞中消失。在细胞进入分裂末期时，已到达细胞两极的染色体逐渐解旋为染色质，核仁组织区的rDNA袢环恢复其松散状态，开始重新合成rRNA，核仁的纤维成分及颗粒成分开始形成，小的核仁重新形成，随后多个小核仁逐渐融合形成大的核仁。

(二)核仁的功能

核仁是合成加工rRNA、装配核糖体的重要场所。

1. **合成加工rRNA** 真核细胞有4种rRNA，即编码5S rRNA、5.8S rRNA、18S rRNA和28S rRNA，除5S rRNA在核仁外合成，其余3种rRNA均在核仁内合成。它们的基因紧密连锁组成一个转录单位，以成簇串联重复序列的形式分布。在电镜标本中观察到，核仁的核心部位是一条长的DNA纤维，沿其长轴两侧向外垂直伸展出新生的RNA链，靠近转录起始端处较短，沿转录方向其长度逐渐增长，形成了电镜下独特的箭头状或“圣诞树”样结构(图2-78)。在各个转录单位之间为裸露的、不被转录的间隔DNA片段。

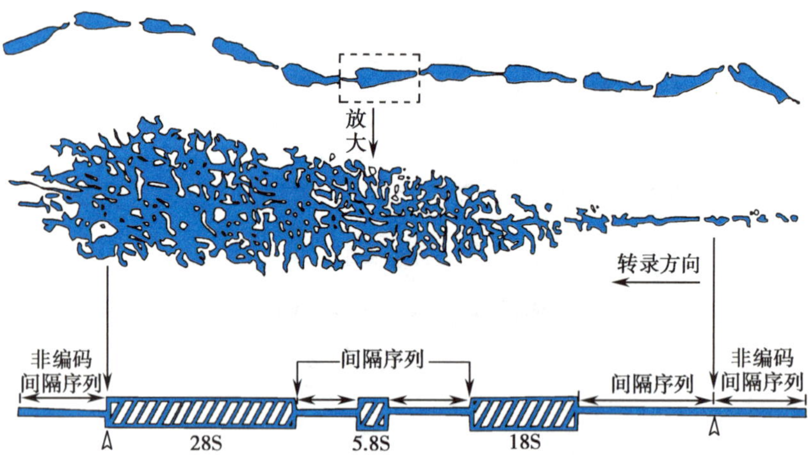

图2-78 rRNA基因转录示意图

rRNA基因在RNA聚合酶Ⅰ作用下转录产生45S rRNA分子，即rRNA前体分子。45S rRNA经过加工可裂解为32S rRNA和20S rRNA，20S rRNA进一步裂解为18S rRNA，而32S rRNA可再被剪切为28S rRNA和5.8S rRNA。RNA的加工还涉及rRNA部分核苷酸的甲基化。

2. **组装核糖体的大小亚基前体** 45S rRNA在转录形成后与进入到核仁中的蛋白质结

合形成 80S 的核糖核蛋白颗粒，再以核蛋白的形式进行加工形成核糖体大、小两个亚基的前体，18S rRNA 与 33 种蛋白质构成 40S 小亚基前体，28S rRNA、5.8S rRNA 和核仁外合成的 5S rRNA 与 49 种蛋白质组装成 60S 大亚基前体。因此核仁中 rRNA 的合成、加工和核糖体大小亚基的装配是同步进行的。

在核仁中装配的核糖体大、小亚基前体，在进入细胞质中才成熟，可避免核糖体在细胞核内与不成熟的 hnRNA 结合，保证了真核细胞基因表达的准确以及转录、翻译在时空上的隔离。

四、核骨架

核骨架（nuclear skeleton）又称核基质（nuclear matrix），是间期细胞核内主要由非组蛋白组成的纤维网架结构，在结构上与核纤层、核孔复合体、核仁、染色质及细胞质骨架共同构成一个网络系统，对真核细胞染色体的组装与构建、基因表达调控、DNA 复制及损伤修复、RNA 转录及转录后的加工和运输以及病毒复制等具有重要的作用。

（一）核骨架的组成成分和形态结构

核骨架的主要化学成分是蛋白质，可达 90% 以上，同时含有少量的 RNA。组成核骨架的蛋白质成分极为复杂，可分为核骨架蛋白和核骨架结合蛋白两种类型。核骨架蛋白多数是纤维蛋白，也含不少的硫蛋白，各种类型细胞都具有，呈纤维颗粒状分布。核骨架结合蛋白与细胞类型、分化程度和细胞生理状态有关，为功能性蛋白，如与核基质结合的酶蛋白、细胞调控蛋白、RNP 和病毒蛋白等类型。RNA 与蛋白质结合成 RNP 复合物，对于维持完整的核骨架网络结构是必需的。

电镜下可观察到核骨架是一个复杂而有序的三维网络结构，由粗细不均、直径 3~30nm 的纤维和颗粒相互连接构成，纤维单体的直径为 3~4nm，较粗的纤维是单体纤维的聚合体。

（二）核骨架的功能

核骨架分布在整个细胞核中，参与了细胞许多重要的生命活动，在 DNA 复制、转录及调控、维持染色质的结构等方面起着重要的作用。

1. **DNA 复制的支架** 核骨架是 DNA 复制的空间支架。DNA 复制起始点结合于核骨架上，核骨架上还存在 DNA 复制的酶如 DNA 聚合酶、DNA 拓扑异构酶Ⅱ和 DNA 引物酶等，它们共同形成 DNA 复制复合体而进行 DNA 的复制。复制后形成的子代 DNA 也与核骨架结合，这部分 DNA 数量非常多，占与核骨架结合的 DNA 的 90%。实验证明，DNA 与核骨架的结合，可显著提高其复制的准确率及有效率。

2. **基因转录加工的场所** 研究表明，细胞内 RNA 合成是在核骨架上进行的，核骨架上不仅含有具有转录活性的基因，同时存在有 RNA 聚合酶、ADP 核苷酸转移酶、核苷三磷酸化酶等与 RNA 化学合成相关的酶类结合位点。新合成的 RNA 也与核骨架紧密相连。

核骨架参与了转录后 RNA 的修饰加工，是细胞核内 hnRNA 加工的场所。hnRNA 的加工如剪去内含子等，常以 RNP 复合物的形式进行，这与核骨架有密切联系。若用 RNase 处理 RNP 复合物，剩余的是蛋白质核骨架样的纤维网络，说明核骨架参与了 RNA 转录后的加工修饰。

3. **参与染色体的构建** 在染色质放射环模型中，染色质袢环及微带均结合在核骨架上，最终通过核骨架作为轴心支架构成染色单体，说明核骨架参与了染色体的构建。若用抗体封闭某些核骨架蛋白的作用，染色质凝集就会被抑制。

五、细胞核功能

细胞核是遗传信息的储存、复制、传递及核糖体前体组装的场所，通过蛋白质合成控制细胞的遗传、代谢、生长、分化及增殖等重要的生命活动。

DNA 分子携带的遗传信息蕴藏在 DNA 分子的核苷酸序列中，绝大多数 DNA 分子存在于细胞核内，通过有序的包装及高度的压缩以与组蛋白结合形成复合体的形式储存在染色质上，DNA 的复制也是在细胞核里完成的。

RNA 转录及其后续的加工、转运也都是在细胞核里通过各组分相互配合、共同作用下完成。真核生物 DNA 转录产生的初级产物多数并无生物学活性，需要在细胞核中经过一定形式的加工后，才能成为成熟的 RNA 分子被运往细胞质中参与蛋白质的合成。细胞核通过指导蛋白质的合成间接地调控细胞的形态及功能，因此细胞核是控制细胞整个生命活动的重要枢纽。

细胞核异常是所有遗传病的直接诱因。例如染色体数目增加引起的 13 三体综合征、18 三体综合征、21 三体综合征；染色体数目减少引起的先天性卵巢发育不全、先天性睾丸发育不全综合征；染色体微改变引起多种人类疾病的发生，如脆性 X 染色体综合征等；基因突变引起的镰状细胞贫血；肿瘤是目前人类面临的多发疾病，它是细胞核基因多次突变的结果，在光学显微镜下可观察到细胞核大小、形态改变（文末彩插图 2-79）。

（刘 云　陈保锋）

开放讨论题

1. 细胞膜由脂质、蛋白质等组成，各种细胞膜的脂分子数量可达亿级，人体不同器官、不同组织、不同种类细胞的膜质分子有何异同？

2. 细胞质基质成分众多，多为凝胶玻璃态，它们的本质是什么呢？如何彻底完整分离细胞质中的各类细胞器？

3. 蛋白质是生命的重要物质，人体有多少种蛋白质呢？蛋白质有哪些存在方式？细胞中蛋白质有多少种功能？如何完整分离细胞中的各种功能蛋白质？细胞中蛋白质合成和折叠细节如何阐明？

4. 每个细胞都有完整的基因组，存贮了该物种的各类信息。①基因组和生物性状有哪些关系？②高等生物断裂基因有哪些调控细节？③基因组在细胞周期中的动态变化是固有的还是进化选择？④人体细胞中有多少种、多少类 RNA 分子？它们有哪些重要作用？⑤不同物种的基因组差异决定因素是什么？

5. 细胞中物质运输有序进行，囊泡有多少种？胞内物质运输细节如何检测？细胞骨架与物质运输如何协调？胞内胞外物质转运方式有何异同？

6. ATP 主要来自线粒体，细胞外的 ATP 来自何方？胞外能量 ATP 如何运行、使用与调控？

7. 细胞结构、功能复杂，细胞如何协调各细胞器功能？细胞器损伤修复细节有哪些？细胞应激机制如何检测？

8. 图 2-80 是用光学显微镜观察到的一个视野，图中展示了你所学的哪些细胞生物学知识？

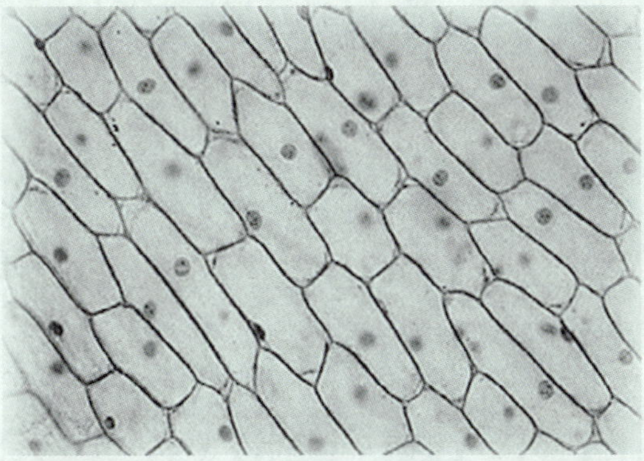

图 2-80　洋葱根尖细胞

9. 已知马蛔虫有 4 条染色体，图 2-81 是用光学显微镜观察到的一个马蛔虫受精卵细胞。

(1) 图 2-81 中展示的细胞有哪些特点？你观察到的细胞有哪些结构？

(2) 如果这是马蛔虫的减数分裂细胞，它能形成多少种类的配子？

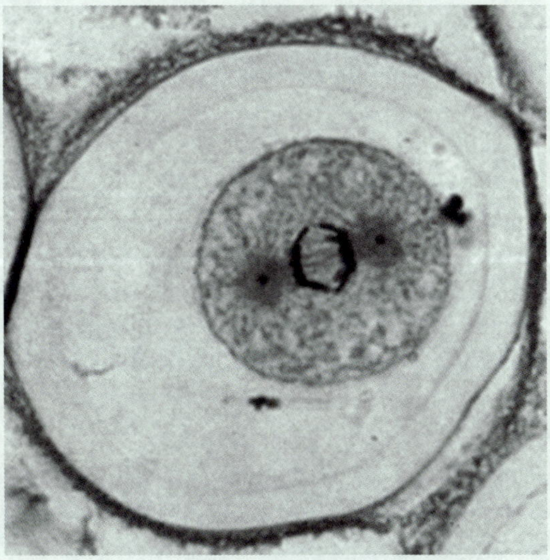

图 2-81　马蛔虫受精卵细胞

第三章

细胞间的结构与功能

细胞要生存必须进行新陈代谢，通过膜载体蛋白、离子通道、转运体、胞吞作用获取胞外营养物质，利用这些物质细胞发生系列生化反应，启动复杂的转运囊泡系统进行物质的胞内运输，细胞代谢过程所产生的废物通过胞吐作用等过程穿过细胞膜释放到细胞外。实际上，生物在生长发育过程中形成了细胞外空间结构，它是长期演化的产物。细胞外空间结构包括细胞外基质、细胞连接、细胞间物质信息交换通道、细胞间信号传递系统等。

第一节　细胞外基质

多细胞生物组织中，除细胞以外，在细胞外空间中存在着由细胞分泌产物形成的高度有组织的网络结构(图 3-1)，称为细胞外基质(extracellular matrix，ECM)。其成分主要包括纤维蛋白(如胶原和弹性蛋白)、连接蛋白(如纤连蛋白等)和填充分子(如糖胺聚糖等)。

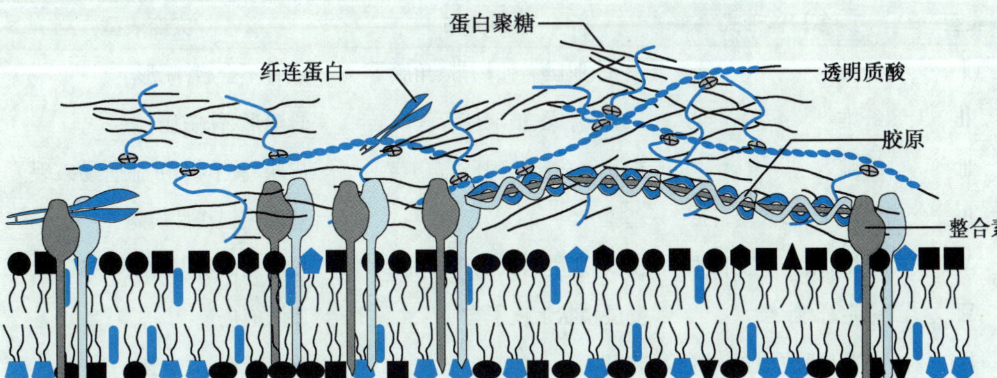

图 3-1　细胞外基质示意图

不同组织的细胞外基质的分子类型、组分含量、组装形式等存在一定的差异，与组织器官的功能相适应。例如，骨骼中的细胞外基质刚硬，可确保其发挥支撑作用，而韧带和肌腱中的细胞外基质似绳索，具有很大的抗张强度。又如，肝、脑、骨髓中的细胞外基质很少，而皮肤中的细胞外基质则很多。

细胞外基质主要由成纤维细胞和特化组织细胞分泌,具有两种存在形式:一种是存在于细胞之间的间质性基质;另一种是存在于内皮细胞和上皮细胞基底部的基膜(也称基底膜)。细胞外基质不仅为其周围的细胞及组织提供支持作用,决定细胞的形态,同时也通过信号转导系统调控细胞的代谢、增殖、分化和迁移等各种重要的生命活动。因此,细胞外基质成分的改变往往会导致多种疾病的发生。

细胞外基质组成成分复杂多样,根据其功能大致可分为三类:一是赋予细胞外基质强度和韧性的纤维蛋白,包括胶原和弹性蛋白;二是赋予细胞外基质抗压能力的填充分子,包括糖胺聚糖和蛋白聚糖;三是赋予细胞外基质连接功能的粘连糖蛋白,包括纤连蛋白和层粘连蛋白。

一、胶原和弹性蛋白

(一) 胶原

胶原(collagen)是仅存在于细胞外基质中的一种抗张强度很大的纤维状蛋白质,是构成细胞外基质的骨架。胶原是人体内含量最多的蛋白质,占人体蛋白总量的25%以上,主要由成纤维细胞、成骨细胞、软骨细胞和部分上皮细胞合成并分泌到细胞外,广泛分布于各种组织细胞间,在结缔组织中最为丰富。

典型的胶原纤维由原胶原(tropocollagen)交联而成。原胶原是由3条α螺旋多肽链盘绕而成的三股螺旋结构,富含甘氨酸和脯氨酸,其中脯氨酸常被羟基化而形成羟脯氨酸,通过与相邻肽链形成氢键以维持三股螺旋结构的稳定。

1. **胶原的类型** 迄今为止,已发现28种不同类型的胶原,最主要的是Ⅰ、Ⅱ、Ⅲ、Ⅳ型胶原(表3-1)。Ⅰ、Ⅱ、Ⅲ型胶原具有典型的三股螺旋结构,广泛分布于各组织的细胞外基质中。Ⅳ型胶原不具有典型的三股螺旋结构,其三个亚基分子以头对头相接的方式形成三聚体,再相互交联形成片层状的网络结构,成为各种上皮细胞基底层的基膜。

表3-1 几种胶原比较

类型	多聚体形式	组织分布	突变表型
Ⅰ	纤维	皮肤、肌腱、骨、韧带、角膜等	成骨不全、骨畸形
Ⅱ	纤维	软骨、脊索、玻璃体等	骨畸形、侏儒症
Ⅲ	纤维	皮肤、血管、体内器官	皮肤、关节损伤、血管易破裂
Ⅳ	片层状(形成网络)	基膜	基底膜损伤性疾病
Ⅴ	纤维(结合Ⅰ型胶原)	皮肤、肌腱、骨、韧带、角膜	皮肤表面易损、血管易破裂
Ⅶ	锚定纤维	复层鳞状上皮下方	皮肤疱疮
Ⅸ	与Ⅱ型胶原侧面结合	软骨	软骨损伤,关节炎
Ⅺ	纤维(结合Ⅱ型胶原)	软骨、脊索、玻璃体等	影响玻璃体,近视、失明
ⅩⅦ	非纤维状	半桥粒	皮肤疱疮
ⅩⅧ	非纤维状	血管基膜	眼视网膜脱离

2. **胶原的合成与组装** 胶原蛋白在内质网中合成,在高尔基复合体中完成修饰,最后

在细胞外组装成胶原纤维。①胶原的每一条前 α 肽链(pro-α chain)在内质网膜核糖体上刚合成时既含有内质网信号肽,也含有前肽序列。进入内质网后,内质网信号肽被切除,含有前肽序列的 3 条 α 肽链装配成三股螺旋结构的前胶原(procollagen)。②前胶原在高尔基复合体中进一步加工后,被分泌到细胞外。③前胶原在胞外被切去 N- 及 C- 末端的前肽序列,形成胶原分子。④胶原分子可以自我装配成胶原原纤维,胶原原纤维又可进一步聚合成胶原纤维。(图 3-2)

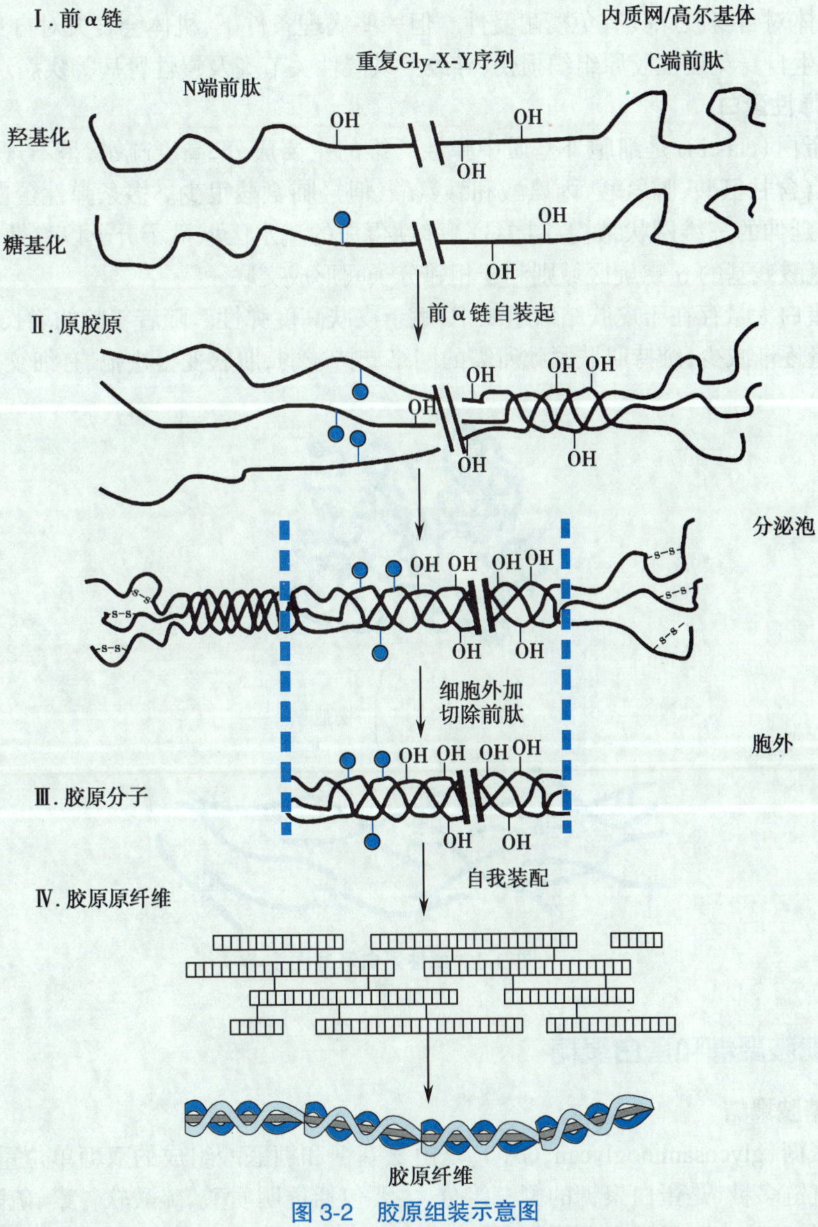

图 3-2 胶原组装示意图

3. **胶原功能** 胶原在不同组织行使不同功能。例如,在皮肤中主要起抗张力作用,保持皮肤紧致;在肌腱中主要起抗牵拉作用,保持肌腱的韧性;在骨骼中主要体现其刚性特点，维持骨骼的硬度。此外，胶原还具有连接组织和器官、影响细胞形态、生长、分化等功能。

4. **胶原相关疾病**　①维生素C缺乏症：维生素C的缺乏会导致脯氨酸不能被羟基化，进而导致胶原α链不能形成稳定的三股螺旋结构，新胶原不能形成，正常胶原逐渐丧失，最终导致组织中缺乏胶原，引起血管、肌腱、皮肤等脆性增加，皮下、牙龈出血，牙齿松动等症状。②遗传性胶原病：编码Ⅰ型胶原的基因发生突变，使Ⅰ型胶原合成不足，产生成骨不全症，是一种潜在的致命疾病，其特征为骨骼极其脆弱、皮肤薄、肌腱薄弱；编码Ⅱ型胶原的基因发生突变，会改变软骨组织的特性，导致侏儒症和骨骼畸形。③免疫性胶原病：正常生理条件下，人体对自身胶原具有免疫耐受性。但一些病理条件下，机体会丧失对自身胶原的免疫耐受，产生自身免疫性胶原组织损伤，导致类风湿性关节炎及慢性肾病等疾病。

（二）弹性蛋白

弹性蛋白（elastin）是细胞外基质中弹性纤维的主要成分，高度疏水，呈不规则卷曲状。弹性蛋白富含甘氨酸、脯氨酸、丙氨酸和缬氨酸，但羟脯氨酸很少。多条弹性蛋白交联在一起，形成可延伸的三维网状结构（图3-3）。弹性蛋白的疏水区域赋予分子以弹性；而富含丙氨酸及赖氨酸残基的α螺旋区域则利于相邻分子间形成交联。

弹性蛋白大量存在于皮肤结缔组织中，赋予皮肤高度弹性。随着年龄的增长，皮肤中弹性蛋白含量逐渐减少，维持肌肤紧致所需的网络支持减弱，肌肤变得松弛、有细纹。

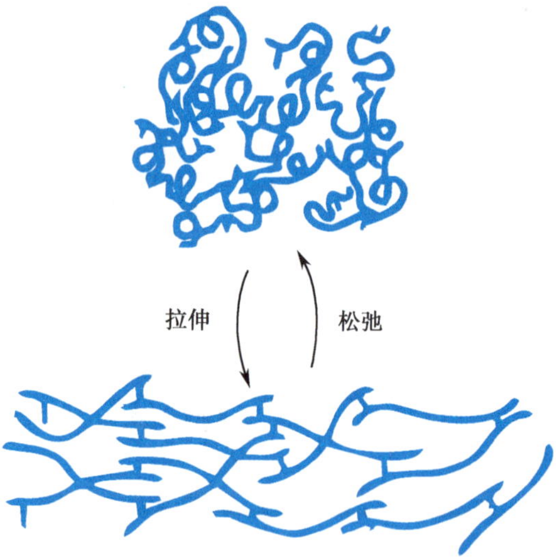

图3-3　弹性蛋白示意图

二、糖胺聚糖和蛋白聚糖

（一）糖胺聚糖

糖胺聚糖（glycosaminoglycan，GAG）是由氨基糖和糖醛酸组成的双糖单位重复聚合而成的一类直链多糖，是蛋白聚糖的侧链组分，主要包括透明质酸、硫酸软骨素、硫酸皮肤素、硫酸角质素、硫酸乙酰肝素和肝素等（图3-4）。糖胺聚糖因通常带有硫酸基团或羧基，故带有大量负电荷，能够吸引大量阳离子，再通过阳离子结合大量水分子，使糖胺聚糖吸水产生膨压，由此赋予了胞外基质抗压的能力。此外，糖胺聚糖能形成水合胶体，填充细胞外基质空间，为组织器官提供机械支撑作用。

透明质酸（hyaluronic acid，HA）是结构最简单的糖胺聚糖，由葡糖醛酸和 N- 乙酰氨基葡糖双糖单位聚合而成，不含硫酸基团，分子质量很大，一个分子通常包含几千个双糖单位。透明质酸能与水结合，形成水合胶体，使细胞外基质膨胀，并起着润滑剂的作用，对众多生理过程至关重要，例如润滑关节、促进细胞迁移、加速伤口愈合等。

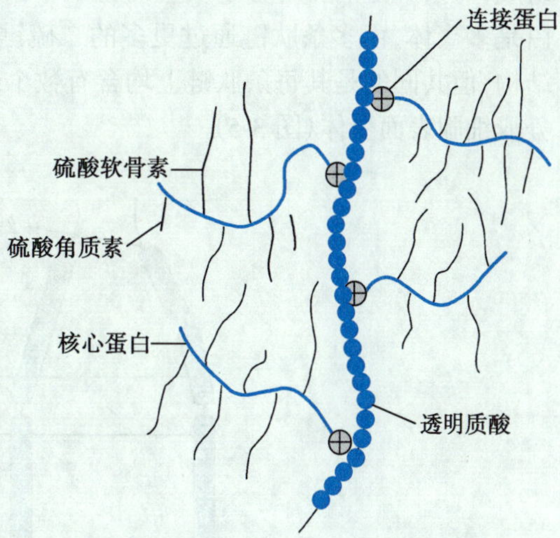

图 3-4 蛋白聚糖多聚体示意图

透明质酸不是在细胞内合成的，而是在细胞膜上由透明质酸合成酶催化合成，并且通常不直接与核心蛋白共价结合，需要通过连接蛋白与核心蛋白相连。与透明质酸相比，其他糖胺聚糖均在细胞内合成，糖链短，且含有硫酸基团，排列更加复杂，通常与核心蛋白共价结合形成蛋白聚糖。

（二）蛋白聚糖

蛋白聚糖（proteoglycan）是由糖胺聚糖与线性多肽（称为核心蛋白）共价结合成的糖蛋白。一个核心蛋白分子上可连接数百个糖胺聚糖分子，因此其含糖量极高，可达 90%~ 95%。若干蛋白聚糖可通过连接蛋白与透明质酸结合形成一个巨大的复合物，称为蛋白聚糖多聚体（图 3-4）。

由于硫酸化的糖胺聚糖带有大量负电荷，导致糖链互相排斥而使蛋白聚糖分子呈高度伸展的"试管刷"状。蛋白聚糖具有很高的亲水性，能与大量水分子结合形成多孔的水合凝胶，填充细胞外空间，提供缓冲作用，抵挡压缩力。

蛋白聚糖与胶原具有互补特性，前者抵抗压缩力，而后者抵抗牵拉力，它们一起赋予各组织以强度及抗变形能力。除此之外，蛋白聚糖也分布于细胞膜上，能与许多生长因子（如成纤维细胞生长因子 FGF、血管内皮生长因子 VEGF 等）结合，有助于它们与细胞表面的受体结合，从而有效完成信号传递。

三、粘连糖蛋白

细胞外基质中还存在着许多非胶原糖蛋白，它们具有多个结构域，既能与细胞外基质中其他大分子结合，也能与细胞表面受体结合，从而使细胞粘连于细胞外基质上，故被称为粘连糖蛋白或黏着糖蛋白。已知的粘连糖蛋白约有数十种，对其结构和功能了解最多的是纤连蛋白和层粘连蛋白。

（一）纤连蛋白

纤连蛋白（fibronectin，FN）是一种相对分子质量较高的纤维状糖蛋白，广泛分布于各组织中。纤连蛋白可分为两类，一类是由肝实质细胞分泌的可溶性纤连蛋白，主要存在于血液和各组织液中，故称为血浆纤连蛋白；另一类是由间质细胞分泌的不溶性纤连蛋白，主要存在于细胞外基质中，称为细胞纤连蛋白。

血浆纤连蛋白是二聚体，由同一基因编码的两条相似的肽链在 C 末端形成二硫键交联组成,每条肽链的相对分子质量约为 220 000 ~ 250 000Da,整个分子呈“V”形;细胞纤连蛋白是多聚体,由多条肽链通过更多的二硫键交联成纤维束。尽管不同纤连蛋白具有不同的结构,但共同的是其每条肽链上均含有数个球形结构域,能识别并结合不同的细胞外基质组分或细胞表面受体(图 3-5)。

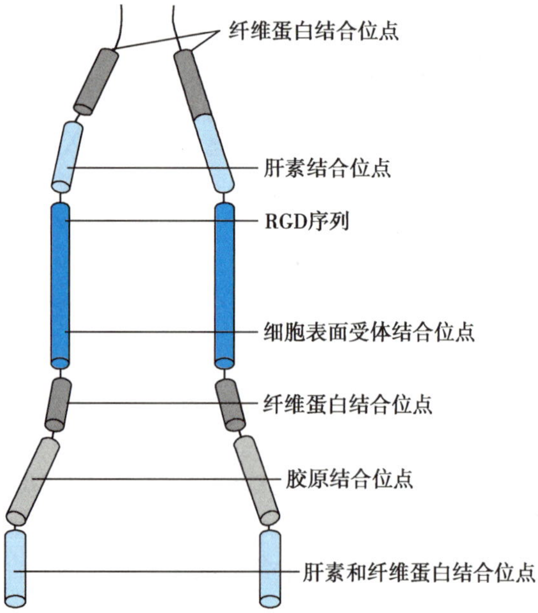

图 3-5 纤连蛋白结构示意图

RGD 序列,精氨酸 - 甘氨酸 - 天冬氨酸序列。

纤连蛋白通过结合细胞表面受体和细胞外基质,介导细胞与胞外基质的黏着,有助于维持细胞的形态、调控细胞迁移。例如,在涂有纤连蛋白的培养皿中培养的细胞更易贴壁生长,并且其形态变得扁平。又如,在许多癌细胞中,纤连蛋白的表达显著减少,使癌细胞失去了正常的细胞形态,并且更易脱离细胞外基质,迁移能力变强,更容易发生转移。此外,纤连蛋白在血液凝固和伤口愈合过程中也具有重要作用,因为纤连蛋白能与血纤维蛋白结合,从而使血小板更容易附着于血纤维蛋白上,加速血液凝固,促进伤口愈合。

(二) 层粘连蛋白

层粘连蛋白(laminin,LN)是存在于组织基膜中的粘连蛋白,由 α、β、γ 三条肽链聚合而成,呈不对称“十”字形,包含一条长臂和三条短臂。长臂由三条多肽链的近 C 端和 C 末端共同构成,而三条短臂分别

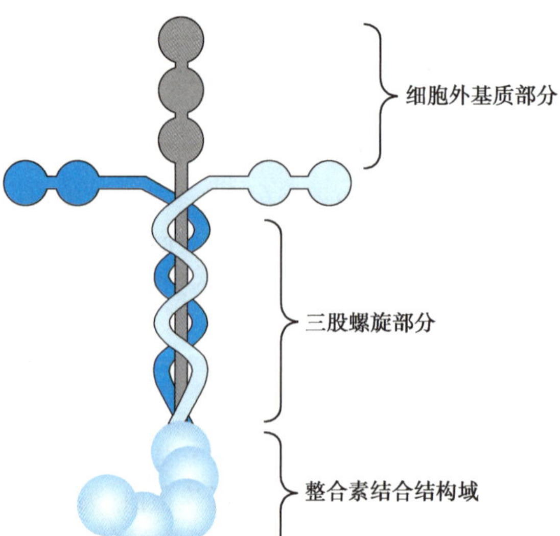

图 3-6 层粘连蛋白结构示意图

由三条多肽链的 N 端序列构成，四条臂均有棒状节段和球状的末端域，能与细胞外基质组分或细胞膜上的整联蛋白结合（图 3-6）。

与纤连蛋白一样，层粘连蛋白也起“桥梁”作用，连接细胞与基膜。此外，层粘连蛋白还有调控细胞生长、迁移等作用。

基膜（basement membrane）又称基底膜，是上皮细胞基底面与深部结缔组织间一层特化的薄膜状结构（文末彩插图 3-7），可分为透明板、基板和网板三层，具有支持、连接和半透膜等功能。

细胞外基质是天然的组织通道，水和可溶性物质可大量通行，对细胞黏附、增殖、分化具有调节作用，影响细胞行为，决定细胞活性和命运。研究发现，胞外基质有大量激素、生长因子、神经递质等物质，它们可以与膜受体结合，激活细胞信号转导系统，影响细胞基因表达水平，从而调节细胞行为。同时，胞内生化反应形成的细胞代谢产物，通过分泌途径输送到胞外，重塑胞外基质环境，实现双向调控，维持胞外基质动态平衡。

（王 亮）

第二节 细胞连接与黏附

多细胞生物体，细胞与细胞之间通过细胞连接、细胞黏附、信号传递以及细胞与胞外基质的相互作用等形成了彼此依存关系，进而构成了复杂的细胞社会。细胞间的连接方式各异，主要类型有紧密连接、锚定连接、通信连接等（图 3-8）。

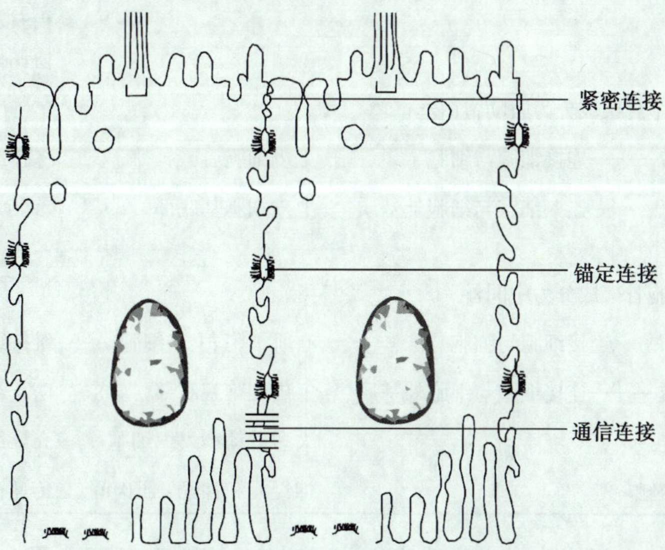

图 3-8 细胞三种连接方式示意图

这些结构构成细胞表面，它是包围在细胞外层的一个复合结构体系，是细胞与细胞接触、与其周围空间进行物质相互作用并产生各种复杂功能的部位（图 3-9）。对细胞的支持和保护，与整个细胞的行为、生理活动、相互识别、黏着、物质运输、信息转导、细胞运动、生长、分化、衰老及病理过程都有密切关系。

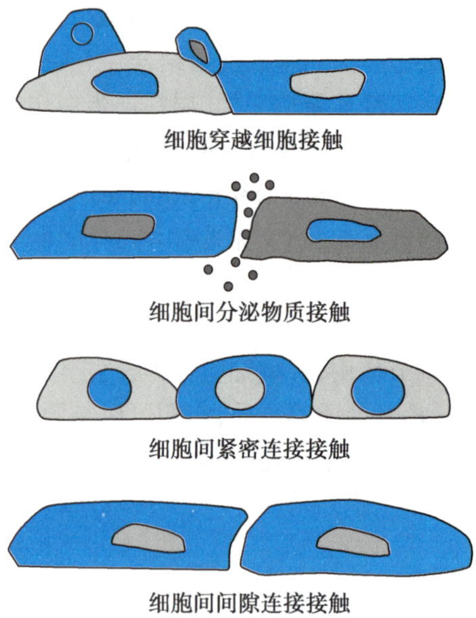

图 3-9 细胞接触方式示意图

一、细胞连接类型

细胞连接（cell junction）是多细胞机体中细胞之间、细胞与胞外基质结合处的特化结构，是多种蛋白质组成的复合体。上皮组织中特别丰富，控制细胞间的物质交流，在细胞间传递电信号和化学信号等方面起重要作用。

（一）紧密连接

紧密连接（tight junction）又称封闭连接（occluding junction），是上皮细胞顶端侧面质膜中的封闭蛋白和密封蛋白在细胞间构成的密封连接。两膜之间不留空隙，使胞外物质不能通过。紧密连接封闭了上皮细胞间的间隙，它是细胞间选择性物质运输的屏障和建立细胞极性的基础（表 3-2）。人和动物体内除结缔组织、血液外的各种组织均有封闭连接，它加强细胞间的机械联系，维持组织结构的完整性和协调功能。

表 3-2 细胞连接的类型

功能分类	结构分类	主要分布	主要功能
紧密连接	封闭连接	上皮细胞、血管内皮细胞	封闭细胞间间隙，维持内环境稳定，保持细胞协调
锚定连接	Ⅰ. 细胞骨架成分为肌动蛋白丝		
	黏合带——连接细胞与细胞	上皮细胞	保持组织完整性
	黏合斑——连接细胞与细胞外基质	上皮细胞基底部	参与细胞黏附、信号转导等
	Ⅱ. 细胞骨架成分为中间丝		
	桥粒——连接细胞与细胞	心肌细胞、上皮细胞	维持组织完整性、抗张性
	半桥粒——连接细胞与细胞外基质	上皮细胞基底部	防止组织剥离
通信连接	间隙连接	大多数动物组织细胞	介导细胞间通信
	化学突触	神经元和神经 - 肌肉间	传递神经冲动

研究发现参与封闭连接形成和功能的分子有 40 多种，包括闭合蛋白、密封蛋白、连接黏附分子等。连接结构特点是相邻细胞间断续点连接，形成蛋白颗粒条索，交错网状（图 3-10）。主要功能是封闭上皮细胞间隙，保证组织内环境稳定；形成上皮细胞侧向扩散屏障，维持上皮细胞极性；机械连接上皮细胞成整体。

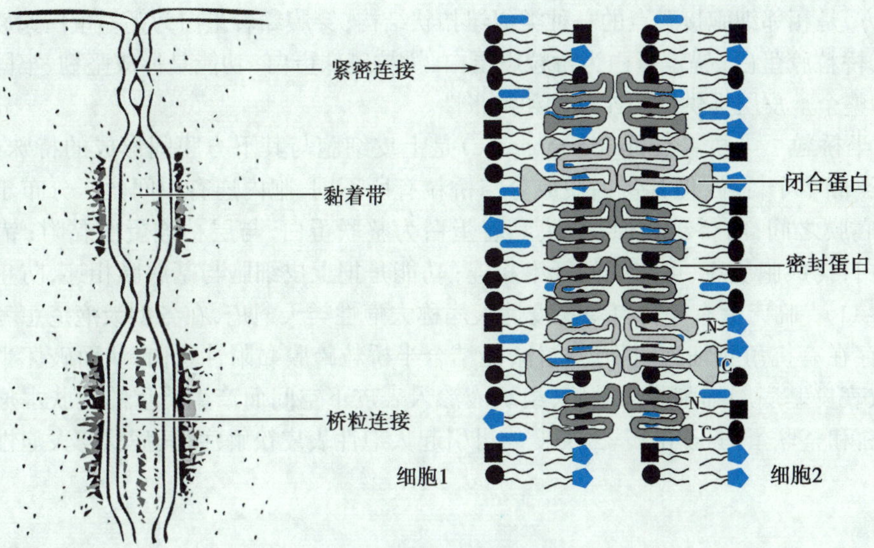

图 3-10　紧密连接示意图

（二）锚定连接

锚定连接（anchoring junction）是上皮细胞间或上皮细胞与细胞外基质间的连接结构。胞质面连接有肌动蛋白丝或中间丝。根据连接中所涉及的细胞外基质和细胞骨架的关系分为桥粒、半桥粒、黏着带和黏着斑 4 种类型（表 3-3）。分布较广，在心肌、上皮、子宫颈等需要承受机械力的组织中较丰富。连接蛋白分为细胞内锚定蛋白和穿膜黏着蛋白。

表 3-3　几种锚定连接比较

连接名称	跨膜连接蛋白	细胞外配体	结合细胞骨架类型	细胞内附着蛋白
黏着带	钙黏蛋白	相邻细胞钙黏蛋白	肌动蛋白丝	α、β、g 联蛋白、黏着斑蛋白
黏着斑	整联蛋白	胞外基质纤连蛋白	肌动蛋白丝	踝蛋白、黏着斑蛋白、α- 肌动蛋白
桥粒	钙黏蛋白	桥粒黏蛋白	中间纤维	桥粒斑蛋白、斑珠蛋白
半桥粒	整联蛋白	胞外基质层粘连蛋白	中间纤维	网蛋白

1. **黏着带**　黏着带（adhesion belt）位于上皮细胞紧密连接的下方，靠钙黏着蛋白同肌动蛋白相互作用，将两个细胞连接在一起，其质膜内侧与肌动蛋白丝相连。分布于上皮细胞紧密连接下方；穿膜黏着蛋白为钙黏着蛋白；锚定蛋白为 α、β、g 联蛋白，黏着斑蛋白等；功能是通过微丝束与穿膜黏着蛋白、锚定蛋白连成跨膜网，使组织成一个坚固整体。

2. **黏着斑**　黏着斑（adhesion plaque）是通过整联蛋白锚定到细胞外基质上的一种动态的锚定型细胞连接，整联蛋白的细胞质端通过衔接蛋白质与肌动蛋白丝相连。分布于上皮细胞基底部；穿膜黏着蛋白为整联蛋白；锚定蛋白为踝蛋白，肌动蛋白、黏着斑蛋白等；功能是介导细胞与胞外基质的黏着，信号传导。

3. **桥粒**　桥粒（desmosome）是相邻细胞间的一种斑点状黏着连接结构。其质膜下方有盘状斑，与中间纤维丝相连，使相邻细胞的细胞骨架间接地连成骨架网。分布于上皮细胞黏着带下方，是相邻细胞接触点的一种类似纽扣状结构；穿膜黏着蛋白为钙黏蛋白家族的桥粒黏蛋白、桥粒胶蛋白；锚定蛋白为桥粒斑蛋白、桥粒斑珠蛋白；功能是形成坚韧、牢固的细胞连接，为整个上皮层提供结构连续性和抗张性。

4. **半桥粒** 半桥粒(hemidesmosome)是上皮细胞与其下方膜间形成的特殊连接，在形态上类似半个桥粒，但其蛋白质成分与桥粒有所不同，胞内连有中间丝。分布于上皮细胞与基底膜之间，与桥粒相似；穿膜黏着蛋白为整联蛋白，与层粘连蛋白黏附；锚定蛋白为网蛋白，构成胞质斑，可与中间纤维相连；功能是把上皮细胞与基底膜相连，防止组织剥离(图 3-11)。临床上有一种自身免疫性疾病称大疱性类天疱疮，在各型天疱疮患者血液循环中均存在有抗角朊细胞间物质抗体，能结合半桥粒跨膜黏附性蛋白，从而破坏半桥粒结构，导致表皮基底层细胞脱离基膜，组织液渗入表皮下空间而产生严重的皮肤水疱病。层粘连蛋白和整联蛋白($\alpha_6\beta_4$)基因突变均可引起大疱性表皮松解症，其症状与大疱性类天疱疮相似。

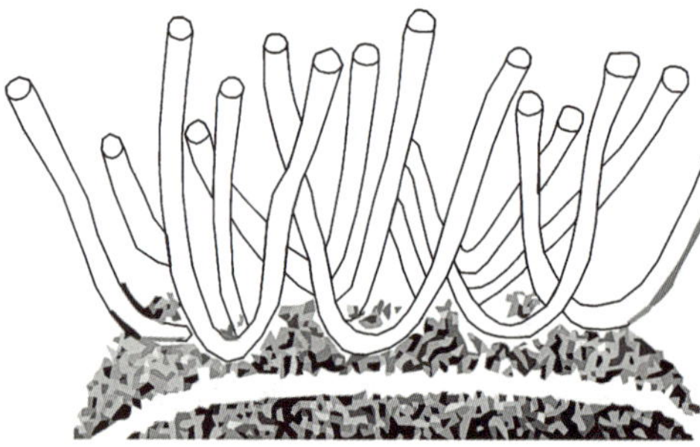

图 3-11 半桥粒示意图

(三) 通信连接

通信连接(communication junction)是相邻细胞间 2~3nm 间隙中的连接，其两侧胞膜有对称分布的连接子结构。主要执行细胞间直接通信功能。大多数组织相邻细胞膜上存在特殊通道，以实现细胞间电信号、化学信号的通信联系，从而完成群体细胞间的合作与协调。通信连接分布较广，为动物细胞间最普遍存在的一种细胞连接，分为间隙连接和化学突触。

1. **间隙连接** 间隙连接(gap junction)是动物细胞中，由连接子构成的细胞间通信连接。允许分子质量小于 1 000Da 的分子通过，使相邻细胞间形成电偶联和代谢偶联。除骨骼肌和血细胞外，普遍存在动物组织细胞间；基本结构单位为连接子(connexon)，是间隙连接的多亚基复合体单元，每一个连接子由 6 个穿膜的连接蛋白组成的筒状，中央有直径 1.5nm 的通道，目前发现 20 余种连接子蛋白。功能是介导细胞间通信。

通信方式包括代谢偶联和电偶联。代谢偶联是小分子质量(小于 1kDa)代谢物(如核苷酸、氨基酸等)在相邻细胞间通过间隙连接或胞间连丝的传递，使小分子代谢物、信号分子通过间隙进入相邻细胞。通过连接子直径 1.5nm 的通道，很多离子、核苷酸、维生素、cAMP、IP_3 等小分子物质可迅速在细胞间传递。电偶联是带电离子通过间隙连接到达相邻细胞，带电离子可由连接子或离子通道使电信号从一个细胞传到另一个细胞，带电离子通过间隙，使动作电位迅速传播。

2. **化学突触**　化学突触（chemical synapse）是以化学物质神经递质作为通信媒介的突触。由突触前成分、突触后成分和突触间隙构成。存在神经细胞之间及神经细胞与肌细胞的接触部位；通信方式是电信号 - 化学信号 - 电信号的转换，是间接、慢速的信息传递；功能是兴奋细胞间的连接方式，通过释放神经递质来传导神经冲动。

二、神经细胞之间的连接

我们的一生在不断地学习，不断地记忆。记忆（memory）是大脑对客观事物的信息进行编码、存储和提取的过程。是当外界刺激停止作用后，大脑中由生物、物理或化学变化产生的残留在脑中有关记忆的痕迹。记忆是大脑对过去经历的事物的反映，包括过去感知过的形象、思考过的问题、体验过的情绪和练习过的动作等。记忆过程包括识记、保持、回忆和再认等。

学习记忆的物质基础是什么呢？研究发现，我们学习记忆的物质基础是大脑神经细胞之间的连接（图 3-12）。

（一）学习记忆的物质基础

当我们学到新的知识、新的技能，具有新的能力的时候，大脑（海马、杏仁核等区）神经细胞之间就会形成新的连接，我们人体神经细胞数量约有 860 亿 ~1 000 亿个，它们形成大量树突、轴突网络，理论上可形成无限量的神经网络连接，也就是可以储存无限量的知识，使我们终身学习记忆成为可能。当我们学到新的知识和技能的时候，知识信息信号通过神经递质（目前发现 100 多种）从一个神经细胞传递到另一个神经细胞（编码储存），从而形成新的神经细胞连接网络，神经网络（neural network）是由一群神经元相互联结构成的具有一定结构和功能的网络，知识被储存在大脑神经网络中（图 3-13）。

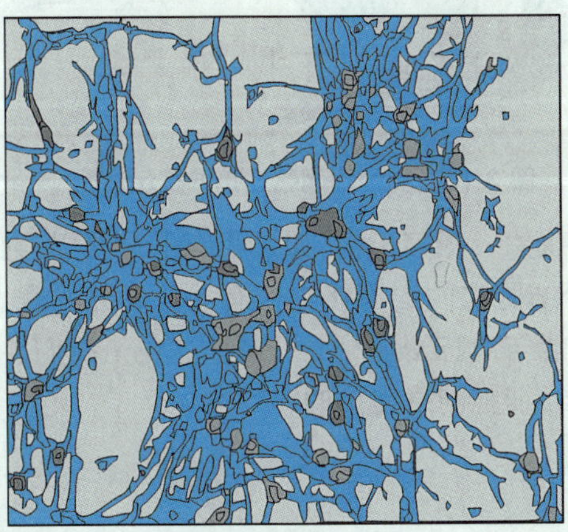

图 3-12　大脑神经细胞连接示意图

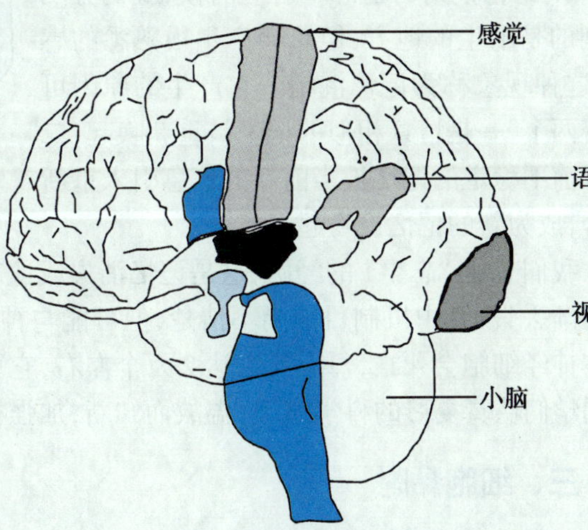

图 3-13　人体大脑示意图

（二）记忆的产生及原理

我们在日常生活中总会遇到和经历各种各样的事情，这些经历的事情，大脑会有意无意地形成记忆，只是有些是短期记忆，有些是长期记忆。比如感觉记忆，我们通过视觉、听觉、嗅觉、味觉、触觉等感受器接触万事万物，它们都会产生短暂的（几秒）感觉记忆，这些感觉记忆若不经过神经细胞编码储存形成神经连接网络，感觉记忆很快消失。当感觉记忆形成真实记忆时，大脑前额叶皮层开始活动，触发编码记忆神经细胞分泌神经递质，与另一神经细胞受体结合，形成新的神经连接网络，完成短期记忆连接（文末彩插图 3-14）。

当某种感觉记忆长期刺激或具有特别情感时，短期记忆会不断巩固，神经细胞间连接网络不断增强，形成牢固连接，完成长期记忆（文末彩插图 3-15）。例如，当成年人看到白糖时，就知道它是甜的，当我们看到火焰时，就知道它是热的，这是记忆的回想。

（三）神经网络连接类型

学习记忆形成神经细胞之间的连接网络，它们的连接形式主要是通信连接。间隙连接除连接子外，细胞膜上还存在离子通道、载体蛋白等信号传递方式。在化学突触中，也可能存在连接子、离子通道等信号转导方式。从神经细胞相互连接方式看，主要包括以下几种形式。

1. **树突 - 树突连接** 两个神经细胞为了传递神经冲动，一般是以树突部位与另一神经细胞树突部位接触，形成连接网络传递神经信号，这是主要的连接方式。

2. **树突 - 轴突连接** 感觉神经冲动多从神经末梢发出，这是轴突分布区域，它接收神经冲动后须向中枢神经系统传递，因此要与另一神经细胞树突连接传递。

3. **轴突 - 轴突连接** 两个神经细胞轴突之间传递神经冲动。

4. **轴突 - 树突棘连接** 感觉神经细胞冲动通过轴突向树突小芽传递信号，形成网络。

5. **轴突 - 胞体连接** 感觉神经冲动直接传递到另一神经细胞胞体部位细胞膜，传递神经信号形成网络（图 3-16）。

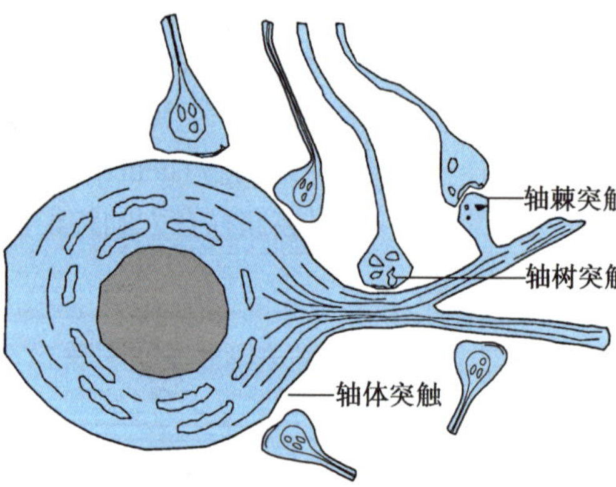

图 3-16 神经间网络连接方式示意图

6. **记忆混淆与遗忘** 有些时候，我们分明来到的是陌生的地方，但总会产生很熟悉的感觉，这种现象称为记忆混淆。它产生的原因可能有两个，一是情景相似的记忆被重新唤起，二是以前不稳定的记忆被当前新的信息引入重新整合，成为新的记忆被唤起。

我们总有“忘事”的经历，这是记忆消失或遗忘现象。很多记忆，如果我们不去回想，它会逐渐丢失，其中机制目前尚不清楚，但可能与神经细胞之间的连接损伤有关。研究发现，人体神经细胞会死亡，每天死亡达 2 万个左右，它可能与遗忘密切相关，因此，这也是我们要求同学们认真复习的科学道理：温故而知新，加强神经细胞网络连接的牢固性。

三、细胞黏附

生物体同类细胞在发育过程中具有聚集成团的现象，它是细胞识别和黏附的结果。

（一）细胞识别

细胞识别（cell recognition）是细胞间通过表面黏附分子形成专一性黏附的相互作用。细胞具有区分自己与异己的识别能力，可以分辨同种与异种、同源与异源。多细胞生物机体中有三种识别系统：抗原与抗体的识别、酶与底物的识别、细胞与细胞间的识别。细胞与细胞间的识别主要有四种类型，一是同种同类细胞间的识别，如胚胎发育与分化过程中的细胞相互聚集过程。二是同种异类细胞之间的识别，如受精过程中精子和卵细胞之间的相互识别。三是异种异类细胞间的识别，如人体对入侵体内细菌的识别。四是异种（体）同类细胞之间的识别，如异体器官移植中导致的排异反应。细胞识别实质上是分子识别，是细胞表面特异膜分子间或受体与大分子间互补形式的相互作用。

细胞识别的结果将引起不同的细胞反应。一是由识别导致配体进入细胞内，如血清脂蛋白LDL颗粒等，也是与专一识别配体的受体结合，由受体介导的胞吞作用而带入细胞的一种识别效应。大多数情况下，专一识别配体的各种受体将配体运载到细胞内后，受体与配体解离，受体可回到细胞表面重复使用。二是由识别导致细胞生理、生化性质和行为的改变，血液凝固、炎症反应、血栓形成、致病微生物感染乃至肿瘤细胞转移等许多生理和病理过程，均与同种或异种间复杂的相互识别与黏合及其所诱发的效应有关。三是由识别导致细胞的黏附。这种黏附可分为细胞与细胞间黏附和细胞与细胞外基质间黏附。细胞与细胞间黏附是生殖细胞结合、胚胎发育分化、病原体入侵等生物过程的起始步骤，也涉及肿瘤细胞转移等过程。细胞与细胞外基质间黏附是一个由表面受体为媒介，并由胞外基质中的配体分子和细胞内骨架系统参与的跨膜过程。

（二）细胞黏附

细胞黏附（cell adhesion）是在细胞识别的基础上，同类细胞发生聚集形成细胞团或组织的过程（图3-17）。细胞间、细胞与胞外基质间的黏着通过细胞黏附分子介导。细胞黏附分子（cell adhesion molecule，CAM）是介导细胞与细胞间或细胞与胞外基质间相互接触和结合的众多分子的统称，大多数为糖蛋白，分布于细胞表面。目前发现细胞黏附分子有100多种，根据黏附分子结构、作用方式可分为四类：钙黏着蛋白、选择素、免疫球蛋白超家族、整联蛋白。

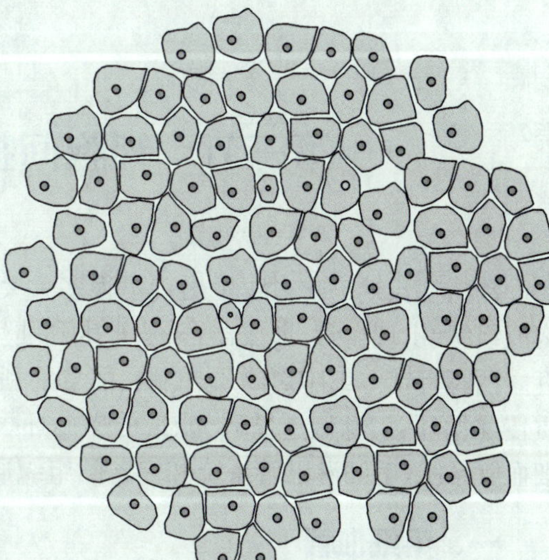

图3-17 细胞黏附示意图

1. **钙黏着蛋白** 钙黏着蛋白（cadherin）是动物组织中一类钙离子依赖性的细胞间黏附分子。它是穿膜蛋白质，介导依赖钙离子的细胞间黏附作用，主要分布在上皮、神经、胎盘、肌肉、血管内皮等组织细胞。胞外有5个相似的免疫球蛋白结构域，其中3个有钙离子结合位点，胞内C端结构域与肌动蛋白相互作用。

钙黏着蛋白介导细胞间同亲性细胞黏附，影响细胞分化，参与组织器官形成，参与锚定连接。

2. **选择素** 选择素（selectin）是白细胞和内皮细胞表面含有凝集素样功能域的具有细胞黏合功能的糖蛋白。主要参与白细胞与脉管内皮细胞之间的识别与黏合，在炎症反应中起重要作用。

选择素主要有三类，一是P选择素，主要在白细胞、血小板表达；二是E选择素，主要在活化内皮细胞表达；三是L选择素，在各种白细胞表达。

3. **免疫球蛋白超家族** 免疫球蛋白超家族（immunoglobulin superfamily，IgSF）是具有免疫球蛋白可变区和恒定区结构域的细胞表面蛋白分子的统称。绝大部分与细胞表面识别有关，分为 V、C1 和 C2 样结构域，其成员数目众多，在人类白细胞分化抗原中约占1/3，其功能以识别为基础，可作为抗原识别受体、细胞因子受体、细胞间黏附分子等。大多数免疫球蛋白黏附分子介导淋巴细胞和免疫应答细胞（巨噬细胞等）之间特异的相互作用。

4. **整联蛋白** 整联蛋白（integrin）是一类质膜上的、作为细胞黏附分子受体的蛋白质。由 α 和 β 两种亚基组成的异源二聚体，其性质决定了细胞所能结合的黏附分子的类型。整联蛋白介导与其他细胞表面或细胞外基质间的黏合。

（三）肿瘤细胞连接与黏附改变

肿瘤细胞与正常生长细胞存在明显差异，从肿瘤细胞的细胞连接与细胞黏附看，主要发生几种改变。一是细胞连接结构改变或缺失（文末彩插图 3-18），二是黏附分子改变或缺失，三是信号通路受阻或改变，四是细胞接触抑制丧失，五是贴附生长依赖性降低。

细胞黏附和细胞连接相辅相成，它们在组织、器官形成过程中发挥重要作用，涉及细胞社会复杂分工的重大问题。

（蔡晓明）

第三节 细胞间物质、信息交换通道

动物在长期进化过程中出现了很多重大标志性事件，包括从单细胞到多细胞、以多细胞构成组织、出现血管、形成器官、从水生到陆生、从变温到恒温、从卵生到胎生、从四肢奔走到直立两脚行走。细胞对物质、能量、信息的利用也不断完善，机体出现了有组织、有秩序的物质传递循环、信息传递循环、能量传递循环。对人类等高等动物而言，已演化出了发达的毛细血管系统、毛细淋巴管系统和完备的组织通道。

一、毛细血管

毛细血管（capillary）是连接于微动脉和微静脉之间相互交织呈网状的微细血管。管径为 5~50μm。其数量多，管壁薄，通透性较大，血液在其内流动缓慢，是血液和组织、细胞之间进行物质交换的场所。人体毛细血管网非常发达，总长度约 50 000km，它为机体提供所有营养物质、O_2，同时带走细胞代谢的 CO_2 等废物（图 3-19），对机体细胞来说，毛细血管网在生命过程中具有支配地位。

（一）毛细血管的发生

研究发现，毛细血管生成和退化贯穿生命过程始终。在胚胎发育初期，血管发生起始于中胚层间充质细胞，血管内皮细胞由间充质细胞转化而来，初始内皮细胞不断增殖，形成初始血管。人体胚胎第二周末，中胚层细胞聚合成团，形成血岛，血岛中央细胞变圆，形成游离造血干细胞，血岛周边细胞分化成扁平内皮细胞，相邻内皮细胞相连形成早期毛细血管，毛细血管生长、出芽、相互连接形成毛细血管网。

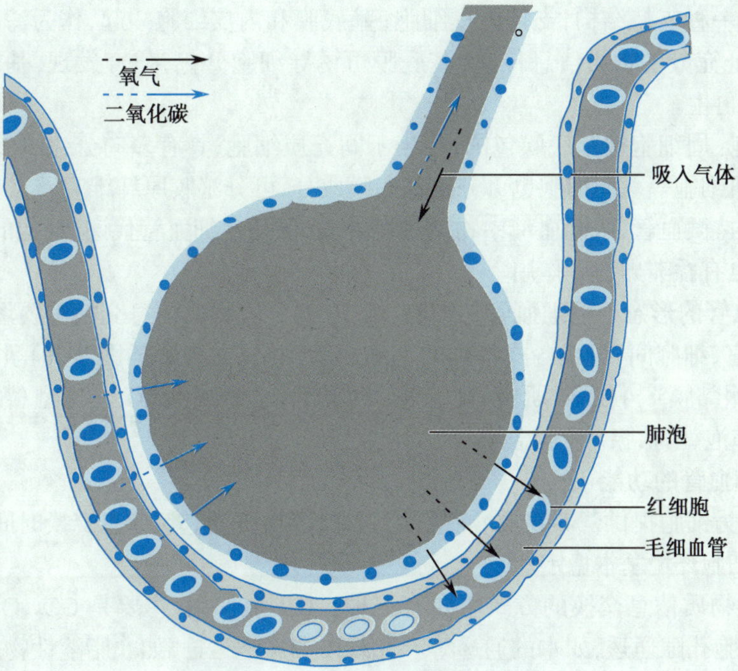

图 3-19 毛细血管物质交换示意图

以心脏为基础的血液循环系统发育完成后，新血管生成是在毛细血管和细静脉的基础上发生发展的，受多种细胞的调控和影响，主要包括以下几个过程：①原毛细血管分泌蛋白酶降解基底膜；②内皮细胞迁移，穿过基底膜，进入血管周围基质；③内皮细胞增殖、相互连接；④增殖的内皮细胞形成直径 2~8μm 的三维结构的管腔；⑤管腔被基底膜包围，形成相互吻合的管襻和网络。

（二）毛细血管的组成和形态

毛细血管的组成和形态与其发挥的功能相耦合。毛细血管由内皮细胞、基底膜、周细胞组成。毛细血管构成的网络形态因组织器官不同差异极大，复杂多样。

1. 毛细血管的组成 毛细血管管径较小，穿行各组织器官间，含有许多吻合支，通透性高，构型多样，由内皮细胞、基底膜、周细胞组成。

（1）内皮细胞：血管内皮细胞为多边形，其血管腔面进行物质吸收和分泌活动，组织面为基底膜，不同组织器官中，血管内皮细胞结构具有明显差别。内分泌器官、吸收器官、代谢旺盛的器官中内皮细胞具有窗孔结构；肺泡毛细血管中内皮细胞伸出的胞质突起较长，促进排出 CO_2、吸收 O_2；脑等具有屏障要求的血管内皮细胞紧密连接发达，有闭锁小带。

内皮细胞保证血液通畅流动，防止血细胞在内皮细胞黏附，同时具有屏障作用，保证对物质、能量、信息的有效通透，维持血管系统的完整。

（2）基底膜：血管基底膜是围绕内皮细胞厚 30~150nm 的黏多糖微细结构。基底膜由胶原和多糖组成，可细分为透明层、致密层、网状层。毛细血管基底膜大多是内皮细胞合成分泌的产物，是微血管成熟的标志。基底膜分布因组织器官不同存在差异，小肠、脑毛细血管内皮细胞周围有连续完整的基底膜，有些组织器官为了保证物质交换的畅通，基底膜不连续。

基底膜是一种支持结构，支持内皮细胞；基底膜和内皮细胞一起，作为滤膜和分子筛起过滤作用，保证充分的物质信息传递；基底膜可诱导细胞分化；研究发现，基底膜可影响细胞分裂、修复、再生。

(3)周细胞：周细胞被基底膜包围，相当于间充质细胞，具有多向分化潜能，可分化为内皮细胞、平滑肌细胞等。周细胞也可分泌基底膜成分，可分泌胶原纤维。

周细胞支持微血管，限制血液中物质过多外流，保证毛细血管代谢、结构的完整性，维持微血管功能，也有吞噬异物等作用。

2. **毛细血管的形态** 毛细血管是细胞、组织、器官的物质信息交换重要场所，它们遍布各类组织、器官、细胞间，组成各式各样的毛细血管网络（文末彩插图 3-20），形态造型各异，有发夹型（牙龈黏膜）、树枝型（肌肉、食管等）、网囊型（小肠绒毛等）、丝球型（肾小球、淋巴结等）、球网型（肺泡、甲状腺）等类型。

（三）毛细血管的功能

毛细血管为细胞提供营养物质、能量、信息，保证物质、能量、信息交换时间，回收细胞代谢废物，维持细胞环境基本稳定。

毛细血管物质信息交换的方式主要有三种：①扩散作用，主要是 CO_2、O_2、脂溶性物质等。②内皮细胞孔隙通透，如水的通透等。③载体和囊泡运输，如非脂溶性物质及大分子物质等。

二、毛细淋巴管

毛细淋巴管（lymphatic capillary）是起自初始淋巴管并互相吻合成网状的细小淋巴管。由单层内皮样细胞构成，无完整基底膜，有较大通透性；利于组织间隙中的液体和较大分子的吸收。人体有淋巴结 400~700 个，淋巴管总长约 4 000km，它收集返回血液的蛋白质，对机体组织细胞环境稳定具有重要作用。

（一）毛细淋巴管的发生

动物进化到鱼类开始出现淋巴管，淋巴管是组织器官演化的产物。在结缔组织的细胞、纤维等有形成分间，存在一种无内皮细胞的空间，体积约一个或数个细胞大小，这是毛细淋巴管的起始部分，构成细胞周围、组织之间的间隙通道（组织通道），它们相互连接，分布整个器官及遍布全身。毛细淋巴管又称初始淋巴管，起始于组织、器官细胞间隙的连接管道，因器官及功能差异较大，管径 15~200μm，呈指状盲端管，丛状排列，在组织和器官中数量最多，管壁最薄，长约 0.5mm，一般呈扁平状。

（二）毛细淋巴管的组成和功能

毛细淋巴管由单层内皮细胞构成，无基底膜，有纤维锚定，内皮细胞突起较多，内皮细胞无窗孔结构，内皮细胞间连接方式丰富，形式复杂，包括端对端连接、交搭重叠连接、紧密连接、闭合连接等。毛细淋巴管内皮细胞胞质膜周围有许多囊泡，为吞噬泡和吞饮泡。

淋巴来自组织液，组织液是毛细血管各种物质的渗透和溢出。组织液小分子由毛细血管、细静脉收集回流，组织液大分子（蛋白质、红细胞等）由毛细淋巴管收集组织液形成淋巴。一般来说，为保持细胞周围环境的清爽稳定，组织液中的大分子（蛋白质等）一是通过囊泡转运和内皮窗孔结构进入毛细血管、细静脉回收；二是通过酶作用进行水解，转化成小分子进入毛细血管、细静脉回收；三是蛋白质、细胞代谢产物、细胞裂解产物等大分子由毛细淋巴管收集回收。研究发现，人体每天经毛细淋巴管返回血液的蛋白质至少是机体总蛋白量的 50%。

毛细淋巴管通过机体呼吸运动、肌肉收缩、动脉搏动等开启淋巴流动，毛细淋巴管充盈时，淋巴管内压力增加，淋巴管开始排空，此时淋巴中的蛋白浓度增加了 3 倍左右。毛细淋巴管内皮细胞有突出形成的“瓣”，类似淋巴泵，保证单向运输，完成周期性排空。毛细淋巴管是单向流动，为低压系统，通透性高，自主节律调节，正常情况下每分钟排空 8~20 次。毛细淋巴管作用是吸收、输出组织液，清除组织液大分子，吸收长链脂肪、脂溶性维生素等营养物质；传送免疫球蛋白、免疫活性细胞；输送和参与处理细菌、毒素和细胞裂解产物等有毒物质；维持细胞局部组织环境清爽稳定。

三、组织通道

复杂的多细胞动物，其每个细胞都包被在纤维、基质、组织液的间质中。间质中分布有毛细血管、毛细淋巴管、神经、组织通道等。组织通道（tissue channel）是细胞周围的空间间隙、组织间隙，充满组织液，是细胞活动、组织生存的场所，它保证细胞物质、能量、信息交换顺畅。组织通道是细胞生存的微环境，处于枢纽地位。

（一）组织通道识别

组织通道包绕组织细胞，是细胞活动、组织生存的场所。简单的组织通道是细胞周围间隙（图 3-21）、各种基底膜和组织间隙。正常的组织通道是间质组织，它既具凝胶相又具溶液相，充满组织、细胞间的裂隙，含有大量血浆蛋白，布满组织液，与毛细淋巴管开放端相连。

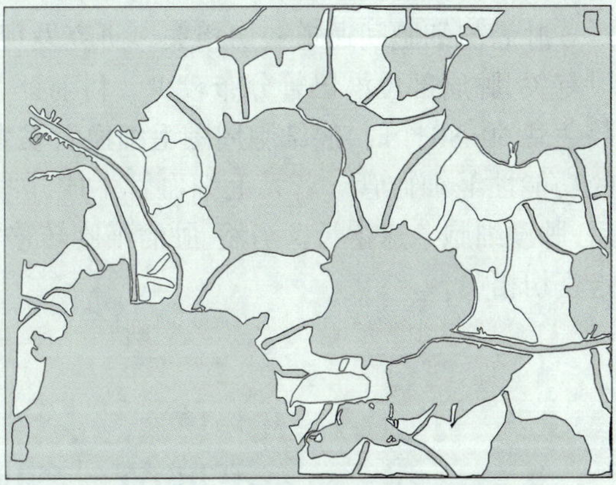

图 3-21　组织通道细胞间隙示意图

组织通道直接参与组织、细胞的物质、能量、信息传递。组织通道的传递媒介是组织液。

（二）组织通道的形态

组织通道形态五花八门，伴随组织器官演化存留，有的有腔有壁，有的无腔无壁。

1. 有腔有壁组织通道　有腔有壁组织通道是动物演化和胚胎发育中体腔的残留。一是特殊体腔，包括关节腔、眼睛前房、脑脊髓腔等。二是退化体腔，包括腹腔、胸腔、包心腔等。三是转化体腔，例如肾腔、生殖腺腔等。

2. 无腔无壁组织通道　几乎存在所有组织器官中，它是细胞周围立体网络，充满组织液，其典型结构有以下几种：①弥散分布的细胞周围间隙。它是实质细胞周围的间隙，分布最广最多（文末彩插图 3-22）。②各类血管周围间隙。③各种神经周围间隙。④毛细淋巴管开口。它是连接毛细淋巴管的组织通道。⑤边界明确、结构清晰的组织器官细胞通道，如肝脏血窦间隙等（文末彩插图 3-23）。⑥特殊通道结构，如脑组织弥散脑脊液通道等。

（三）组织通道的功能

组织通道保证细胞物质、能量、信息交换顺畅，影响细胞各种行为。①保证物质交换顺畅，在血管区细胞依靠血液流动实现物质传递，在淋巴管区细胞依靠淋巴流动实现物质传递，在细胞间依靠细胞连接子等结构实现物质传递。②保证信息交换顺畅，组织通道通过细胞因子、神经递质等传递信号。③清洁通道，保障细胞微环境稳定。组织通道含有巨噬细胞、白细胞等清道夫，同时，组织液冲洗组织细胞代谢废物，回收组织细胞废物，保证细胞局部环境基本稳定。④诱导细胞、组织分化，间质成分可诱导组织细胞定向分化。⑤影响细胞生长，组织通道中的细胞因子等可影响细胞生长。⑥调节血流，组织通道与毛细血管开口连接，可调节血流。

四、细胞间通道改变与疾病

细胞间通道通畅是保证细胞物质、能量、信息交换的关键。如果细胞间通道发生问题，组织器官功能必然受到影响，甚至发生严重疾病。例如脑通道堵塞会导致脑梗死，轻则脑血流变化，重则白细胞和内皮细胞黏附，大量脑自由基生成，血栓素大量形成，脑组织水肿，可导致脑组织坏死。如果心脏通道堵塞会导致心肌梗死，诱因是高脂血症导致毛细血管内皮细胞损伤，冠状动脉内皮细胞发生白细胞、血小板活化、附着，也可发生内皮细胞迁移，严重时心肌缺血坏死。如果肺通道堵塞会导致肺栓塞，血管血流淤滞，血管内皮细胞损伤，可引起肺微循环改变或肺泡结构（文末彩插图 3-24）和肺功能损伤。

肿瘤与细胞间通道密切相关。研究发现肿瘤毛细血管分布、构型与肿瘤类型及生长阶段有关，肿瘤部位淋巴管分布较少。目前证实，毛细血管生成是肿瘤生长的关键，当癌细胞数达到 60~80 个时，癌细胞周围毛细血管发生改变，当癌细胞数达到 100~3 000 个时出现新的功能性毛细血管。若无毛细血管生成，肿瘤中央的癌细胞可能坏死，出现新生毛细血管后，肿瘤细胞急速生长。当然，肿瘤细胞转移与癌细胞在毛细血管、毛细淋巴管、组织通道游走密切相关。

（屠 洋　蔡晓明）

第四节　细胞间信号传递

多细胞生物的细胞要发挥正常功能，必须拥有安全、可靠的细胞间信号传递系统，从而保证生物正常生长、发育与生存。细胞间信号传递即细胞通信（cell communication），是在多细胞生物的细胞社会中，细胞间或细胞内高度精确和高效地发送与接收信息的通信机制，并通过放大机制引起快速的细胞生理反应。细胞信号转导（signal transduction）是细胞通信的关键步骤，它是细胞外信号与细胞表面受体相互作用，使其产生应答，转变为细胞内信号，并发生胞内信号传递级联反应的过程（图 3-25）。它调节细胞的生理和遗传过程，强调信号的接收与接收后信号转换的途径和结果。

一、细胞间信号传递的必要性

生命是一个开放、稳定、与宇宙及自然环境相互协调的巨大动态系统。每个生命是一个不断变化的有机体，以人为例，成年人由近 80 个器官、各种组织约 30 万亿个复杂的细胞社会构成，不同器官、组织、细胞在结构、功能、代谢等方面既有进化共性，又保持分化上的自身特点。生命每天自由、独立地开心生活，机体内部必须协调，体内环境需要相对稳定，各种要素需要基本恒定。例如，人的体温应保持在37℃左右，血压80~120mmHg，血钙2.25~2.75mmol/L，只有这些基本要素处于相对稳定状态时，机体器官、组织、细胞才能进行正常生命活动。但是，自然界四季轮换、寒暑往来体温会随季节而有高低，月满月亏、昼夜更替血压会不断变动，四处奔波、不停劳作血氧、血糖会高低起伏，所有这些变动，机体都非常敏感（图3-26），系统间、器官间、组织间、细胞间为了应对这些变动不停忙碌，必须进行细胞间信号传递。

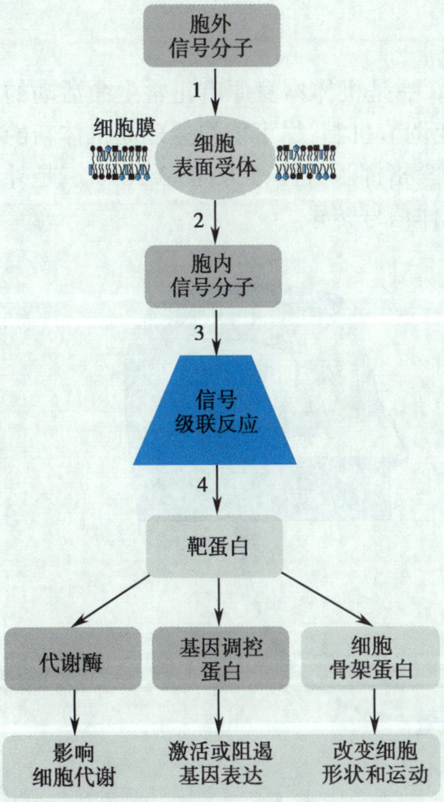

图3-25 细胞信号转导示意图

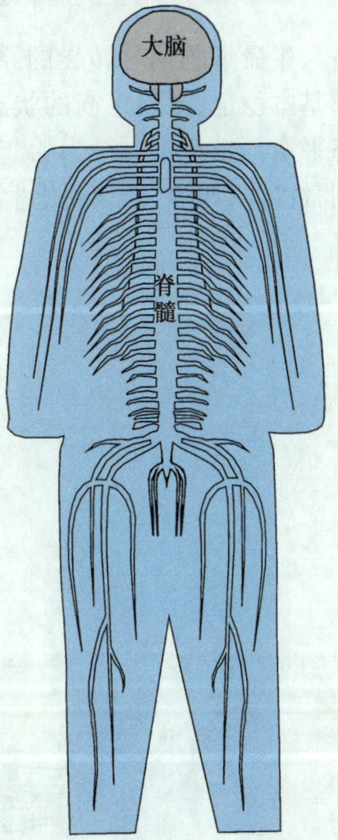

图3-26 人体神经通路示意图

实际上，任何生命活动都离不开细胞间信号传递。新陈代谢过程涉及进食、消化、吸收、排泄等多系统、器官的细胞活动，需要细胞间信息沟通协调；感觉系统发达（图3-27），受到外界视觉、听觉、嗅觉、味觉、触觉刺激和内部各种刺激，产生应激反应需要各种器官协调顺畅；生长、发育、繁殖涉及各类细胞活动，更是需要细胞间信息沟通协调；个体行为、遗传变异涉及众多细胞同时协作，细胞间信息沟通必须协调。总之，生命是一个多细胞、多组织、多器官、多系统的协作分工与和谐竞争不断变化的共同体，一切生命活动都离不开细胞间信号传递。

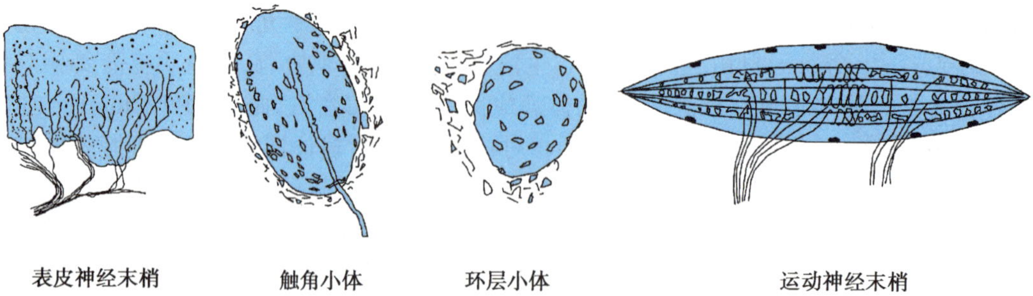

图 3-27 人体感觉末梢示意图

二、细胞间信号转导的触发因素

生命细胞信号转导的原始触发因素是“变动”。一是机体本身原有正常生命活动的内部基本稳定、基本平衡的状态被打破,从而启动应变调节机制,尽可能快速建立机体新的动态平衡。二是生命行为的“起心动念”,比如人的意念指挥了人体行为(图 3-28)。三是外界刺激机体(如声、光、电、化学物质、微生物等)引起机体信号转导。

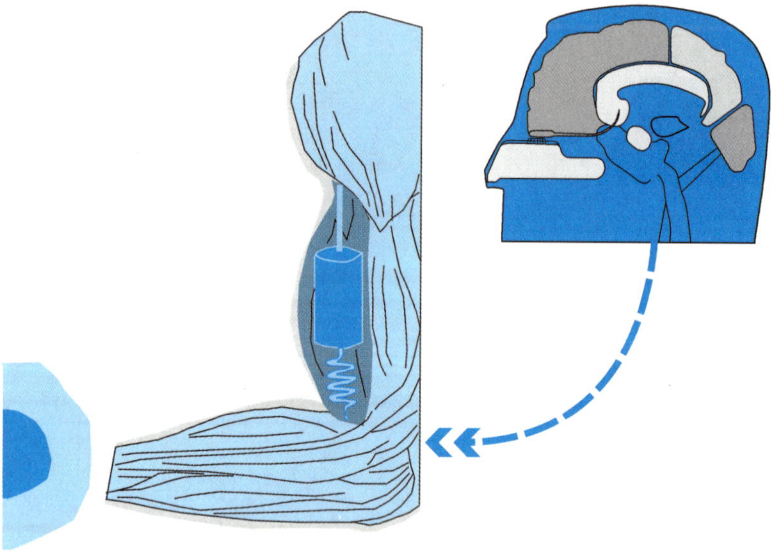

图 3-28 人体大脑指导行为示意图

对人体来说,检测“变动”触发信号转导的器官较多,以机体钙平衡为例,钙是人体非常重要的最丰富的矿物质,它在许多生命生理过程中发挥着极其重要的作用。骨骼和牙齿都离不开钙,那机体对钙的稳定如何进行信号转导调节呢?当机体血钙降低时,甲状旁腺检测到血液中钙水平较低,作为应答马上释放甲状旁腺激素进入血液,从而启动一系列细胞信号转导过程。第一,甲状旁腺激素通过血液运送到骨组织,刺激破骨细胞启动破坏骨组织,并将钙释放到血液中。第二,甲状旁腺激素激活维生素 D,在小肠启动钙转运蛋白,从食物中吸收钙质。第三,甲状旁腺激素在肾小管细胞激活钙泵,对钙进行重吸收,从而尽快保持机体血钙水平。同理,当机体血钙水平较高时,甲状腺释放降钙素,抑制肾脏对钙的吸收,阻止维生素 D 激活，减少小肠吸收钙，刺激骨细胞利用血液中的钙构建骨组织。可见，机体检测“变动”触发信号转导较为普遍（表 3-4）。

表 3-4 人体细胞信号转导触发的激素器官

器官名称	分泌激素	主要功能
脑垂体	促生长素、催乳素、促甲状腺素、促肾上腺素、促性腺素等	调节其他分泌腺
松果体	褪黑素	催眠
下丘脑	各种促进激素、抑制激素	调节感觉、控制体温等
甲状腺	生长激素、代谢相关激素、降钙素等	调节生长、调节钙等
甲状旁腺	甲状旁腺	调节血钙水平
胸腺	胸腺激素	调节免疫等
心脏	心钠素等	调节肾脏水吸收
胃	胃酸、胃蛋白酶等	消化食物
胰腺	各种消化酶、胰岛素、胰高血糖素等	调节消化、血糖等
肾上腺	肾上腺素等	调节血压、新陈代谢等
肾脏	促血细胞生成素等	调节红细胞生成等
睾丸	睾酮等	调节发育等
卵巢	雌激素、孕酮等	调节发育、生殖等

三、细胞间信号转导的基本过程

细胞信号转导的基本过程包括信号分子产生、信号分子传递、信号接收、信号触发级联反应、信号反馈完成等几个过程。

（一）信号分子产生

细胞信号分子是来自细胞内外所处环境的各种刺激，如物理性的声、光，化学性的分子、离子，生物性的激素、神经递质、生长因子等。以人为例，人体信号转导分子的产生，主要来自三个方面，一是人体固有平衡被打破，触发人体器官产生细胞信号分子。二是人体思想“起心动念”“意欲何为”，神经细胞支配，触发器官产生细胞信号分子。三是人体周围环境影响，触发细胞信号分子产生（表 3-5）。

表 3-5 细胞信号分子

信号分子名称	信号来源	主要作用
声、光、电信号	外界物理信号	触发机体环境适应相关生理反应
病毒、细菌等	外界微生物信号	触发机体免疫反应
各种激素	人体分泌腺	触发机体保持稳定、平衡的级联反应
各种神经递质	大脑皮质、分泌腺	触发机体保持稳定、平衡的级联反应，触发机体行动
各类细胞因子	各种特化组织细胞	触发细胞应答反应

细胞化学信号分子分为内分泌激素（图 3-29）、神经递质、局部化学介质等类型。激素由内分泌细胞合成，经血液或淋巴液循环到达靶细胞部位，具有作用距离远、范围大、持续时间较长的特点。神经递质由神经元的突触前膜终端释放，作用于突触后膜上的特殊受体，具有作用时间和作用距离短等特点。局部化学介质是由某些细胞产生并分泌的一类生物活性物质，通过细胞外液的介导，作用于附近的靶细胞。

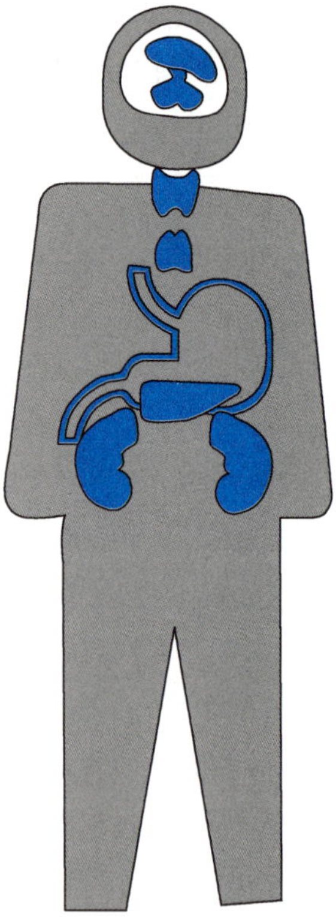

图 3-29　人体部分内分泌器官位置示意图

（二）信号分子传递

细胞间信号传递方式目前尚无统一认识，但根据其传送距离可分为三种：远距离传递、中距离传递、近距离传递（图 3-30）。化学信号可在几毫秒至几分钟进入靶细胞。内分泌系统分泌的激素实行远程信号传递，浓度低、随血液扩散到全身、具长时效性；神经系统产生的神经递质实行近程信号传递，作用时间短、作用距离短、神经递质浓度高；旁分泌系统或自分泌系统介导局部信号传递，分泌生理活性物质，作用于邻近细胞或自己本身。

信号分子在作用上特点：①特异性，即一种信号只能作用于一种或几种细胞；②复杂性，即同一信号可对不同的细胞产生不同的效应；③时间效应，即有的反应快、效应短暂，有的反应慢、效应长久。

根据溶解度，可将化学信号分子分为亲脂性和亲水性两种类型。亲脂性信号分子（如甾醇类激素、甲状腺素等）不溶于水，但容易穿过靶细胞膜进入细胞内，与细胞内受体结合形成配体 - 受体复合物，进而调节基因表达。亲水性信号分子（如神经递质、生长因子、局部化学递质和大多数肽类激素等）不能穿过靶细胞膜的脂双层，只能通过与靶细胞表面受体结合，经信号转换机制在细胞内产生第二信使或激活蛋白激酶或蛋白磷酸酶的活性，引起细胞的应答反应。

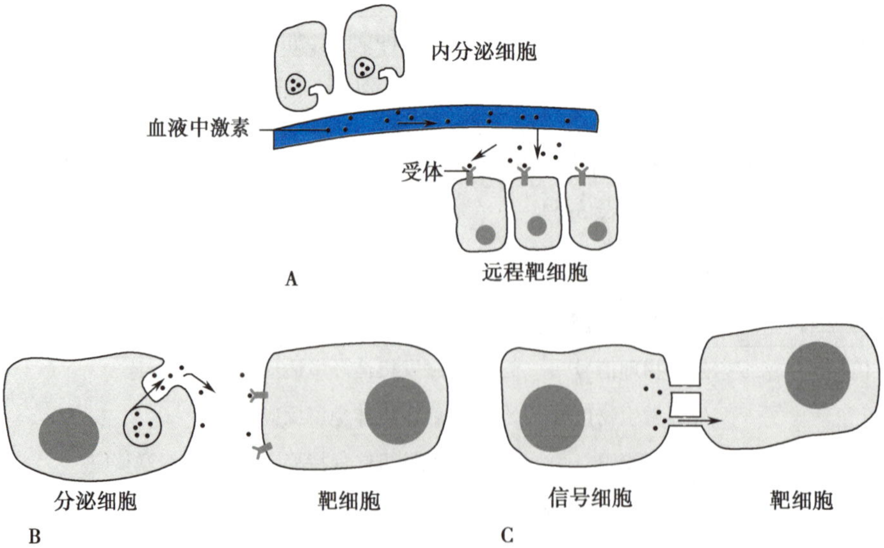

图 3-30　细胞间信号传递方式示意图

A. 远距离分泌调控；B. 中距离分泌调控；C. 近距离分泌调控。

一般将细胞外信号分子称为第一信使；当配体与膜上特异受体结合后，通过膜受体发生信号转导，在胞内产生的小分子物质称为第二信使。通过第二信使浓度变化（增加或减少）应答胞外信号分子与细胞表面受体的结合，调节细胞内酶或非酶蛋白的活性，从而在细胞信号转导途径中行使携带和放大信号的功能。

（三）信号接收

细胞信号接收主要通过受体来完成。受体（receptor）是能与细胞外专一信号分子（配体）结合引起细胞反应的蛋白质，分为细胞表面受体和细胞内受体。受体与配体结合即发生分子构象变化，从而引起细胞反应，如介导细胞间信号转导、细胞间黏合、细胞胞吞等细胞过程。绝大多数已经鉴定的受体都是蛋白质且多为糖蛋白，少数是糖脂，有的是糖蛋白和糖脂组成的复合物。

受体分类：细胞受体近 20 个家族。绝大多数受体是膜蛋白（膜受体），与配体交互作用，或受物理因素调控；另有化学信号（如甾体类激素、NO 等气体分子）穿过细胞膜与细胞内的受体相结合（胞内受体）。受体和配体结合后通常有两种方式使能量转移到细胞质的能量分子，使其激活：①改变膜受体的构象，进而改变受体位于细胞质部分的结构；②引起二聚体的变化，进而进一步调控下游蛋白的活性。

根据靶细胞上受体存在的部位，分为细胞表面受体和细胞内受体。细胞表面受体主要识别和结合亲水性信号分子，如神经递质、多肽类激素、生长因子等；细胞内受体位于细胞质基质或核基质中，主要识别和结合亲脂性信号分子，如甲状腺素、甾类激素等。

1. 细胞表面受体　细胞表面受体（cell surface receptor）位于细胞表面，一般是膜蛋白，有些是糖脂。主要是识别周围环境中的活性物质或被相应的信号分子所识别，并与之结合，介导细胞之间的黏附或将配体传递的信号转变为细胞的生理性或病理性反应（图 3-31）。

细胞表面受体的化学成分和结构：细胞表面受体主要为镶嵌在细胞膜上的糖蛋白，也有糖脂或糖脂蛋白。细胞表面受体糖蛋白为跨膜蛋白质，其多肽链可 1 次或多次穿过膜。跨膜段一般由 20 多个氨基酸构成，以疏水氨基酸为主。细胞表面受体的配体结合部位暴露在细胞膜外表面，主要和神经递质、蛋白质激素、蛋白质生长因子等信号分子结合。因此，细胞表面受体由与配体相互作用的细胞外域（亲水部分）、将受体固定在细胞膜上的跨膜域（疏水部分）和起传递信号作用的胞内域（亲水部分）三部分构成。

若由 1 条多肽链组成的受体，称为单体型受体。若由 2 条以上的多肽链组成的，称为复合型受体。

细胞表面受体的类型：根据信号转导机制和受体蛋白类型的不同，细胞表面受体可分为三种类型：离子通道偶联受体、G 蛋白偶联受体和酶联受体（图 3-32）。

（1）离子通道偶联受体（ionotropic receptor）：贯穿细胞膜或内质网膜的具有离子通道功能的亲水性蛋白质。在与相应的配体结合后可介导速度很快的信号转导过程，使离子通过。既有信号接收部位，又是离子通道，跨膜转导无须中间步骤，反应快速（ms），如乙酰胆碱（ACh）受体通道（N 型 ACh 受体）（图 3-33）。

离子通道偶联受体是多次穿膜的蛋白质，这种受体与电兴奋细胞间突触快速传递有关，信号传递是由神经递质介导的。受体与配体结合后，受体构象发生改变，通道瞬时打开或关闭，改变了细胞膜的离子透性，使突触后细胞发生兴奋。

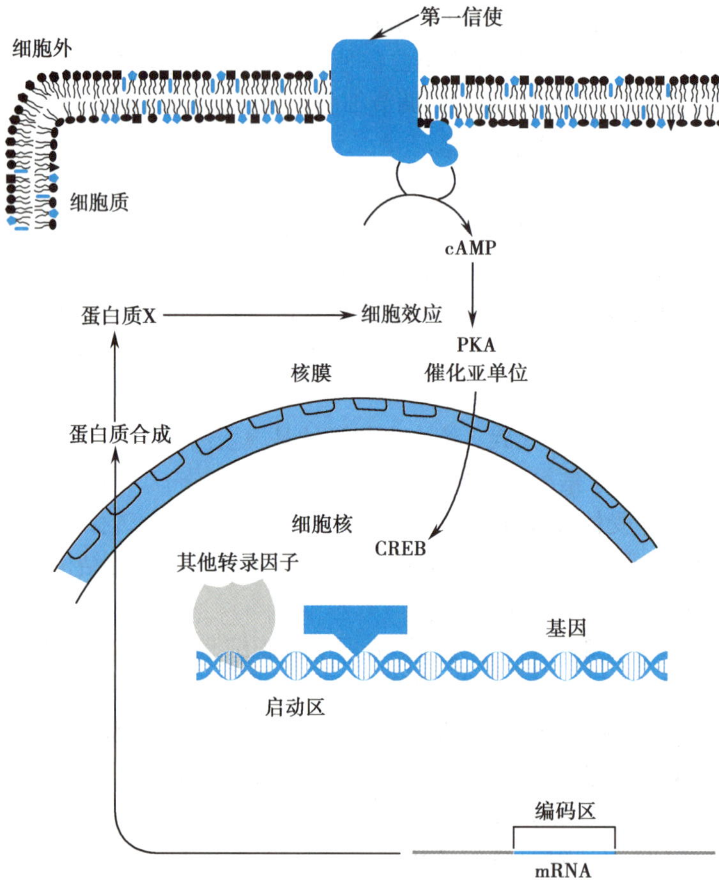

图 3-31 细胞表面受体信号转导示意图

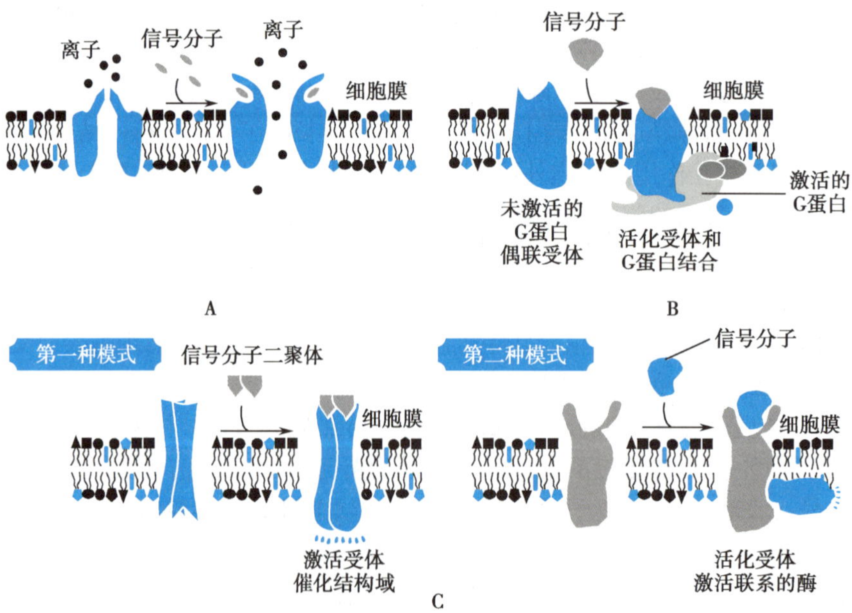

图 3-32 三种细胞表面受体比较示意图

A. 离子通道偶联受体；B. G 蛋白偶联受体；C. 酶联受体。

(2)G 蛋白偶联受体(G-protein coupled receptor):一种与三聚体 G 蛋白偶联的细胞表面受体。含有 7 个穿膜区(图 3-34),是迄今发现的最大的受体超家族,其成员有 1 000 多个。与配体结合后通过激活所偶联的 G 蛋白,启动不同的信号转导通路并导致各种生物效应。类型较多,分布广泛,成员数千种,所有细胞均有。大多数肽类激素、神经递质和神经肽类物质都以此方式进行信号转导。产生第二信使如 cAMP、cGMP、DAG、IP3 等。这类受体与相应的配体结合后,触发受体蛋白的构象改变,后者再进一步调节 G 蛋白的活性而将配体的信号传递到细胞内。

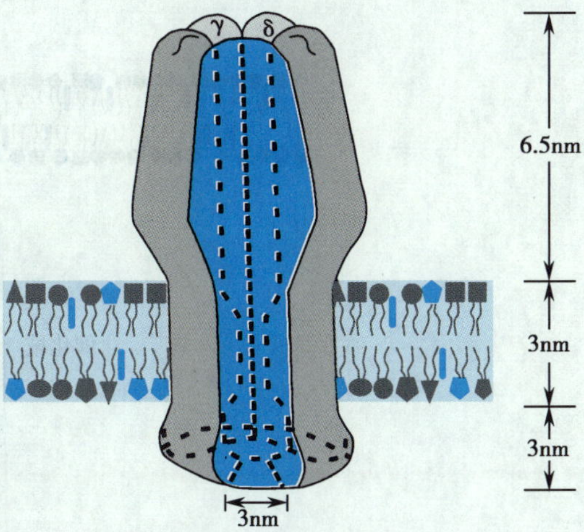

图 3-33 ACh 受体示意图

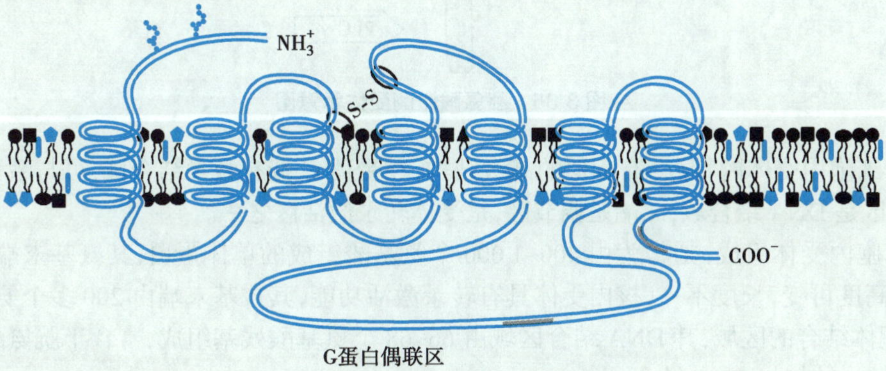

图 3-34 G 蛋白偶联受体结构示意图

(3)酶联受体(enzyme-linked receptor):细胞表面上的主要类型受体,其细胞质区具有酶活性,或者和细胞质中的酶结合,配体与其结合后,激活酶活性。与酶连接的受体,又称为催化性受体。这类受体至少包含 5 类:酪氨酸激酶受体(图 3-35)、丝氨酸 / 苏氨酸激酶受体、酪氨酸磷酸酯酶受体、鸟苷酸环化酶受体、酪氨酸蛋白激酶偶联受体。

酶联受体多为一次穿膜的蛋白质,自身具有酶的性质或与酶结合在一起。受体外端具有配体结合部位,内端为催化部位。这类受体大多数为蛋白质激酶或与蛋白质激酶结合,它们被激活后,可使靶细胞中专一的一组蛋白质发生磷酸化。

2. 细胞内受体 细胞内受体(intracellular receptor)是位于细胞质或细胞核内能够与特异性配体结合的受体。其配体包括亲脂素和活化的蛋白激酶 C(PKC)等信号分子。实际上它们都是配体依赖性的转录因子。

细胞内受体位于细胞质或细胞核基质中,由于细胞质受体结合相应配体后也转位入核,因此统称为核受体。例如,糖皮质激素受体、盐皮质激素受体、雄激素受体、雌激素受体等类固醇激素受体和甲状腺素受体。一般将细胞质受体称为Ⅰ型核受体,将细胞核基质中的受体称为Ⅱ型核受体。

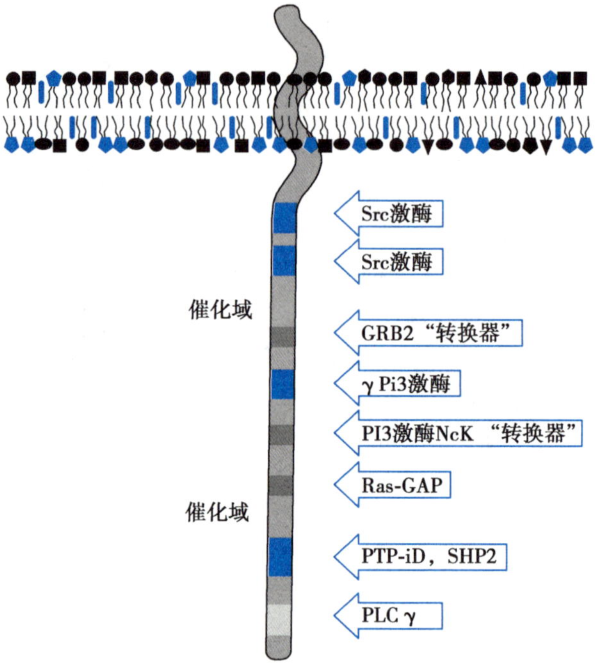

图 3-35 酪氨酸激酶受体示意图

(1)细胞内受体的特点：有相似的高级结构，在受体 C 端有激素结合域，可与激素结合；中央 C 区是 DNA 结合域；N 端是调节区，是受体转录激活区之一。

(2)胞内受体组成：通常为由 400~1 000 个氨基酸组成的单体蛋白，其氨基末端的氨基酸序列高度可变，长度不一，核内受体具有转录激活功能，其羧基末端由 200 多个氨基酸组成，是配体结合的区域，其 DNA 结合区域由 66~68 个氨基酸残基组成，富含半胱氨酸残基，具两个锌指结构与 DNA 结合。

(3)细胞核受体：通过 3 种基本的作用模式调节基因转录：①核受体受到亲脂性信号分子激活后，结合到靶 DNA 的靶序列调节转录；②核受体被亲脂性信号分子激活后影响其他转录因子，通过其他转录因子与靶 DNA 的靶序列结合调节转录；③核受体受到细胞表面受体或周期蛋白依赖性激酶(CDK)激活与靶 DNA 的靶序列结合调节转录。

细胞内受体有活性和非活性两种状态，被激活的受体结合于相应靶基因的 DNA 序列上，起调节作用。

3. **受体和信号分子结合的特点**

(1)受体的特异性及其非绝对性：受体选择性地与特定配体结合；特异性并非绝对严格，例如，肾上腺素既能与 α 受体结合，又能与 β 受体结合，因此，肾上腺素对细胞起什么作用，取决于对哪一种受体起作用。

(2)可饱和性：一个细胞或一定量组织内受体数目是有限的，各种细胞中各类受体的浓度相对恒定。

(3)高亲和力：受体与配体间的亲和力极强。体内信息物质的浓度一般都非常低，通常 $\leqslant 10^{-8}$mol/L，但却能够与相应配体结合产生显著的生物学效应。

(4)可逆性；受体和配体以非共价键结合，当结合引发细胞生物效应后，受体 - 配体复合物就解离，受体恢复到原来的状态，并再次被利用，配体常被立即灭活。

(5) 特定的作用模式：受体在细胞内的分布、种类和数量上均有组织特异性，并表现出特定的作用模式，提示某类受体与相应配体结合后能够引起特定的生理效应。

不间断的接收和处理来自细胞内、细胞外的各种信息，通过这些信息，保持细胞群体及整个生命活动协调一致。通过对细胞信号传导过程各环节的深入探讨，有助于我们加深对细胞生命活动本质的认识，也可对某些疾病的发生和发展的机制进行深入理解。

(四) 信号触发胞内级联反应过程

细胞接收信号分子触发胞内级联反应，启动一系列生化生理过程，细胞、组织、器官、系统协同工作，实现机体新的动态平衡和稳定。

1. G 蛋白偶联受体信号传递过程　G 蛋白偶联受体介导的信号转导过程较慢，但灵活、敏感，而且类型多样。该途径涉及的信号分子和级联反应最多。

(1) G 蛋白的结构：G 蛋白由 α、β 和 γ 三种蛋白亚基组成。在 G 蛋白的三个亚基中，β 和 γ 亚基以异二聚体存在，α 亚基和 βγ 二聚体分别通过共价结合脂分子锚定于细胞膜上。

(2) G 蛋白自身的一些特点：①静息时由 α、β、γ 3 个亚基组成三聚体；② α 亚基与 GDP 结合 G 蛋白处于非活性状态，而与 GTP 结合则处于活性状态；③可被与配体结合的受体激活，活化后结合的 GDP 被 GTP 取代，这时三聚体蛋白分为两部分，即 βγ 亚基复合体和 α 亚基 GTP 复合体；④由于 α 亚基具有鸟苷酸（GTP 或 GDP）结合位点、与受体及效应蛋白的作用位点，同时还具有 GTP 酶的活性，因而在 G 蛋白激酶及信号转导中发挥至关重要的作用。

(3) 信号转导中 G 蛋白的活性变化三个步骤：①受体激活。当细胞外信号与受体结合后，触发受体蛋白分子发生空间构象的改变，暴露出与 G 蛋白结合的部位，配体 - 受体复合物与 G 蛋白结合，导致 G 蛋白与 GDP 的结合力大大减弱。② G 蛋白激活。GDP 从 α 亚基上脱离下来，空出的位置结合上 GTP，G 蛋白被激活，α 亚基与 β、γ 亚基相分离。激活的 α 亚基暴露出了与腺苷酸环化酶相结合的部位，二者结合，激活腺苷酸环化酶（图 3-36）。③ G 蛋白复原失活。α 亚基具有 GTP 酶活性，GTP 与 α 亚基结合几秒钟之后，GTP 被水解成 GDP，α 亚基恢复原来的构象，并与腺苷酸环化酶分离，又和 β、γ 亚基结合恢复到静息状态下的 G 蛋白，腺苷酸环化酶失活。

(4) G 蛋白偶联受体信号转导的第二信使：cAMP、cGMP、IP_3、DAG、Ca^{2+} 等，其作用是信号转换、信号放大。

(5) G 蛋白偶联受体作用：通过 cAMP、K^+ 通道、磷脂酶 C 等效应器调节人体感觉等多种生命活动过程。

2. 酶联受体信号传递过程　根据酶联受体的作用性质可将其划分为多种类型，如酪氨酸激酶受体、丝氨酸 / 苏氨酸激酶受体、组氨酸激酶相关受体等，其中酪氨酸激酶受体是最大的一类。

例如具有酶活性受体的信号通路转化生长因子（TGF）-β，在控制细胞生长、增殖、分化、器官发育等方面有重要作用（图 3-37）。

非受体型酪氨酸蛋白激酶与信号转导及转录激活因子（JAK-STAT）酶连接受体信号通路，通过细胞因子，在机体许多生理反应中有重要作用。蛋白水解相关 Wnt 信号通路在个体发育、肿瘤发生等过程中有重要作用（图 3-38）。

NF-κB 信号通路是主要转录调控因子，在基因表达过程中发挥重要作用（图 3-39）。

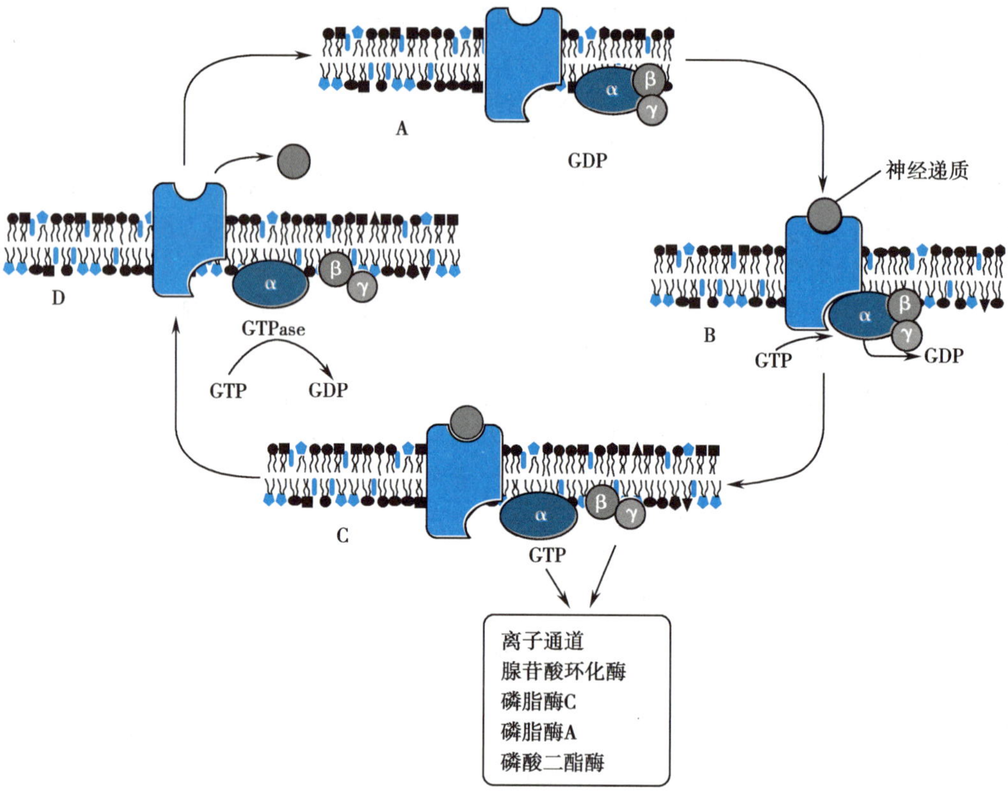

图 3-36 G 蛋白信号转导过程示意图

A. G 蛋白静息状态；B. 配体激活受体；C. 活化受体引发 G 蛋白解离，激活第二信使；D. GTP 被水解成 GDP，α 亚基恢复原来的构象，趋向 G 蛋白静息。

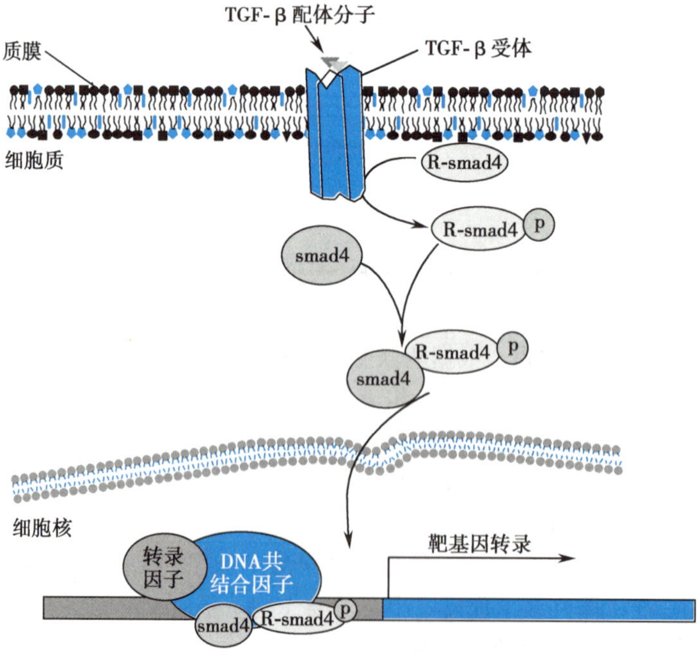

图 3-37 TGF-β 信号通路示意图

smad4，通用型 smad；R-smad4，活化型 smad。

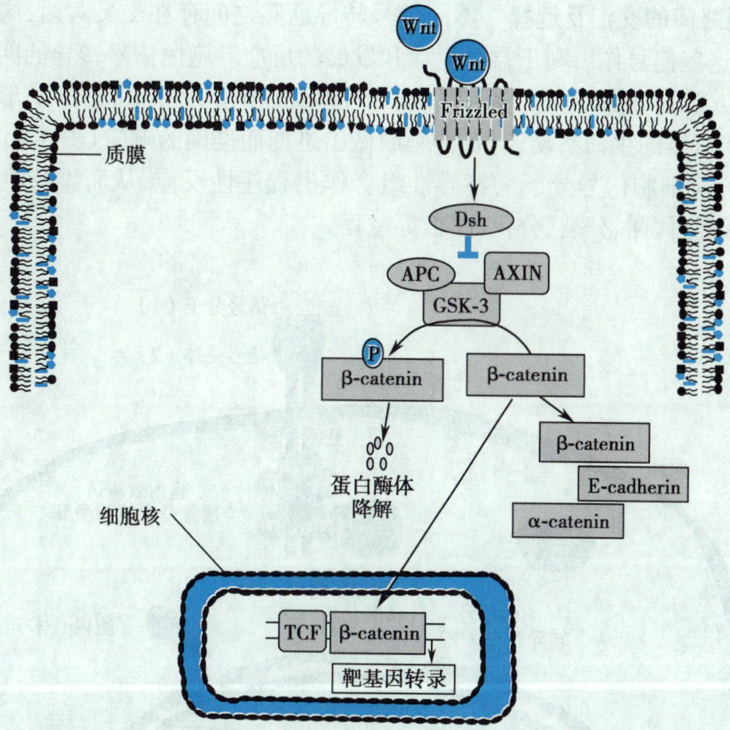

图 3-38　Wnt 信号通路示意图

Frizzled，Wnt 受体；Dsh，Dishevelled 蛋白；APC，腺瘤病大肠杆菌蛋白；GSK3，糖原合成激酶 3；AXIN，AXIS 抑制蛋白；β-catenin，β- 连环蛋白；E-cadherin，钙黏蛋白 E；TCF，转录因子。

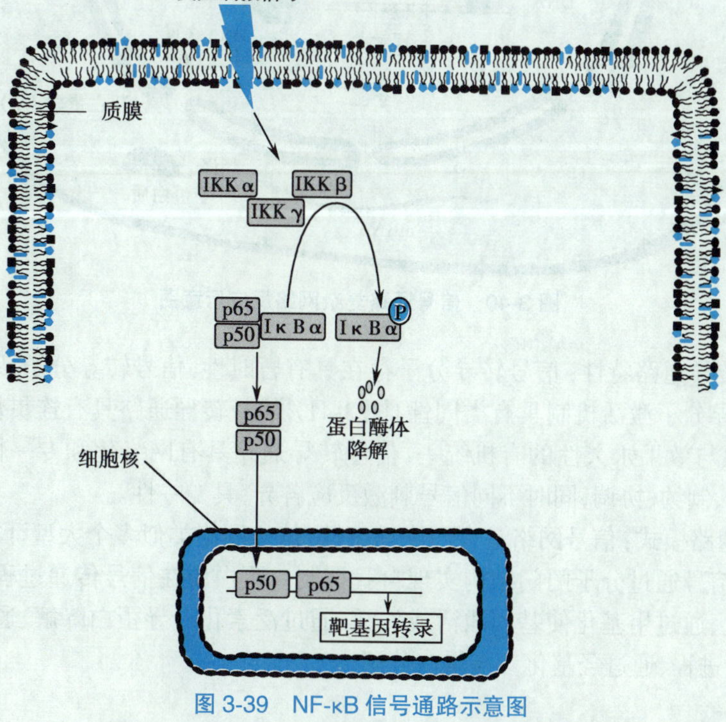

图 3-39　NF-κB 信号通路示意图

IKK，IκB 激酶；p50，NF-kB1 蛋白；p65，RelA 蛋白。

3. **信号通路间的交汇及选择** 不同信号转导通路之间存在交叉对话，构成复杂信号网络。细胞根据这些信号作出利于自身生存和发展的反应。胞内信号转导的网络化是各条信号转导途径相互沟通、相互串联、相互影响、相互制约、相互协调、相互作用，形成复杂的信号网络，共同协调机体的生命活动，对各种刺激做出迅速而准确的响应（图 3-40）。细胞必须整合不同的信息，对细胞信号分子的特异性组合作出程序性反应，从而维持生命活动的有序性。包括启动细胞代谢、分裂、分化、凋亡等过程。

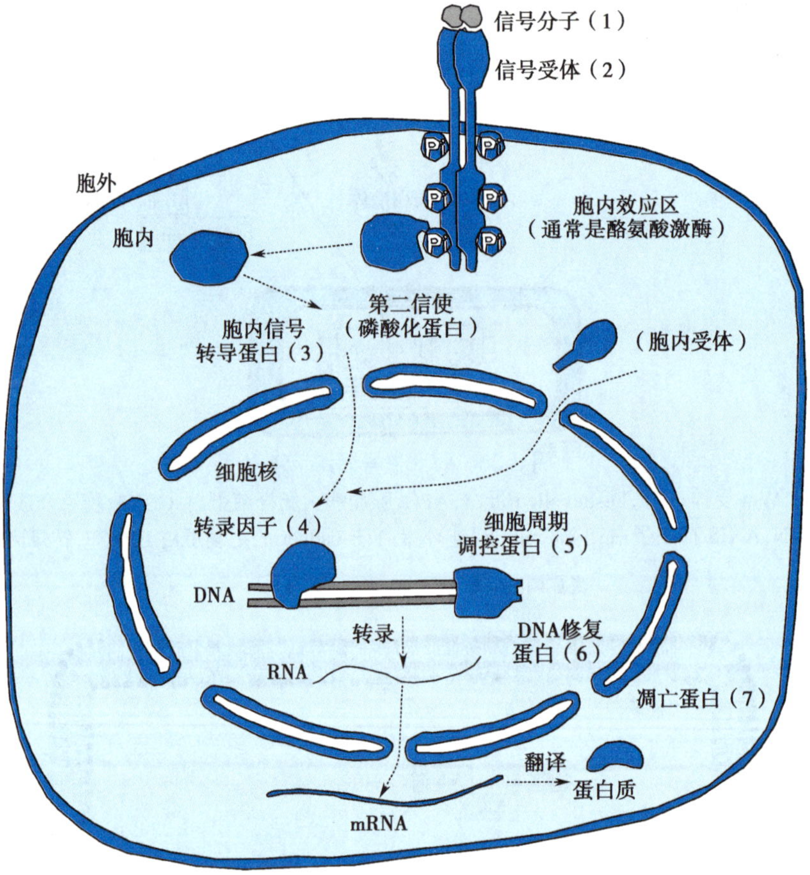

图 3-40 信号通路复杂网络反应示意图

(1)信号转导通路特性：信号转导分子存在具有暂时性，信号转导分子活性变化具有可逆性，信号转导分子激活机制具有类同性（图 3-41），信号转导通路具有连贯性，信号转导作用具有一过性与效果永久性的有机统一，信号转导通路具有网络化和专一性，通路相互沟通、串连、影响、制约、协调，同时不同信号刺激反应各异，具专一性。

(2)信号通路模式：信号网络具有高度动态性，信号网络类似多个大型计算机联网，具有高度适应性，信号通过分子门闩结构实现自我抑制。蛋白质在信号传递过程中通过乙酰化导致基因活化、通过甲基化使基因激活或失活、通过泛素化介导蛋白降解、通过小的泛素样修饰调控转录进程、通过羟基化参与蛋白分泌。

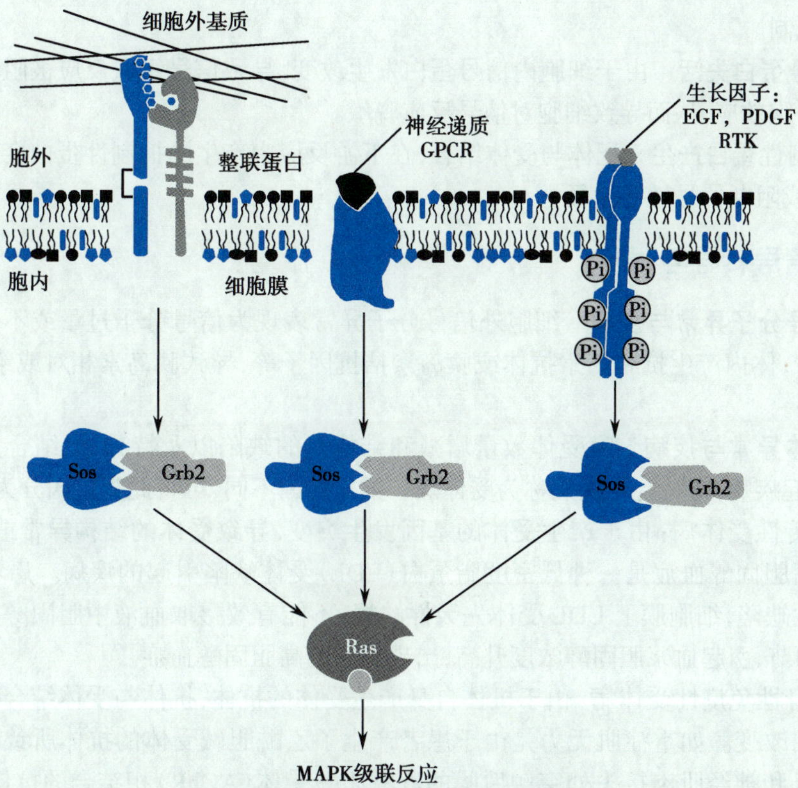

图 3-41　信号转导类同性示意图

GPCR：G 蛋白偶联受体；EGF：表皮生长因子；PDGF：血小板衍生生长因子；
RTK：受体酪氨酸激酶；Ras：大鼠肉瘤病毒蛋白

细胞内存在多种信号通路，构成了细胞内十分复杂的网络系统。人们把相互平行的各条信号转导通路之间发生的交流称为串流。通过信号网络系统，共同完成将细胞外信息传入胞内，逐级放大而产生生物效应。其实，细胞信号网络远比我们所了解的情况复杂得多。相信以调节基因表达为主线的信号网络研究将会越来越受到重视，而且对细胞信号转导过程中串流的研究和对信号传递过程非线性内涵的认识，在深入了解多基因表达调控机制、发育机制、病理过程及疾病控制等方面具有重要意义。

（五）信号反馈完成机制

细胞对外界信号做出适度的反应既涉及信号的有效刺激和启动，也依赖于信号的解除与细胞的反应终止。解除或终止信号的重要方式，是在信号浓度过高或细胞长时间暴露于某一种信号刺激的情况下，细胞会以不同的机制使受体脱敏，这种现象称为适应，这属于负反馈调节。

靶细胞对信号分子的适应机制包括以下几种。

1. **受体没收**　细胞通过配体依赖性的受体介导的内吞作用，减少细胞表面可利用的受体数目，受体没收是细胞对多种肽类或其他激素受体适应的一种基本途径。

2. **受体下调**　指通过受体介导的内吞作用，受体 - 配体复合物转移至胞内被溶酶体消化降解不能被重新利用。

3. **受体失活**　受体失活是通过抑制蛋白的结合，阻断受体的活性，这是一种快速使受体脱敏的机制。

4. **信号蛋白失活** 由于细胞内信号蛋白发生改变，导致信号级联反应被阻断而不能诱导正常的细胞效应，从而导致细胞对信号反应脱敏。

5. **抑制性蛋白产生** 配体与受体结合，在下游反应中产生的抑制性蛋白会形成负反馈调节，降低或阻断信号转导途径。

四、信号转导与医学

1. **信号分子异常与疾病** 细胞外信号分子异常表现为信号分子过量或不足。如胰岛素生成减少，体内产生抗胰岛素抗体或胰岛素拮抗因子等，导致胰岛素相对或绝对不足，引起血糖升高。

2. **受体异常与疾病** 膜受体数量增减和结构上的缺陷以及特异性、结合力的异常改变，都可引起疾病，常将此类疾病称为受体病。根据病因不同，可将此类疾病分为以下三类。

(1) 遗传性受体病：由于产生受体的基因发生突变，导致受体的结构异常或数量减少。如家族性高胆固醇血症是一种低密度脂蛋白（LDL）受体缺陷引起的疾病。患者因为LDL受体遗传性缺陷，细胞膜上LDL受体先天性缺损，不能有效摄取血液中胆固醇并进行胆固醇合成的调节，引起血浆胆固醇浓度升高，出现持续的高胆固醇血症。

(2) 自身性免疫性受体病：由于机体自身产生受体的抗体，抗体与受体结合使受体丧失功能或作用改变。如重症肌无力是由于患者产生了乙酰胆碱受体的抗体所致。患者血清中存在可以和神经肌肉接头处突触后膜的乙酰胆碱受体（AChR）相结合的抗体（即抗Ach受体的抗体），这些抗体与ACh受体结合，减少了有结合能力的受体量，封闭了乙酰胆碱的作用。

(3) 继发性受体病：很多因素可调节受体的含量和结合力，包括配体含量、pH、细胞合成与分解蛋白质的能力等。如肥胖性糖尿病，肥胖者摄取过剩引起血糖升高，导致血胰岛素浓度上升，通过胰岛素对自身受体的向下调节，细胞膜上的胰岛素受体减少，对胰岛素敏感性下降，反过来又使血糖和胰岛素水平增高，形成恶性循环。

3. **G蛋白异常与疾病** G蛋白的α亚基上含有细菌毒素糖基化修饰位点，细菌毒素能使这些位点糖基化，引起α亚基的GTP酶活性失活或受体结合能力减弱，导致疾病发生。霍乱和百日咳就是由两种细菌毒素分别作用于激活型和抑制型G蛋白所引起。

（蔡晓明）

开放讨论题

1. 目前已知人类学习记忆的物质基础是大脑神经细胞之间的广泛连接，学习、记忆、神经细胞连接与意识有哪些关系？

2. 人体所有活动必须各组织器官广泛协调，细胞间信息传递及调控方式有哪些？胞内外各种信号传递细节如何探明？

3. 鸟、蝴蝶和鲸每年都有若干公里的迁徙，生物如何决定其迁徙线路？他们如何认知方向、位置和距离？

4. 烟瘾、酒瘾、网瘾、手机瘾都具有细胞生物学基础，比如，激活神经元，使游离的多巴胺增加，同时兴奋阿片受体等。致瘾的具体细胞生物学细节有哪些？如何控制烟瘾、酒瘾、网瘾和手机瘾？

5. 很多动物都有睡眠，为何要睡眠？人们睡觉时有时会做梦，为什么要做梦？做梦的利弊有哪些？

6. 人类具有意识，意识如何产生？意识和文化的物质基础是什么？文化、观念、道德、意识具有哪些本质联系和区别？意识与细胞有何关系？如何检测和测量人的主观意识？

7. 声音、语言、音乐如何进化和演化？音乐使人产生愉悦感，为什么？音乐愉悦感是进化的结果还是遗传的特征？

8. 同性相斥、异性相吸，性取向的细胞生物学根据是什么？人类行为非常复杂，是基因突变的结果还是人类进化选择的力量？

9. 性格孤僻、精神异常的实质是什么？精神疾病的细胞生物学基础发生了哪些具体变化？

第四章

细胞行为

人的一生都要经历胚胎、婴儿、幼儿、少年、青年、壮年、老年等生命历程，在此过程中，构成机体的细胞数量从 1 个受精卵细胞，增加至新生婴儿的约 1.5 万亿个细胞，再到壮年的约 30 万亿个细胞。同时，构成机体的细胞种类从 1 种受精卵细胞，分裂分化为至少 260 多种类型的细胞。春夏秋冬四季交替，寒来暑往不断轮回，在不知不觉中人们茁壮成长、快乐生活，这些都必须依靠构成机体的结构和功能单位细胞的不断分裂、分化、衰老、死亡来实现，这也是生命现象的本质特征。

第一节　细胞增殖

生命个体活动的开展，衰老死亡细胞的更替，以及代际之间生命的延续，都离不开细胞的增殖。细胞增殖（cell proliferation）是通过细胞分裂增加细胞数量的过程，常直观表现为一个亲代细胞产生两个子代细胞，是生物生长、发育、繁殖的基础。多细胞生物通过细胞增殖，实现体积和重量增加的生长发育过程，弥补代谢中的细胞损失，如表皮细胞、血细胞的补充，还有创伤愈合，组织的再生、病理部位的修复等，总之，细胞增殖是维持细胞数量合适和机体功能正常运转所必需的。

细胞增殖主要可以分为两种方式：有丝分裂和减数分裂。这两种方式通过染色体的组装与分离机制，保证了遗传物质的分配的正确性，是生物体最常见和最重要的细胞分裂方式，还有一些细胞分裂方式如没有纺锤丝和染色体变化的无丝分裂（如肿瘤细胞、创伤细胞），也在人体中被观察到，但关于其亚微结构变化、生化特征以及调控机制等的研究还不够明确，对其生物学意义也存在不同看法。

一、有丝分裂

有丝分裂（mitosis）是真核细胞的染色质凝集成染色体、复制的姐妹染色单体在纺锤丝的牵拉下分向两极，从而产生两个染色体数和遗传性相同的子细胞核的一种细胞分裂类型。复制后的染色质 DNA 凝集成染色体，在纺锤丝的牵拉下被精确分配到两个子代细胞中，从而保证了遗传物质的稳定性。在有丝分裂过程中，细胞骨架系统动态变化担负重要执行作用,贯穿了核分裂和细胞质分裂整个过程。

(一) 细胞核分裂

根据细胞有丝分裂发展过程及其遗传物质、细胞结构等形态特征的变化,将细胞有丝分裂人为分为前期、前中期、中期、后期、末期 5 个阶段。通常情况下,细胞间期时间长、有丝分裂时间短,很难同时观察到上皮细胞有丝分裂间期、前期、中期、后期、末期的各时相细胞(文末彩插图 4-1)。

1. **前期** 主要特征是染色质的凝缩,细胞分裂极的确立和纺锤体装配(表 4-1)。染色质在间期是弥散的,前期开始染色质螺旋化、折叠和包装成染色体线状纤维。随着前期向中期的进程,染色体纤维逐渐缩短变粗,在此过程中黏连蛋白(也称内聚蛋白)介导姐妹染色单体的黏着,凝缩蛋白(也称凝集素)介导染色体的凝缩,这些高级结构的形成依赖于染色体结构维持(structural maintennance of chromosome,SMC)蛋白质复合物的作用,黏连蛋白是由 SMC3/Scc1 异二聚体组成,凝缩蛋白主要由 SMC2/4 异二聚体组成。间期中心粒准确复制,在微管组织中心的作用下,开始放射状微管组装,中心体及其周围的微管形成两个星体,细胞分裂极确立。此时,双极的纺锤体开始装配,并排在核膜附近,星体微管、极间微管、染色体动粒微管排列组装,推动中心体向两极移动,中心体的复制异常是染色体分裂异常、细胞癌变的重要原因。

表 4-1 细胞有丝分裂各期特征比较

分裂时期	主要特征
前期	染色质凝缩、细胞分裂极的确立、纺锤体装配
前中期	核膜崩解、纺锤体装配完成、有丝分裂器装配、染色体开始列队
中期	染色体着丝粒排列在赤道面上
后期	姐妹染色体分裂、染色单体向两极移动
末期	染色体形成染色质、核膜组装、子核形成、胞质分裂成两个子细胞

2. **前中期** 前中期(prometaphase)主要特征是核膜崩解,纺锤体组装完成,形成有丝分裂器,染色体开始列队。

前中期是有丝分裂中期前的一个时期,介于核被膜破裂至染色体抵达赤道面的时期。在前期时,染色体均匀地分布在核内,随着分裂的进展,它们便趋向核膜,使核中央变空,染色体这种移动,标志着核膜近于崩解,核纤层蛋白多个位点磷酸化,破坏了核纤层的稳定性,核膜破裂,断片和小泡分散于细胞质中,同时核仁缩小消失于细胞质内。

分裂极形成后,动粒微管、星体微管、极间微管形成,捕捉染色体,形成有丝分裂器(图 4-2)。

有丝分裂器(mitotic apparatus)是有丝分裂过程中,由梭形纺锤体和围绕着中心粒的星体组成的结构。它们在维持染色体的平衡、运动和分配等方面起重要作用,为了保证复制好的染色体在有丝分裂中能精确地分配到 2 个子细胞中去,形成了专门执行细胞分裂功能的临时性细胞结构。有丝分裂器包括中心体、纺锤体、星体和染色体等,但也有人认为,有丝分裂器专指非染色质相,不包括染色体。纺锤体(spindle)是有丝分裂和减数分裂过程中由微管蛋白和微管相关蛋白等形成纺锤状结构,与染色体的列队、分离和移向两极有关。纺锤体微管主要包括:①连接到极和染色体动粒的动粒微管;②从一极伸向另一极的极微管,但绝

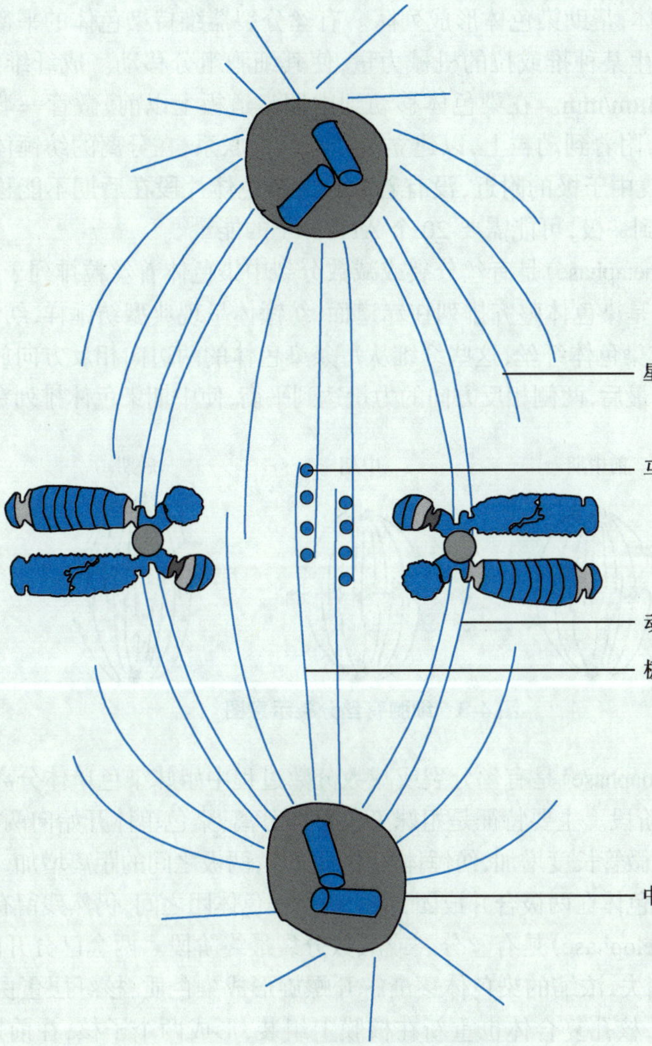

图 4-2 细胞有丝分裂器示意图

大多数极微管并非直接从一极伸向另一极，而是来自两极的微管在赤道面彼此相搭，侧面结合，形成横桥；③两极中心体放射出的星体微管。星体（aster）是动物细胞有丝分裂时，细胞两极围绕中心体向外辐射排列的微管所组成的星形结构，中心粒周围通常有一小团致密的细胞基质，称为中心球或中心粒外周组织，星体微管不能穿入其内。有丝分裂器的形成首先依赖于中心体的复制，然后分别移向两级，中心体在细胞周期中具有复制 - 分离 - 复制周而复始的过程，被称为中心体循环。中心体循环开始于 G_1 期，一对亲代中心粒此时彼此分开，到 G_2 期和 S 期，子代中心粒从亲代中心粒的中部生长出来，并逐渐长大，但仍在同一个中心体中，中心粒的复制机制目前尚不清楚。

动物细胞到了有丝分裂期间，两对中心粒连同其组装的星体微管沿核膜彼此远离，进入前期，每对中心粒移向细胞相对位置时确定了分裂极，然后装配成有丝分裂器，前中期形成着丝粒动粒复合体（centromere-kinetochore complex），是由着丝粒与动粒共同组成的一种复合结构，共同介导纺锤丝与染色体的结合，包括动粒域、中心域和配对域三个结构域，着丝粒动粒复合体捕捉染色体,帮助染色体形成列队。有丝分裂器维持染色体的平衡、运动、分配,微管的伸长或缩短产生某种推或拉的机械力量,使其细胞组分移动。成纤维细胞的中心粒分开的速率是 0.8~2.4μm/min。在染色体移动到中期赤道板上以前,微管一端附着到极上,另一端微管侵入核区,附着到动粒上,以建立极和动粒的联系,在分离的纺锤体上,曾经测出特异性的 ATP 酶,它集中于极的附近,没有着丝粒的染色体片段在后期不能移动,如果将一条染色体从赤道板移到一极,可能需要 20 个 ATP 分子的能量。

3. **中期** 中期(metaphase)是有丝分裂或减数分裂中染色体着丝粒排列于赤道面上的阶段(图 4-3)。主要特征是染色体整齐排列在赤道面,纺锤体呈现典型纺锤样,纺锤体微管自由端结合到动粒上,形成染色体纤丝,这些纤维从每条染色体的两边向相反方向放射出来,与两极的纺锤丝相互作用,最后,两侧相反方向的力量达到平衡,使中期染色体排列在的赤道面上。

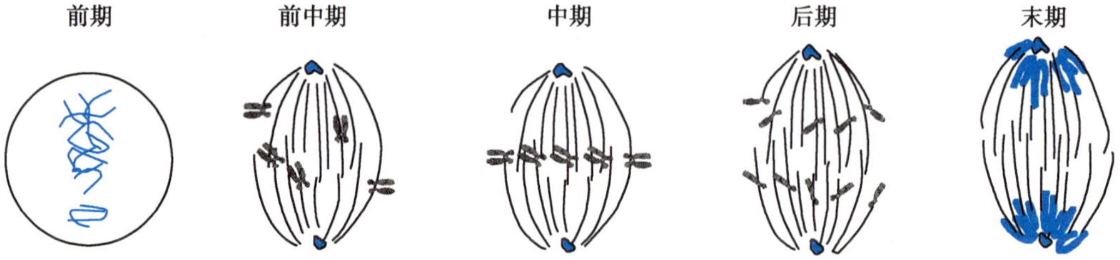

图 4-3 细胞有丝分裂示意图

4. **后期** 后期(anaphase)是有丝分裂或减数分数过程中姐妹染色单体分离,并分别被纺锤体拉向细胞两极的阶段。主要特征是姐妹染色单体分离,染色单体开始向两极移动。在此期间动粒微管缩短,极微管长度增加,纺锤体的中部拉长,两极之间的距离增加,染色体移近极区。在后期结束时,染色体在两极合并成团,在这两组染色体团之间,仍然残留有纺锤体。

5. **末期** 末期(telophase)是有丝分裂或减数分裂最终阶段。两套已分开的染色体到达细胞两极,动粒微管消失,浓缩的染色体逐渐解开螺旋形成染色质,核纤层蛋白去磷酸化,核纤层与核膜重新组装,核孔复合体也重新在核膜上组装,形成两个子核,在前期已消失的核仁又重新出现。

(二) 细胞质分裂

胞质分裂(cytokinesis)是细胞分裂过程中,继核分裂后,细胞质一分为二分配到两个完整子细胞中的过程。胞质分裂通常在后期末或末期开始。在细胞中央 2 个子代细胞核之间,肌动蛋白和肌球蛋白在细胞膜聚集形成纤维束,并通过由这种束状纤维形成收缩环(contractile ring)。收缩环促使细胞质分裂,在胞质分裂过程中,在赤道面质膜环绕细胞质形成的微丝束环,由于肌球蛋白的作用,使收缩环的直径变小收缩,同时使质膜内陷,形成分裂沟,分裂沟逐渐深陷,最后细胞被缢断成两个子细胞(图 4-4)。胞质分裂时细胞器为非均等分裂。

二、减数分裂

有性生殖生物的细胞除进行无数次有丝分裂外,生殖细胞在成熟前还要进行减数分裂。减数分裂(meiosis)是性细胞分裂时,染色体只复制一次,细胞连续分裂两次,染色体数目减半的一种特殊分裂方式,即染色体数目由 2n 变为 n。受精后,又由 n 恢复为 2n。这样有性世代受精一次,并进行一次减数分裂,使染色体数目保持稳定。

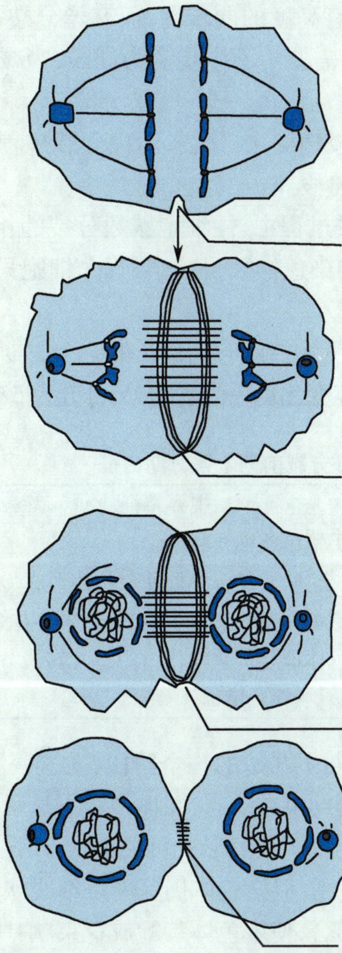

图 4-4 细胞质分裂示意图

减数分裂有重要意义，在减数分裂过程中，非同源染色体重新组合，同时同源染色体间还会发生部分交换，结果使生殖细胞的遗传基础多样化，从而使形成的后代变异范围扩大，对外界环境条件的变化适应能力也增强。所以，减数分裂是让有性生殖生物保持染色体数目恒定的一种机制，而且也是让生物遗传稳定和发生变异的一种机制。

（一）有丝分裂向减数分裂的转变

原始生殖细胞先进行有丝分裂，在成熟前进行减数分裂，细胞在进入减数分裂之前，要经过一个较长的间期，即减数分裂间期或称前减数分裂期。这是减数分裂的准备时期，即由有丝分裂向减数分裂的转化时期，有以下五个特点。一是由有丝分裂向减数分裂转变是逐步实现的，它和 DNA 合成的方式有一定的关系，决定时间发生在前减数分裂期的 G_2 期，G_2 期时间长短与生物种类有关，有的前减数分裂 G_2 期比有丝分裂短，有的时间相当，有的在 G_2 期会停留较长时间。二是前减数分裂期的 S 期与有丝分裂的 S 期相比，时间较长。三是在网球花植物发现，减数分裂期的 S 期只合成全部染色体 DNA 的 99.7%~99.9%，而其余的 DNA 是在偶线期合成。这些推迟复制的 DNA 分割成小片段，并与 *L*- 蛋白结合，阻止其复制。研究发现，这些 DNA 小片段在减数分裂中，与基因重组有关。四是减数分裂间期的细胞核大于体细胞核。五是减数分裂细胞有高度的同步性，而有丝分裂是陆续进行的，也就是不同步。因此，细胞在进入减数分裂以前需要由不同步变为同步，为减数分裂作准备。

（二）减数分裂过程及其特征

减数分裂包括减数第一次分裂和减数第二次分裂，两次分裂过程都与有丝分裂有些相似，可以分为前期、中期、后期、末期四个阶段。

1. **减数第一次分裂（Ⅰ）** 在配子形成过程中，性细胞减数分裂的相继两次分裂中的第一次。同源染色体分离，产生的两个细胞的染色体数目减半，每个细胞只获得一对同源染色体中的一条。

（1）前期Ⅰ：此阶段是整个减数分裂过程中持续时间最长的一个时期，减数分裂的许多重要事件都发生在这一时期，这个时期的染色体变化也最为复杂，又可分为5个不同时期（表4-2）。

表4-2 减数分裂前期Ⅰ各时期特征

前期Ⅰ分期	主要特征
细线期	染色质凝缩成染色粒、仍呈单条细线状
偶线期	同源染色体配对形成联会、联会复合体促使二价体形成、合成偶线期DNA
粗线期	形成四分体，非姐妹染色单体交叉形成重组节、合成P-DNA、组蛋白
双线期	出现交叉端化现象、染色体螺旋折叠强化、有RNA转录
终变期	染色体向核边缘移动、核仁、核膜解体

1）细线期（leptotene）：是减数分裂前期Ⅰ开始的一个阶段，在这一阶段发生染色质凝集，在黏连蛋白的作用下，同源染色单体，紧密约束在一起，在显微镜下显示为细丝样染色体结构，也可以称为凝缩期。在细线的局部，染色质丝凝缩形成可见的大小不一的颗粒状结构，称染色粒（chromomere）。细线期染色体虽已复制，但染色体仍呈单条细线状，辨认不出两条染色单体。由于许多细线染色体的端粒与核膜结合，使染色体装配成花束状，所以又称为花束期。

2）偶线期（zygotene）：亦称合线期，配对期，是减数分裂前期Ⅰ中同源染色体进行配对的阶段。此期一条来自父方，一条来自母方，形态大小相同的同源染色体侧向靠紧，并排配对的现象，称为联会（synapsis）。联会只在同源染色体之间进行，配对一般是从靠近核膜的端粒一端开始，像拉链似的向其他部位延伸，或者从染色体纵长的各个不同部位开始，最后扩展到染色体的全长。随着染色体沿长轴的联会配对，染色体间形成了联会复合体（synaptonemal complex，SC）。配对的同源染色体被称为二价体（bivalent）。由于有了联会配对，才可能实现同源染色体之间遗传物质的重组和同源染色体的准确分开。

1956年，Moses在动物精母细胞二价体中发现了联会复合体，后来又陆续在动物的卵母细胞及植物减数分裂过程中见到这种结构，因此，它是动植物同源染色体联会时普遍出现的一种结构。联会复合体两侧为侧生成分，宽约40nm，电子密度很高。两侧生成分之间为中间区，宽约100nm，在电镜下是明亮区。在中间区的中央为中央成分，宽约30nm，是比较暗的区域。侧生成分和中央成分之间有横向排列的纤维，大致成直角相连，称为L-C纤维，长约60~70nm，L-C纤维之间距离为20~30nm，因而使联会复合体的结构像一架梯子，呈扁平带状。联会复合体主要由组蛋白、非组蛋白和RNA组成，含有微量DNA。

联会复合体的形成，首先在细线期染色体的2个染色单体间出现一种轴心结构，轴心呈线状沿染色体全长分布，后来发育成联会复合体的侧生成分（图4-5），染色体的轴心两端都与核膜接触。在早偶线期，互相靠近的同源染色体的2个轴心伸出L-C纤维，使它们互相联系起来，L-C纤维在中间区锁合，形成中央成分，从而使2个轴心即侧生成分牢固地连接在一起。这样在同源染色体之间就形成了联会复合体，使它们的配对完成。联会复合体是同源染色体配对过程中的临时性结构，它的消失开始于早双线期，而通常在双线期末结束。

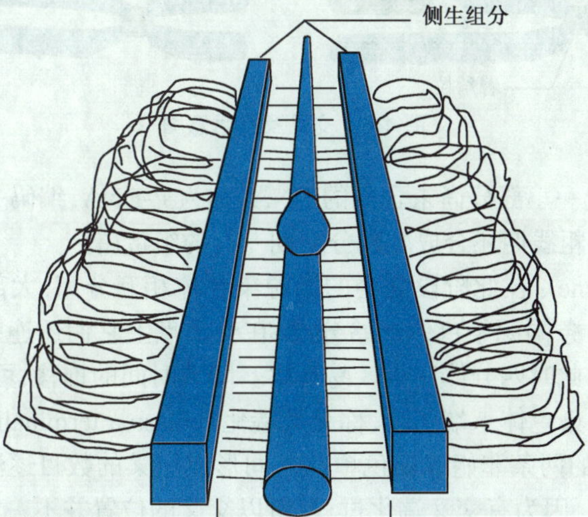

图 4-5 联会复合体示意图

在偶线期发生的另外一个重要事件就是合成在S期没有合成的约0.3%的DNA。前减数分裂的间期，只合成了全部染色体DNA的99.7%左右，大约有0.3%的DNA是在偶线期合成的，这种DNA称为偶线期DNA。实验证明，偶线期DNA是散布在整个染色体上。如果在细线期或偶线期加入DNA合成抑制剂，抑制偶线期DNA合成，则同源染色体不能配对，联会复合体不能形成。如果在偶线期阻抑蛋白质的合成，也会使同源染色体的配对受到阻碍，停止联会复合体的形成。

3）粗线期（pachytene）：染色体继续缩短变粗，在此阶段同源染色体配对完成，染色体进一步浓缩变短变粗，每条染色体是由2条姐妹染色单体组成，联会形成的二价体由4条染色单体组成，形成四分体（tetrad）结构。在这个时期还可观测到同源染色体中非姐妹染色单体间多处出现交叉，发生DNA片段的交换，产生新的等位基因的重新组合，交叉标志着非姐妹染色单体之间彼此发生了遗传物质的交换（图4-6），形成重组节（recombination nodule），它是在电子显微镜下观察到位于联会复合体之中的一种结节状结构，与染色体交换有关，是直径约90nm的蛋白质复合物，内含多种与重组有关的酶。

在交叉互换过程中，一旦同源染色体发生了联会，有关交换酶的活性就会升高。DNA的重组必须有核酸酶参加。放射性同位素实验表明，在粗线期有新的核苷酸掺入DNA，在偶线期末到粗线期，看到与DNA断口结合有关的一系列连接酶的活性上升。在粗线期合成的DNA，称为粗线期DNA，它与偶线期DNA不同，是由非常短的断片构成的，粗线期DNA的合成类似在辐射损伤中出现的修复DNA，如果抑制粗线期DNA合成，则染色体就会断裂，可见粗线期DNA对保持染色体的完整性非常重要。同源染色体的非姐妹染色单体在同一位置上都产生断口的概率很低，只有粗线期的DNA断口才有可能发生交换，其他大部分将被修复。

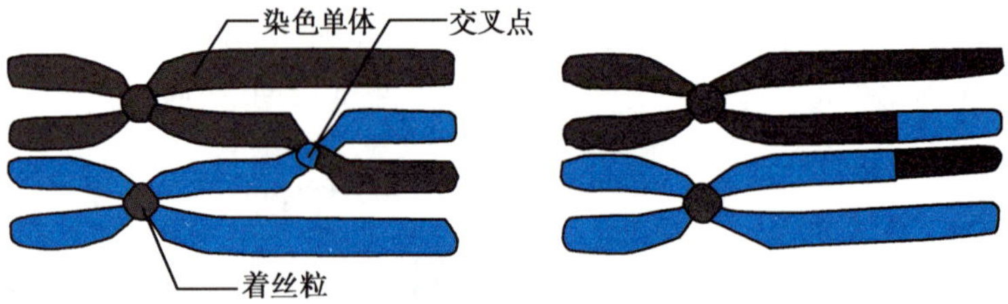

图4-6　交叉互换示意图

在粗线期，也合成一小部分尚未合成的DNA，称为P-DNA，编码一些与DNA剪切和修复有关的酶类。另外，粗线期还合成减数分裂期专有的组蛋白。

4）双线期（diplotene）：在此阶段联会的同源染色体相互分离，大部分片段分开，只在交叉部位相连，联会的2条同源染色体开始分离，在交叉点上它们还连在一起，所以2条同源染色体并不完全分开，此时四分体变得较易观察。随着时间的推移，可见着丝粒两侧的交叉开始远离着丝粒，并向染色体末端移动，称交叉端化（chiasma terminalization），使减数分裂前期Ⅰ的双线期四联体的两条非姐妹染色单体之间形成交叉的数目逐渐减少，交叉端化过程可以一直进行到中期。因为有交叉端化过程，所以交叉的位置并不一定意味是交换的位置。交叉是交换的结果，由于交换是在联会时发生的，即同源染色体紧密结合在一起时发生的，无法观察，所有看到交叉时，同源染色体其实已经完成了交换并开始逐渐分离了。双线期末染色体继续变粗变短，螺旋折叠化程度不断加强。

人和许多动物中，减数分裂在双线期常停留非常长的时间。例如，人的卵母细胞在5个月胎儿中已达到双线期，而一直到排卵时都停在此期。排卵年龄一般在12~50岁之间。双线期另一个显著特点是mRNA的合成活跃，在爬行动物、鸟类等卵母细胞中，可见染色体失去凝缩转录mRNA和rRNA形成侧环结构，也称为灯刷染色体形态。

5）终变期（diakinesis）：是减数分裂前期Ⅰ的最后一个阶段，在此阶段染色体发生高度凝缩，停止RNA转录，形成短棒状结构。二价体螺旋化达到最高程度，在核内较均匀地分散开，并向核的边缘移动，同源染色体进一步互相排斥，交叉端化继续进行，由于交叉数目和端化进程的差异，这个时期二价体的形态表现出多样性。这时核仁、核膜开始解体（图4-7）。

（2）中期Ⅰ：核膜的破裂为前期Ⅰ向中期Ⅰ转化的标志。纺锤体侵入核区，分散于核中的四分体开始向纺锤体中部移动，不同于有丝分裂的是，四分体上有4个动粒，一侧纺锤体只和同侧的2个动粒相连，姐妹染色单体借着着丝粒紧贴在一起，同源染色端部的交叉仍然存在。最后染色体排列在赤道面，称为中期Ⅰ。

（3）后期Ⅰ：二价体中的2条同源染色体，分别由纺锤体拉着向两极移动，即同源染色体的分离，同源染色体由于交叉交换，每条染色单体上有不同程度的父方母方成分互混，交叉完全端化。非同源染色体移动向两极是相互独立的、随机的，因而父方、母方来源的染色体此时会发生随机组合，即非同源染色体的自由组合，这种重组有利于有性生殖生物体减数分裂结果的基因组变异。人有23对染色体，父母双方理论上有2^{23}种不同的组合方式，得到遗传上完全相同的配子概率为1/840万，再加上交叉互换引起的基因重组和精子与卵的随机结合，因而除了同卵双生之外，同一对父母几乎不可能得到遗传上完全相同的两个后代。

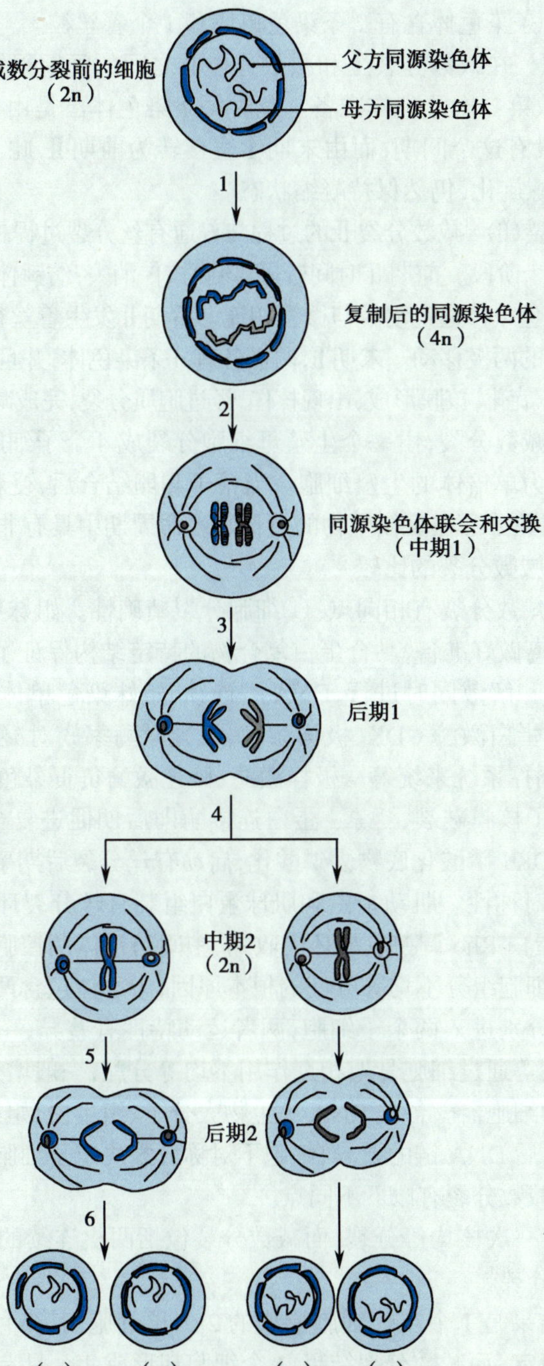

图 4-7 减数分裂示意图

到了后期Ⅰ每一极只得到二价体中的一条染色体，因此经过减数分裂Ⅰ，染色体数目已经减半，由 2n 减为 n。但这时的每条染色体含 1 个着丝粒及相连的 2 条姐妹染色单体。

（4）末期Ⅰ：染色体到达两极后开始末期过程，染色体保持凝缩状态直至胞质分裂成两个子细胞，然后染色体逐渐解螺旋化，变成细丝状。核膜和核仁又重新形成，形成的子细胞内各含 n 条染色体，每一条染色体含有 2 条染色单体和 1 个着丝粒。

2. **减数分裂间期** 在减数分裂Ⅰ和减数分裂Ⅱ之间的间期很短，并不进行 DNA 合成和染色体复制，为减数第二次分裂作准备。此时每条染色体已是由 2 条染色单体构成。在少数生物细胞，甚至没有这个间期，而由末期Ⅰ直接转为前期Ⅱ，此类细胞的染色体常在末期Ⅰ不发生染色体解螺旋化，仍然保持凝缩状态。

3. **减数第二次分裂(Ⅱ)** 减数分裂Ⅱ的过程与普通有丝分裂过程相似，可以分为前期Ⅱ、中期Ⅱ、后期Ⅱ、末期Ⅱ几个阶段。前期Ⅱ时间较短，核膜核仁消失，纺锤体形成。中期Ⅱ染色体整齐排列于赤道面上，染色单体通过动粒与微管相连。后期Ⅱ发生着丝粒分裂，姐妹染色单体彼此分离，分别向纺锤体的两极移动。末期Ⅱ，两极各有 n 条染色体，并且每条染色体由 1 条染色单体构成。染色体解螺旋化，核膜形成，出现核仁，经过胞质分裂，完成减数分裂全过程。

经过上述的两次减数分裂，由一个生殖母细胞分裂成 4 个子细胞。子细胞的染色体数目为母细胞的 1/2，成为单倍体的生殖细胞。当精子和卵结合后，受精卵又重新恢复成二倍体细胞。由此可见，减数分裂在真核生物的遗传和生命周期中具有非常重要的意义。

（三）有丝分裂和减数分裂的比较

细胞有丝分裂和减数分裂有相同点：①细胞分裂精确性。姐妹染色单体的黏合、压缩、解散为染色单体的分离做好准备，黏合蛋白复合物的特定结构保证了染色单体之间的黏合，姐妹染色单体的压缩和解散同时进行，DNA 去连锁、姐妹染色单体黏合与分离、染色体压缩的协调受有丝分裂蛋白激酶 CDK、极样激酶、极光激酶家族对凝缩蛋白、黏连蛋白等的调控，并由细胞周期调控系统来统筹。极样激酶、极光激酶负责染色单体的解散，周期蛋白 B-CDK1 的激活控制了核膜破裂，泛素 - 蛋白连接酶即后期促进复合物（APC）介导周期蛋白 B-CDK1 降解和 CDK1 磷酸化底物去磷酸化，启动有丝分裂后期事件，姐妹染色单体精确分离。②胞质分裂非对称性。肌动蛋白和肌球蛋白组装有丝分裂环，收缩环的收缩与蛋白质磷酸化相关，小 G 蛋白 Rho 调控收缩环的收缩，中间纺锤体调控胞质分裂进行，中心体不均等分配可能是其他细胞组分不均等分配的根本原因，中心体包含两个中心粒，即母中心粒（M）和子中心粒（D），分别进入两个子细胞，两者运动特性有差异，一个相对惰性，一个较为活跃。线粒体、内质网等通过细胞骨架相互作用不均等分配，一般增殖能力强的子细胞获得质量更好、功能更强的细胞器。各类 RNA 等生物大分子、组蛋白、姐妹染色单体也存在不均等分配，即存在复制前后 DNA 链的差异，细胞不对称分裂决定子细胞命运。

细胞有丝分裂和减数分裂有以下不同点。

（1）有丝分裂只有一次核均等分裂，而减数分裂包括两次连续的细胞分裂，即第一次减数分裂和第二次减数分裂。

（2）有丝分裂的结果是 1 个亲代细胞形成的 2 个子细胞，其染色体数目和亲代完全一样，使遗传物质保持恒定；而减数分裂结果，1 个细胞却形成 4 个具有不同遗传物质、染色体数目减半的子细胞，是产生遗传多样性的基础之一。

（3）在有丝分裂过程中每条染色体都是独立的，既不产生联会，也不发生交叉互换。而减数分裂过程中，其前期Ⅰ很复杂，有同源染色体的配对、非姐妹染色单体间遗传物质的交换。

（4）有丝分裂发生在生物体所有体细胞，而减数分裂只发生在生物体生殖细胞的成熟过程中。

(5)有丝分裂一般时间短,持续分裂1~2h;减数分裂一般时间较长,几十小时至数年。

(四)配子发生

配子发生(gametogenesis)是二倍体原始生殖细胞通过减数分裂和分化发育成配子的整个过程,对于人体来说,包括精子和卵子的形成过程。

1. **精子发生**　精子是人体最小的高度特化的细胞,精子的头部含有致密单倍体细胞核,组成染色体的蛋白质为带大量正电荷的鱼精蛋白而不是体细胞中的组蛋白,靠近核被膜前端的分泌囊泡为顶体(acrosome),内涵多种溶酶体水解酶,尾部为鞭毛结构(图4-8),除线粒体外无其他细胞器,精子发生(spermatogenesis)是由精原细胞经初级精母细胞、次级精母细胞、精细胞至成熟精子形成的过程。

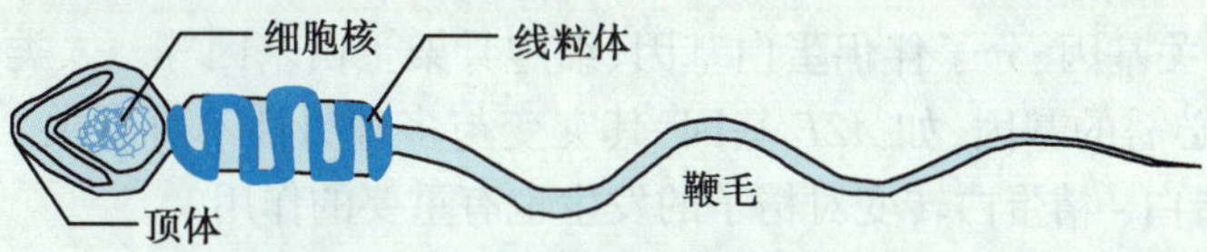

图4-8　精子示意图

在胚胎发育时,上胚层局部区域分化为原始生殖细胞,胎儿期睾丸中的生殖细胞并不进行分裂,直到出生后,其中一部分迁移到睾丸的生精小管基底膜,转变为精原细胞,通过有丝分裂增殖。进入青春期后,睾丸的生精小管内的精原细胞分裂发育,通过细胞间的胞质桥连成一个整体,保证相邻细胞共享相同的细胞质,并实现分裂同步化和蛋白成分的完整(含Y染色体的精子可以补充X染色体编码的蛋白),再迁移到附睾中成熟并排出。生精小管是一种特殊的复层上皮管道,为生精上皮,包含两种类型的生发细胞,一种是形成精子的生精细胞,另一种是起支持、屏障、免疫、营养及分泌等功能的支持细胞。精原细胞发育为精子的过程在人类约为60d左右。

(1)精子发生的不同时期:精子发生过程可分为增殖期、生长期、成熟期和变形期。

1)增殖期:青春期后,精原细胞开始不断增殖,可分为A、B两型。A型精原细胞,也称精原干细胞,能够不定向分裂和分化,稳定精原细胞数量和保持活跃的生精能力;另一部分分化为B型精原细胞,可生长分化并减数分裂产生精子。

2)生长期:主要是初级精母细胞的形成与发育,B型精原细胞体积增大分化为初级精母细胞,初级精母细胞经减数第一次分裂可形成次级精母细胞。

3)成熟期:主要是初级精母细胞的减数分裂期,初级精母细胞形成后,迅速进入减数第一次分裂,成对的同源染色体常发生交叉互换,第一次减数分裂的时间一般持续较长,在人可达22d,形成2个次级精母细胞。次级精母细胞存在的时间较短,很快进行减数第二次分裂,最终形成4个精细胞,人的精细胞有23条染色体(n)。

4)变形期:主要是精细胞特化为成熟的精子,精细胞是在生精小管管腔内发育成熟,体积变小,精细胞头部的高尔基复合体经过变化形成顶体囊泡,顶体囊泡与核膜相连,不断增大,囊中含有透明质酸酶、酸性磷酸酶、神经氨酸苷酶及蛋白酶和其他蛋白,与溶酶体的功能相似,细胞核变为扁平梨形,DNA的组蛋白被精蛋白取代,增强遗传物质的稳定性。尾部的鞭毛从细胞核基部发出,鞭毛轴丝由"9+2"的微管构成,依靠动力蛋白水解ATP帮助运动,线粒体体积变小并伸长,围绕着鞭毛轴丝形成螺旋状排列的线粒体鞘。

(2)影响精子发生的因素:精子发生是一个复杂的细胞分裂调节过程,受到诸多因素影响,可以分为外源和内源因素。

1)外源因素:如各种分泌因子的影响,下丘脑分泌的促性腺激素释放激素通过垂体刺激促黄体素和卵泡刺激素,促黄体素通过血液运输到睾丸,并在睾丸处刺激间质细胞产生睾酮,睾酮可环化雌激素。睾酮也可反馈调节下丘脑和垂体,抑制促卵泡激素等的产生。雄激素和卵泡刺激素也可以对支持细胞产生效应,形成最适的精子发生环境。各种外界环境因子(如温度、营养、污染等)影响精子的发生。

2)内源因素:胚胎发育过程中,上胚层局部区域转变为原始生殖细胞,在驱化作用下向生殖腺移动,所以原始生殖细胞的状态和生殖腺的分化程度影响着精子的发育。近年来发现很多基因参与调控精子的发生。主要可分为转录因子基因、细胞周期相关基因、原癌基因、凋亡及自噬相关基因、分子伴侣蛋白基因、细胞骨架蛋白基因等。人类 Y 染色体上存在一些精子发生所必需的基因,如 *AZF* 基因,其突变与多种男性不育有关。另外,DNA 甲基化、miRNA 和组蛋白 - 精蛋白转变对精子的发生也有重要的作用。

2. **卵子的发生** 卵细胞呈卵圆形,是动物体最大的细胞,为胚胎发育储备丰富的营养,哺乳动物卵细胞最外层外被为透明带(zona pellucida),质膜下外侧为皮质区(cortex),内含特化分泌囊泡,囊泡内含有消化酶,黏多糖、糖蛋白、透明蛋白等,当受精作用后,皮质区多种物质经胞吐作用释放,阻止多精入卵。卵子发生(oogenesis)是由原始生殖细胞发育成卵原细胞,再由卵原细胞发育为成熟卵子的整个过程。与精子的发生类似,卵子的发生一般可分为增殖期、生长期、成熟期三个时期,但没有变形期。

(1)增殖期:主要是卵原细胞的形成。胚胎发育时,雌性原始生殖细胞迁移进入卵巢形成卵原细胞,在胎儿时期,卵原细胞通过有丝分裂迅速增殖,在人体中可达到 500 万 ~700 万个细胞,但是其中大部分卵原细胞会死亡,仅留下约 5 万个。

(2)生长期:主要是卵原细胞分化为初级卵母细胞。初级卵母细胞在原始卵泡和生长卵泡内进行发育。原始卵泡(primordial follicle)是处于静止状态的卵泡,位于卵巢皮质浅层、体积小、数量多,其中央有一个大的初级卵母细胞,外周有一层扁平的卵泡细胞。卵泡细胞具有支持和营养卵母细胞的作用。生长卵泡(growing follicle)是青春期后,受激素影响开始生长发育的卵泡,包括初级卵泡和次级卵泡。原始卵泡经生长发育转变为生长卵泡,卵泡逐渐移至卵巢皮质深层,主要变化是初级卵母细胞体积增大,卵泡细胞和周围结缔组织增生。

初级卵泡(primary follicle)是生长发育早期的生长卵泡。其中初级卵母细胞体积增大,细胞器增多;卵泡细胞由单层扁平状变为复立方形。初级卵母细胞与卵泡细胞之间出现一层含糖蛋白的透明带,透明带能保护卵子免于机械损伤,卵泡外围结缔组织形成卵泡膜(文末彩插图 4-9)。

次级卵泡(secondary follicle)为卵泡细胞间出现液腔的生长卵泡,腔内充满卵泡液。此时卵泡体积更大,卵泡细胞层数更多,细胞间出现一些不规则、大小不等液腔,继而汇合成一个大的腔,称为卵泡腔(follicular cavity),腔内充满卵泡液,由卵泡细胞分泌液和卵泡膜血管渗出液组成,内含透明质酸酶和性激素及营养物质成分。初级卵母细胞居于卵泡的一侧,并与其周围的卵泡细胞一起形成的圆形隆起突向卵泡腔,形成卵丘(文末彩插图 4-10)。

(3)成熟期:主要是次级卵母细胞的形成。当卵泡增大至直径约 15~20mm 时,向卵巢表面突出,即为成熟卵泡,通常是性成熟时期(文末彩插图 4-11)。成熟卵泡的卵泡腔很大,卵泡壁很薄，由卵泡细胞、透明带、卵泡腔和卵子细胞组成。在激素的刺激下，发育成熟的初级卵母细胞，开始进行减数第一次分裂，形成染色体减半的大小不等的 2 个子细胞，细胞质不对称分裂，小的叫第一极体，大的叫次级卵母细胞。

大多数哺乳类动物中，次级卵母细胞紧接着进入减数分裂第二次分裂，并被阻断在减数第二次分裂的中期，只有受精后才能最终完成减数分裂。人卵巢中的初级卵母细胞大约只有 400 个能发育成熟，成为排卵时停止在减数第二次分裂中期的次级卵母细胞。排卵是指突出于卵巢表面的成熟卵泡发生破裂，包含有卵母细胞随卵泡液排出的过程。每月有 1 个次级卵母细胞成熟并被排出。

3. **受精** 受精（fertilization）是雄配子和雌配子融合形成二倍体合子的过程，是有性生殖中的基本过程。在哺乳动物中，受精作用一般发生在输卵管壶腹部，射精的约 3 亿人精子中，只有约 200 个能够到达输卵管的受精地点。完成减数分裂变形阶段的精子脱离睾丸的支持细胞，进入生精小管的管腔中，而后开始迁移，进入附睾管和输精管内储存、成熟，直至射精。研究发现，哺乳动物的精子进入雌性生殖管道后并不立即受精，而是停留一段时间，以获得对卵子的受精能力，称为精子的获能，精子内部的钾离子外流，引起质膜静息电位的变化，HCO_3^- 和 Ca^{2+} 进入精子，激活质膜上的腺苷酸环化酶信号级联反应，提高精子的运动能力，人类精子的获能需要 5~6h。有证据表明，排卵周围的卵泡细胞释放化学信号来吸引精子到达卵细胞，但这种化信号的本质尚不清楚。

当获能的精子与发育中的卵子相遇时，将引发系列连锁反应，精子识别卵细胞并诱发顶体反应，精子穿过卵外被抵达卵细胞膜，精卵质膜融合后精子细胞核等成分进入卵细胞，若男性携带 X 染色体入卵细胞则生女孩，若男性携带 Y 染色体入卵细胞则生男孩（图 4-12），次级卵母细胞完成减数第二次分裂，皮层反应阻止多精子入卵。

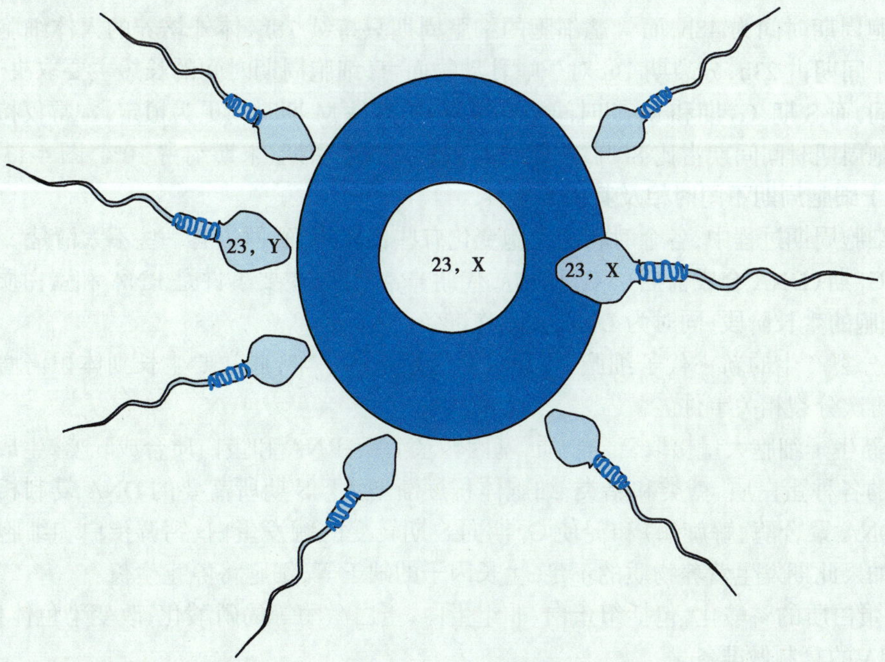

图 4-12 受精示意图

三、细胞周期

细胞周期(cell cycle)是指连续分裂的细胞从上一次分裂结束到下一次分裂完成所经历的整个过程,为一个细胞周期。细胞周期为一个十分复杂而又精确控制的过程,最初人们根据细胞形态的变化,将细胞周期分为分裂期(mitosis phase;简称M期)和分裂间期(interphase)。后来的研究发现DNA的合成是在分裂间期的某个特定时期完成的,这一时期为DNA合成期(DNA synthesis phase;简称S期),而在S期之前存在一个时间间隔,称为第一间隔期简称G_1期,在S期DNA复制完成到细胞分裂之前,也存在一个间隔,称为第二间隔期简称G_2期。所以总的来说,细胞周期分为包含G_1期、S期、G_2期、M期四个连续的时相,绝大多数真核细胞的细胞周期都有这四个时相,称为标准细胞周期。

(一)细胞周期的意义

通过细胞周期,细胞进行增殖是生物繁衍的基础,细胞周期的精细调控过程,保证了细胞增殖的有序进行,同时有机体的生长发育、成熟和衰老死亡也都是在此基础上完成的。生理状态下,机体每时每刻都有大量细胞衰老死亡,要维持细胞数量的动态平衡,必须依赖于细胞增殖补充细胞代谢中的细胞损失。病理状态下,如机体的创伤后愈合、组织再生、病理组织修复和肿瘤发生等也与细胞增殖密切相关。从生物进化历史来看,持续不断的细胞周期性扩增,在过度繁殖、生存竞争和自然选择机制的共同作用下,演化形成了丰富多彩的生物界,因此细胞周期也是进化的基础。

(二)细胞周期时间

不同种生物的细胞周期时间不同,如细菌和两栖类早期胚胎细胞的细胞每增殖一次仅需要几十分钟,小鼠小肠上皮细胞的细胞周期需要十几小时或几十小时。而同种生物中,同种类型细胞的细胞周期时间相似或相同,不同种类细胞却相差很大。如人的直肠上皮细胞的细胞周期时间为48h,而骨髓细胞的细胞周期只持续18h,体外培养的人体细胞周期为24h,其中间期占23h,分裂期1h,对于哺乳动物而言,细胞周期时间的长短主要取决于G_1期持续时间,而S期、G_2期和M期时间相对恒定,尤其是M期时间更为恒定,常常仅持续不到1h。细胞周期时间间期占比80%,前期约占10%,中期、后期、末期约占10%(图4-13)。

(三)细胞周期不同时相及其主要事件

在细胞周期过程中,各个时相的细胞变化有些比较明确,但仍有一些不太清楚。

1. **G_1期(DNA合成前期)** G_1期物质代谢非常活跃,主要事件是RNA和蛋白质大量合成,是细胞的生长阶段,同时为DNA复制作准备。

(1)分裂产生的新一代子细胞,体积只有母细胞的一半,通常要生长到体积倍增以后才会启动再次分裂相关事件。

(2)新生子细胞大量摄取营养物质,基因转录活跃,RNA和蛋白质合成旺盛,生成细胞生长所需的各种蛋白质、糖类和脂类,细胞体积逐渐增大。S期所需要的DNA复制相关的酶系(如DNA聚合酶、解旋酶)和促使G_1期向S期转变的触发蛋白、钙调蛋白和细胞周期蛋白等。如果此期发生营养物质的不足、生长因子的缺乏等,细胞将停止生长。

(3)蛋白质的磷酸化,包括组蛋白、非组蛋白、蛋白激酶等的磷酸化,改变染色体构象,为S期DNA的复制做准备。

2. **S期(DNA合成期)** S期的主要事件是DNA合成和染色质组装。

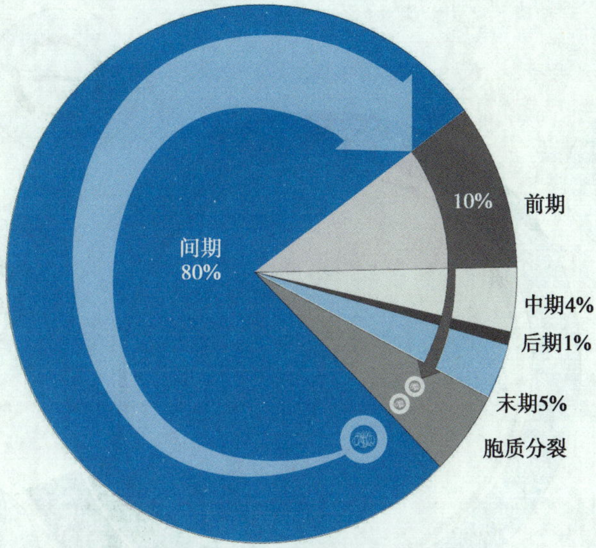

图 4-13 细胞周期时间占比示意图

(1) DNA 复制伴随着染色质的重新组装，因此在 S 期需要同步合成大量的组蛋白和非组蛋白，多种 DNA 复制相关酶的活性和含量也显著升高。

(2) 染色质的基本单位是核小体，在复制叉延伸的过程中，未复制 DNA 上的组蛋白核心八聚体依次脱离 DNA 链，2 个 H_2A/H_2B 二聚体先脱离，H_3/H_4 四聚体后脱离，新合成 DNA 的核小体组装则先组装 H_3/H_4 四聚体核心，再组装两边的 H_2A/H_2B 二聚体。

(3) S 期染色质组装过程中，依照复制前的 DNA 甲基化和组蛋白乙酰化状态，对新合成的 DNA 链和组蛋白进行对应的化学修饰，使得两套新染色质保持原来染色质的表观遗传修饰特征。

(4) 中心粒的复制开始于 G_1 期，在 S 期完成，作为微管组织中心参与分裂期纺锤体的形成。

3. G_2 期（DNA 合成后期） G_2 期的主要事件是进行复制检查和分裂准备。

(1) G_2 期细胞内的 DNA 含量已经增加了一倍，染色体倍性从 G_1 期的 2n 增加到 4n，每条染色体上含有 2 个拷贝。

(2) G_2 期合成大量 M 期结构和功能相关蛋白，包括形成纺锤丝的微管蛋白和 G_2 期向 M 期转化的调控蛋白，如促成熟因子、抑素等。

(3) 已复制的中心粒在 G_2 期逐渐长大，并开始向细胞两极分离（图 4-14）。

4. M 期（分裂期） 细胞在 M 期的主要事件是完成染色体分离和胞质分裂。

M 期依据细胞形态学变化被人为划分为前期、中期、后期和末期。此期细胞内相继发生染色体凝集、核膜核仁破裂、细胞核解体、纺锤体形成、染色单体分离、子细胞核形成和细胞质一分为二等显著变化，最终经过核分裂和胞质分裂，母细胞将复制好的两套遗传物质准确地分配给两个新生的细胞。M 期虽是形态变化最为显著的时期，但除非组蛋白外，细胞内蛋白质合成反而降低，RNA 合成则完全被抑制，其他代谢周转停止。

人等多细胞生物体内的细胞并不是都处在分裂周期中，不同的细胞状态都与其功能相适应，按细胞周期状态划分为 3 类。

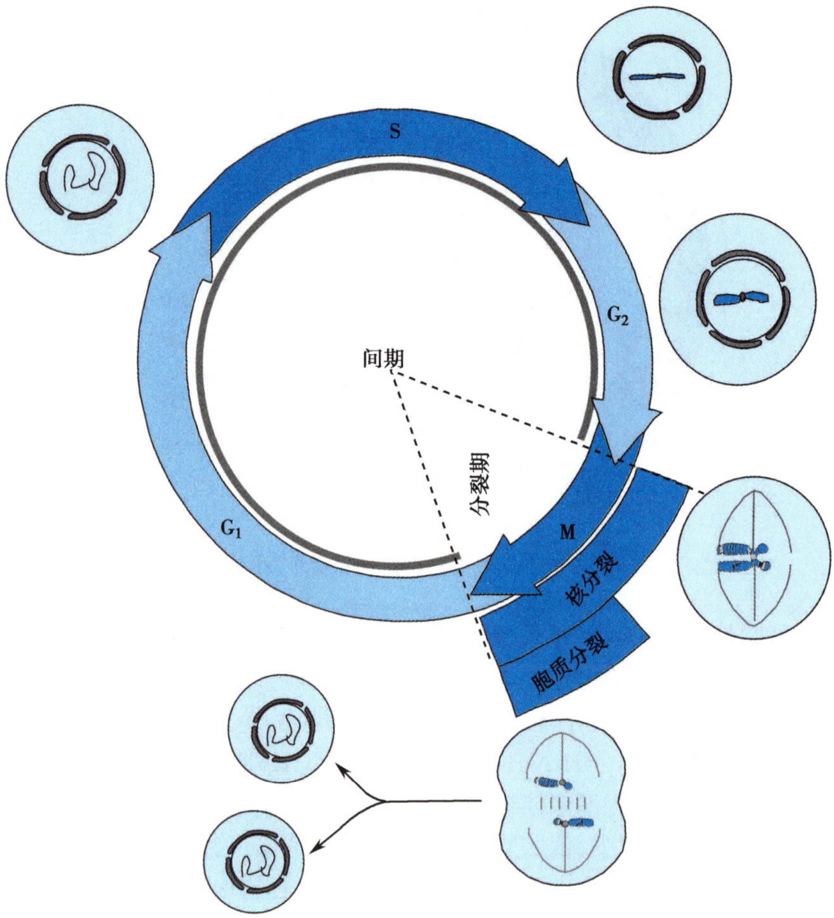

图 4-14 细胞周期及各时相特点示意图

(1)周期中细胞：这类细胞不断进行增殖。如上皮组织的基底层细胞，这些细胞持续不断分裂以补充上皮表层细胞死亡所造成的细胞数量损失(文末彩插图 4-15)。

(2) G_0 期细胞：这类细胞暂时脱离细胞增殖，在特定因素的作用下，这类细胞会重新回到细胞周期进行分裂增殖，如肝、肾等器官的实质细胞、结缔组织的成纤维细胞等。近年，对 G_0 期细胞的形成和重返细胞周期机制的研究越来越受到重视，这对于细胞增殖周期的调控以及肿瘤的治疗、药物设计和药物筛选等均有指导意义。

(3)终末分化细胞：这类细胞分化程度很高，一旦特化定型后终生不再进行分裂，如神经元细胞，其 G_1 期与个体的生命相随，一般不再分裂。此外，横纹肌细胞、血液多型核白细胞和某些生物的有核红细胞也属于此类。

(四) 细胞增殖的决定

细胞增殖、生长的决定受多种因素影响。细胞增殖、生长在生物组织利益需要的情况下发生，它由内因(细胞特异的遗传程序信号)和外因(其他细胞产生的促有丝分裂原生长因子信号等)组合调控决定。

细胞增殖决定的内因与细胞分裂、细胞分化、细胞癌变的遗传基础相关。

细胞增殖取决于细胞外促有丝分裂原，促有丝分裂原一般是相邻细胞分泌的可溶性多肽、小蛋白分子、胞外基质不可溶组分。目前，了解最清楚的促有丝分裂原是血小板衍生生长因子（PDGF）和表皮生长因子（EGF），它们调控多种细胞的增殖速率。

细胞周期的调控蛋白控制着细胞周期的进展，如周期蛋白 D 是细胞周期开始的点火装置，促有丝分裂原刺激了周期蛋白 D 的积累，周期蛋白 D-CDK 复合物触发细胞周期事件的继续，周期蛋白 E 启动新细胞周期的开始，G_1 期蛋白质降解和周期蛋白依赖性激酶抑制因子（CKI）共同调控新细胞周期的进程。

四、细胞周期调控

关于细胞周期调控的研究受到人们广泛重视。20 世纪 60~90 年代，Hartwell、Nurse、Hunt 三人开创性的研究发现了周期调控过程中起关键作用的蛋白和相应的检测机制等，获得了 2001 年诺贝尔生理学或医学奖。

细胞周期调控（cell cycle regulation）是真核细胞内存在的复杂的蛋白调节网络，从而使细胞周期能有条不紊地依次进行。其功能基础的关键蛋白组分为细胞周期依赖性蛋白激酶和周期蛋白，这些蛋白在所有真核细胞中具有高度保守性。

（一）细胞周期调控的研究

1. 有丝分裂促进因子的发现 对于细胞周期划分及染色体形态上的描述是 19 世纪经典细胞生物学阶段的重要成就，对于周期运转机制这个奥秘的解答也开始悄然进行。1970 年，P.N.Rao 和 R.T.Johnson 将 Hela 细胞同步于细胞间期的不同阶段，然后在灭活仙台病毒介导下与分裂期细胞混合，发现与分裂期细胞融合的不同间期细胞产生了形态各异的早熟凝集染色体（prematurely chromosome condensed，PCC）现象。实验 M 期细胞选择的是有丝分裂中期细胞，分裂间期细胞选择有 G_1、S 和 G_2 三种类型，实验结果显示，M 期细胞有丝分裂因子作用于间期细胞的染色质，使其提前发生凝聚的现象，G_1 期 PCC 为单线状，S 期 PCC 为粉末状，G_2 期 PCC 为双线染色体状。产生的 PCC 形态各异，可能与 DNA 的复制状态有关。G_1 期时 DNA 未复制，凝缩后仍然为单线状；S 期 DNA 由多个部位开始复制，染色体松散，凝缩后呈粉末状；G_2 期 DNA 复制已完成，可凝缩成双线的姐妹染色单体。不仅同种 M 期细胞可以诱导 PCC，不同种类的 M 期细胞也可以诱导 PCC 产生，如人和蟾蜍的细胞融合时同样有这种效果，这就意味着 M 期细胞可能存在某种诱导染色体凝缩的因子（图 4-16）。

1971 年，Y.Masui 等在发现成熟非洲爪蟾卵的提取物能促进未成熟卵的生发泡破裂，诱导未成熟卵成熟。后来，Sunkara 将不同时期 Hela 细胞的提取液注射到爪蟾卵母细胞中，发现 G_1 和 S 期的抽取物不能诱导生发泡破裂，而 G_2 和 M 期的抽提物则具有促进生发泡破裂的功能。后来在酵母和黏菌中发现了相同性质的物质，他们将这类物质被统称为有丝分裂促进因子（maturation-promoting factor，MPF），又称为卵细胞促成熟因子。

2. 细胞促成熟因子的化学分析和功能鉴定 尽管细胞融合实验揭示了 MPF 的存在，但是没有提供关于这些因子的生化特性信息。不少学者开始研究其纯化工作，1988 年 Lohka 等人纯化得到了非洲爪蟾微克级的 MPF，经鉴定其主要是由 32kDa（p32）、45kDa（p45）两种蛋白组成（图 4-17），二者结合可使多种蛋白质底物磷酸化，说明 MPF 具有蛋白激酶活性。

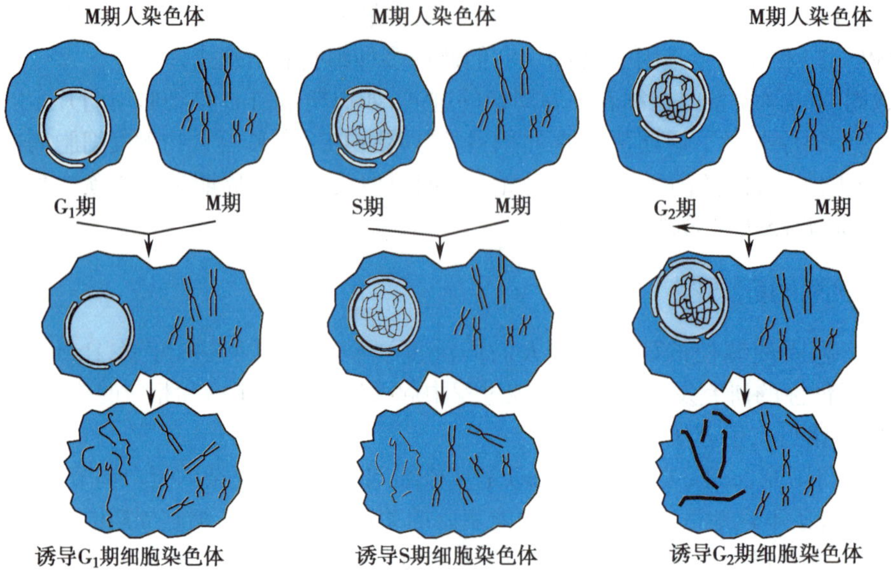

图 4-16 早熟凝集染色体现象示意图

与此同时，L.Hartwell 等为代表的酵母遗传学家以芽殖酵母为实验材料，利用阻断在不同细胞周期阶段的温度敏感突变株，分离得到与细胞分裂有关的基因（*cdc*），如 *cdc28* 基因，它表达一种相对分子量为 34kDa 的蛋白质，即 p34cdc28，在 G_1/S、G_2/M 转换点发挥重要的功能。*cdc28* 基因突变导致细胞停留在 G_1/S 或 G_2/M 交界处。进一步的研究发现 p34cdc28 可以使多种蛋白底物磷酸化，故称为 p34cdc28 激酶。P.Nurse 等人以裂殖酵母为实验材料，同样发现了许多细胞周期调控基因，如 *cdc2*、*cdc25* 基因，这些基因的突变型在限制温度下将无法正常分裂。*cdc2* 基因突变导致细胞停留在 G_2/M 交界处，它也表达一种相对分子量为 34kDa 的蛋白质，同样可以使多种蛋白底物磷酸化，故称为 p34cdc2 激酶。

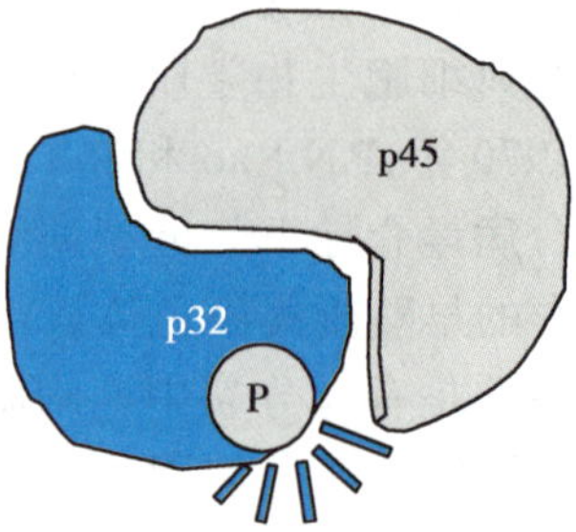

图 4-17 MPF 组成示意图

更进一步研究发现，无论是 p34cdc28 激酶，还是 p34cdc2 激酶，其本身并不具有激酶活性，只有当其与其他蛋白质结合，激酶活性才会得以表现，如 p34cdc2 必须和 p56cdc13 相结合后才能具有激酶活性。

酵母细胞的 p34cdc2 和爪蟾的 MPF 都具有蛋白激酶活性，并能促进 G_2/M 期转换，二者之间是否存在某种联系呢？为此，P.Nurse 和 J.Maller 的实验室联合起来，很快证明组成 MPF 的 p32 与 p34cdc2 具有高度同源性。据此进一步提出，组成爪蟾 MPF 的 p45 与 p56cdc13 是否同源呢？很快在 1990 年，序列分析证明组成爪蟾 MPF 的 p45 是 p56cdc13 的同源物。

1983 年，以 T.Hunt 为代表的科学家在发现海胆卵受精后，在其卵裂过程中两种蛋白质的含量随细胞周期剧烈振荡，在每一轮间期开始合成，G_2/M 时达到高峰，M 结束后突然消失，下一间期又重新合成，以此将其命名为周期蛋白（cyclin）。后来在青蛙、爪蟾、海胆、果蝇和酵母中均发现类似的周期蛋白（图 4-18），周期蛋白在各种生物之间功能上有很强的互补性，将海胆 cyclin B 的 mRNA 的翻译产物引入非洲爪蟾中，可诱导多次细胞周期循环，而且抗周期蛋白 cyclin 降解的非细胞体系，可以稳定 MPF 的活性，而 MPF 纯化结果表明，其中一种主要成分为 cyclin B,为调节亚基,另外一个催化亚基即 cdc2,是周期蛋白依赖性蛋白激酶(cyclin-dependent kinase,CDK),两者结合后才能表现出蛋白激酶活性。

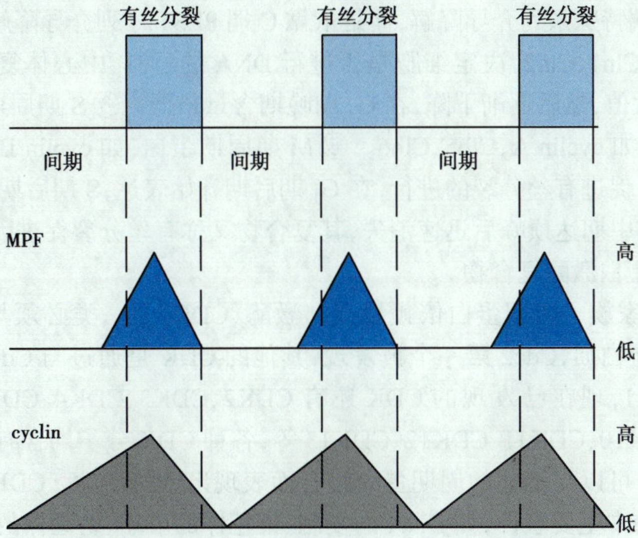

图 4-18 海胆卵裂细胞周期蛋白振荡示意图

(二)细胞周期调控的主要蛋白家族

1. **周期蛋白家族** 周期蛋白(cyclin)是一个保守的大家族,会随着细胞周期的进展而周期性的出现,在这些蛋白都有约 100 个氨基酸的同源序列,介导周期蛋白与周期蛋白依赖性蛋白激酶相结合,周期蛋白 N 端常含有 9 个氨基酸的特殊序列,介导泛素依赖的降解途径。在周期蛋白发现之后的短短几十年间,人们便从各种生物体分离或克隆多种周期蛋白,如酵母中的 Cln1、Cln2、Cln3、Clb1、Clb2、Clb3、Clb4、Clb5、Clb6,脊椎动物中发现了 cyclin A、B、C、D、E、F、G、H、L、T 等。而在人体中,目前至少发现 25 种周期蛋白(图 4-19)。

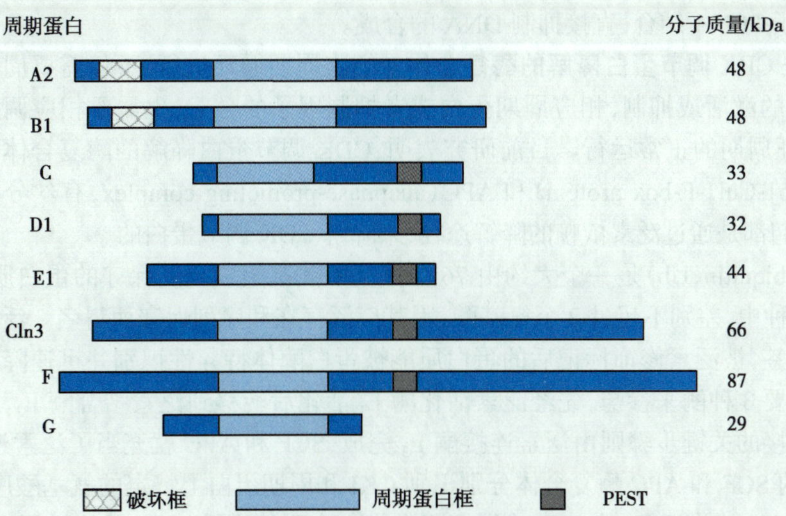

图 4-19 部分周期蛋白结构示意图

PEST,脯氨酸 - 谷氨酸 - 丝氨酸 - 苏氨酸。

不同的周期蛋白在细胞周期中表达的时期不同，而且与不同的CDK相结合，根据它们所处的阶段和发挥的功能，可将周期蛋白分为4类：① G_1期周期蛋白，如脊椎动物的cyclin D和出芽酵母的Cln3，在细胞周期中持续表达，调控细胞生长和新细胞周期的进入，G_1期周期蛋白不通过N端特殊系列介导降解，而是依靠C端PEST序列介导降解。② G_1/S期周期蛋白，如cyclin E、Cln1、Cln2，决定细胞是否进行DNA的复制、中心体复制。它们在G_1期晚期含量达到最大值，然后逐渐下降，在G_2期晚期含量最低。③ S期周期蛋白，是DNA复制所需的蛋白质，如cyclin A、Clb5、Clb6。④ M期周期蛋白，如cyclin B、Clb1、Clb2、Clb3、Clb4、Cdc13、Cig1，促进有丝分裂的进行，在G_1期后期开始表达，S期后期开始集聚，G_2晚期水平升高，在M期中期达顶峰后迅速消失，其复合物又称有丝分裂促进因子（MPF），是启动细胞进入M期的蛋白激酶复合物。

2. **CDK蛋白家族** 周期蛋白依赖性蛋白激酶（CDK）是一类必须与周期蛋白结合才具有激酶活性的蛋白质，Cdc2第一个被发现，其他的CDK是通过与Cdc2比较得来，故把Cdc2命名为CDK1，现在已发现的CDK还有CDK2、CDK3、CDK4、CDK5、CDK6、CDK7、CDK8、CDK9、CDK10、CDK11、CDK12、CDK13等，各种CDK分子均含有一段相似的序列，即PSTAIRE序列，可以与不同的周期蛋白结合而表现出激酶活性。CDK活性的变化会启动有丝分裂周期的中主要事件，如DNA的复制、染色体的浓缩、纺锤体的变化、细胞质分裂等，如激活的CDK1可将核纤层蛋白磷酸化导致核纤层解体、核膜消失，将组蛋白H_1磷酸化导致染色体的凝缩等，这些效应是细胞周期有条不紊运行的基础。

3. **CKI家族** 除周期蛋白对CDK活性进行调控以外，细胞中还具一类蛋白质可以负调控CDK的活性，称为细胞周期蛋白依赖性蛋白激酶抑制因子（cyclin-dependent kinase inhibitor，CKI），从而对细胞周期起负调控作用。目前发现的CKI主要可以分为两大家族。

（1）Ink4家族：如$P16^{ink4a}$、$P15^{ink4b}$、$P18^{ink4c}$和$P19^{ink4d}$等，$P16^{ink4a}$是典型代表，能与CDK4、CDK6结合，降低其亲和力，而抑制CDK4-cyclin D1、CDK6-cyclin D1复合物的形成。

（2）Cip/Kip家族：包括$P21^{cip1}$、$P27^{kip1}$和$P57^{kip2}$等，$P27^{kip1}$主要是能与CDK2-cyclin B复合物结合，改变激酶的空间位置和活性位点，从而抑制激酶活性，$P21^{cip1}$还能与DNA聚合酶δ的辅助因子PCNA结合，直接抑制DNA的合成。

4. **促进CDK调节蛋白降解的酶复合体** 细胞周期循环进行，不仅需要周期蛋白依赖性蛋白激酶的激活或抑制，相应周期蛋白或者抑制因子的合成，也需要相应调控蛋白的降解，才能保证周期的正常运行。目前研究表明，CDK调节蛋白降解的酶复合体可以分为两种，SCF（Skp1-Cul1-F-box protein）和APC（anaphase-promoting complex，有丝分裂后期促进复合物），它们都是通过泛素依赖的降解途径，来降解CDK调节蛋白的。

泛素（ubiquitin，Ub）是一个大约由76个氨基酸残基组成高度保守的蛋白质，几乎存在于所有的物种中，差别不超过2个氨基酸，因其广泛存在和序列保守而得名。泛素被称为蛋白质降解标签，被泛素修饰标记后的蛋白质能被蛋白酶体特异性识别并迅速降解。泛素标记蛋白质需要3种酶来参与，先经泛素活化酶E_1活化后转移到泛素结合酶E_2，而实现靶蛋白与泛素连接的关键步骤则由泛素连接酶E_3完成，SCF和APC就充当了泛素连接酶E_3的功能，活化的SCF和APC酶复合体分别识别CKI和周期蛋白上特定的氨基酸序列，再在泛素活化酶E_1、E_2的作用下，使CKI或周期蛋白带上多聚泛素链标签，最终被蛋白酶体降解。SCF在整个细胞周期中持续活跃，但只识别磷酸化的底物，所以细胞周期调节的底物磷酸化确保 CKI 只在细胞周期的某些阶段被降解，APC 在整个细胞周期中都可以识别底物，但 APC 的活性是可以被调节的，APC 在中期 - 后期过渡时被磷酸化激活，持续活跃到 G_1 期，以促进 M 期周期蛋白和其他有丝分裂调节因子的降解。

（三）细胞周期调控的主要事件

细胞周期调控系统由周期蛋白 cyclin、周期蛋白依赖性蛋白激酶 CDK 构成，一个是调节亚基，一个是催化亚基，两种结合表现出激酶活性。大多数周期蛋白在细胞周期过程中表达水平出现剧烈变化，而细胞中 CDK 的表达水平较为恒定，但远远超过周期蛋白的表达水平，从而使周期蛋白与 CDK 复合物 cyclin-CDK 全酶出现震荡变化（图 4-20）。细胞在周期的不同阶段表达不同类型的周期蛋白，从而形成不同周期蛋白复合物，触发不同的细胞周期事件，如 G_1 期向 S 期，G_2 期向 M 期，中期向后期等不可逆的进展，而 CKI 的作用及相关 CDK 调控蛋白的泛素化降解，保证了细胞周期的抑制或退出机制。

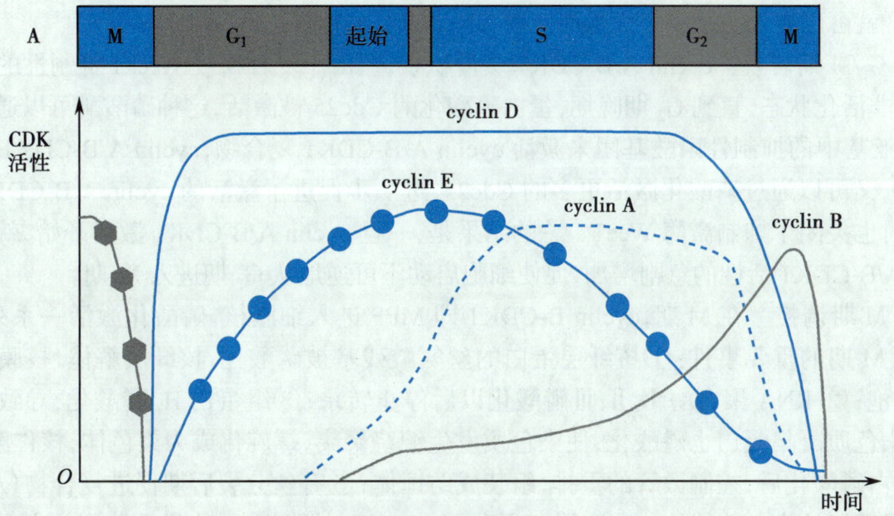

图 4-20　部分周期蛋白变化示意图

1. **G_0 期细胞激活**　许多细胞在分化时就永久性地退出了细胞周期，少数保留分裂能力的细胞（如大多数肝脏细胞）暂时退出细胞周期，进入一种被称为 G_0 期的停滞状态，在内外因素刺激下，如创伤、生长因子等的作用下，可以重新回到细胞周期进行分裂，此时主要在 cyclin C-CDK3 激酶的作用下，细胞进入 G_1 期，并开始积累 cyclin D。若缺乏生长因子的刺激，G_0 期细胞将不能进入 G_1 期，而 G_1 期细胞也不能进入 S 期，细胞的增殖离不开生长因子，在动物细胞体外培养时必须添加含有生长因子的血清。

2. **G_1 期向 S 期转换**　G_1 期向 S 期的转变是决定细胞能否分裂的关键，主要受 G_1 周期蛋白依赖性 CDK 所控制。在哺乳动物中，G_1 期、周期蛋白包括 cyclin D、cyclin E 表达增强，与相应的 CDK 结合，主要是 CDK2、CDK4 和 CDK6，形成 cyclin D-CDK4、cyclin D-CDK6 和 cyclin E-CDK2 复合物，在这些复合物的作用下，使 Rb 蛋白（Rb 最初是在儿童视网膜母细胞瘤的研究中发现，这种肿瘤 Rb 蛋白缺失或有缺陷）磷酸化，使被 Rb 蛋白抑制的转录因子 E2F（E2F 家族成员包含许多进化保守的结构域，如 DNA 结合域、二聚化结构域、富含酸性氨基酸的转录活化结构域等）得到释放，恢复活性的 E2F 可以启动 S 期相关蛋白的转录，为细胞进入 S 期作准备。Rb 蛋白在整个 S 期、G_2 期和早期 M 期均处于磷酸化状态，细胞分裂后期并进入早期 G_1 或 G_0 后，所有 cyclin-CDK 复合物活性的下降导致 Rb 的去磷酸化，抑制 E2F 活性。cyclin A 常被认为属于 M 期周期蛋白，但在 G_1 期表达或增强，它也可与 CDK2 结合而表现出激酶活性，提示可能 cyclin A 参与调控 G_1/S 期的转化。

3. **S 期调控** 进入 S 期，cyclin D/E-CDK 复合物发生降解，cyclinA-CDK2 复合物开始增多，cyclin A-CDK2 复合物的激酶活性可以磷酸化激活复制起点识别复合体（origin recognition complex，ORC），解开 DNA 双链、促进 DNA 复制相关酶的合成，从而启动 DNA 的复制。调节蛋白 Cdc6 和解旋酶 Mcm 等可以与 ORC 结合，形成预复制复合物（pre-replication complex，pre-RC），cyclinA-CDK2 复合物也可以磷酸化 Cdc6 使其通过泛素依赖的途径降解，而 Mcm 蛋白被磷酸化后激发其由细胞核向细胞质的转运，从而阻止 Cdc6、Mcm 及 ORC 在 DNA 上的重新结合组装，防止 DNA 的再次复制。在有丝分裂结束后，细胞质 CDK 活性降到最低，Cdc6、Mcm 等去磷酸化，可以再与 DNA 结合，启动下一轮的 DNA 复制，这样就可以有效防止一个细胞周期内 DNA 的多次复制。

4. **G_2/M 期转换** cyclin A/B-CDK1 缓慢积累，但由于复合物被 Week1 抑制性的磷酸化而处于非活化状态，直到 G_2 期晚期，蛋白磷酸化酶 Cdc25 被激活，这种磷酸酶可以通过去除 CDK1 亚基中的抑制性磷酸基团来激活 cyclin A/B-CDK1 复合物，cyclin A/B-CDK1 复合物被激活，又可以通过磷酸化激活更多的 Cdc25，进一步促进了激活的 cyclin A/B-CDK1 的产生，同时也关闭了抑制激酶 Wee1。总的结果是，一旦 cyclin A/B-CDK1 激活开始，就会引发 cyclin A/B-CDK1 活性的急剧增加，促使细胞启动不可逆地从 G_2 期进入 M 期。

5. **M 期调控** 在 M 期，cyclin B-CDK1 即 MPF 进入细胞核，磷酸化激活一系列反应，组成了 M 期的重要事件：①核纤层蛋白的丝氨酸残基被磷酸化，核纤层解体，核膜破裂成小的囊泡；② RNA 聚合酶Ⅰ、Ⅱ、Ⅲ磷酸化以后停止转录；③组蛋白 H_1 磷酸化，导致核小体聚集，染色质凝集蛋白也磷酸化，使染色质发生缠绕聚集，螺旋化成为染色体，核仁解体；④微管蛋白磷酸化后，控制微管的重排，组装成纺锤体；⑤有丝分裂后期促进复合物（APC）的激活、促进姐妹染色单体的分离和周期蛋白 cyclin A/B 的降解，最终导致分裂的完成。磷酸化后的 APC 与 Cdc20 结合而被激活，使黏连蛋白分离酶（separase）的抑制蛋白（securin）发生多聚泛素化降解，失去抑制蛋白的分离酶活化，黏连蛋白复合体解体，姐妹染色单体分离。APC 活化后可以引起 cyclin B 的泛素化降解，MPF 失活，磷酸酶使多种蛋白去磷酸化，核膜重新组装，染色体去凝缩，肌球蛋白与肌动蛋白形成的胞质收缩环，使细胞缢裂为两部分。

（四）细胞周期检查点

细胞周期不可逆的按照 G_1—S—G_2—M 的顺序循环运转，当然这个过程被周期蛋白、CDK 等调控着，但是如果环境条件发生变化，有什么机制保证细胞周期可以精确进行呢？细胞周期检查点（cell cycle checkpoint）就是保证真核细胞在分裂行进过程中周期运转有序、遗传稳定、物质分配准确的生物学机制（图 4-21）。基因组受到损伤或威胁时，细胞周期检查点被激活，表现为细胞周期行进减慢或停滞，以保证细胞有足够时间完成 DNA 合成、受损伤 DNA 的修复和染色体准确分配到两个子代细胞。电离辐射、化学药物、生物毒性因子等可造成严重 DNA 损伤，是激活检查点因素。如细胞周期检查点相关基因 *p53* 突变，会使检查点失灵导致基因突变、细胞死亡或肿瘤发生。

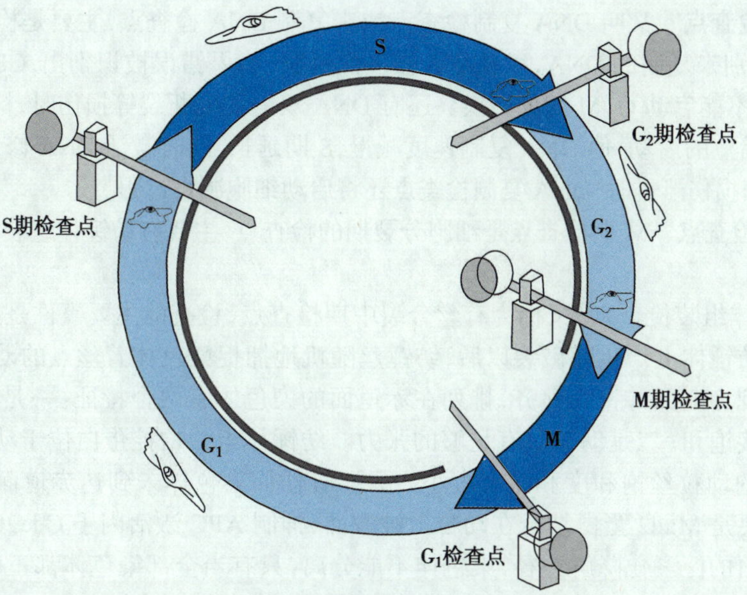

图 4-21 细胞周期检查点示意图

根据在细胞周期中存在的时间和所发生的事件，可分为 DNA 损伤期检查点（包括 G_1/S 期检查点、G_2/M 期检查点），S 期检查点（也叫 DNA 复制检查点），M 期检查点（包括纺锤体组装检查点、染色体分离检查点）这三类。

1. **DNA 损伤期检查点** 在细胞周期中，DNA 无时无刻不受到环境中物理化学等因素的影响而发生损伤，DNA 损伤检查点检测 DNA 损伤，直到 DNA 损伤被修复，细胞周期才能继续运行，这样的检验点可以发生在两个不同的时刻，即 G_1/S 期和 G_2/M 期。

（1）G_1/S 期检验点：存在于 G_1 晚期，在哺乳动物中也称 R 点，相关的检查因素主要有 DNA 损伤、细胞体积、接触抑制、营养条件、发育状况、激素、信号、药物等。R 点的 DNA 损伤检测，可以在 DNA 受损时阻止复制启动或中止复制，为 DNA 修复赢得时间，直到修复完成才能越过 R 点。当 DNA 损伤严重时，还可激活细胞凋亡机制，防止变异细胞的大量增殖。在 G_1/S 转化过程中，G_1 期的 DNA 损伤会导致 p53 蛋白质的浓度和活性增加，能够激活编码 CDK 抑制蛋白 *p21* 的基因，产生 p21 蛋白与 G_1/S-CDK 和 S-CDK 结合，阻止细胞进入 S 期，细胞周期在 G_1 的停滞给了细胞在复制之前修复受损 DNA 的时间。如果 DNA 损伤太严重而无法修复，*p53* 可以诱导细胞通过凋亡杀死自己，如果 *p53* 缺失或有缺陷，受损 DNA 的无限复制将导致高突变率，并产生易于癌变的细胞。事实上，大约一半的人类癌症都发现了 *p53* 基因的突变。

（2）G_2/M 期检查点：存在于 G_2 期晚期，相关的检查因素主要有 DNA 复制是否完全、DNA 损伤、细胞大小、细胞外环境等，如果 DNA 复制越过一些不易修复的 DNA 损伤片段，以使复制叉能够继续前进，遗留的未复制片段需要在 G_2 期进行后续修复，而在 DNA 损伤修复完成之前，细胞周期将被抑制，否则会导致灾难性的基因组遗传差错，如果复制和修复失败，细胞将不分裂，而走向凋亡。当 G_2 期的修复彻底完成以后，细胞可以通过 G_2/M 期检查点，激活的磷酸酶 Cdc25 对 CDK1 进行去磷酸化，从而解除 CDK1 的磷酸化抑制，激活的 cyclin A/B-CDK1 启动 M 期的一系列事件。

2. S期检查点 又叫DNA复制检查点或未复制DNA检查点，主要是检测DNA是否复制完整，识别未复制的DNA，以及是否被多次复制，如果错误被识别出，CDK1保持磷酸化抑制状态，不能启动G_2/M期的转换。还有DNA双链发生断裂等损伤时，检查点被激活，抑制复制起始点的启动，使DNA复制速度减慢，S期延长，同时激活DNA修复和复制叉恢复等机制。当损伤严重时，DNA复制检查点还将启动细胞凋亡过程。

3. M期检查点 M期检查点是细胞分裂期的检查点，主要有纺锤体组装检查点和染色体分离检查点。

(1)纺锤体组装检查点：又称为有丝分裂中期检查点，检查的主要事件是染色体有没有正确附着在纺锤体上。核膜破裂以后，纺锤丝随机地捕捉染色体着丝点的动粒，并牵引动粒先后移动到赤道面并排列整齐，排列在赤道面的染色体有两个特征：一是动粒被20~30根纺锤丝连接饱和；二是动粒丝有足够的张力。纺锤体组装检控蛋白位于动粒附近，可以检测染色体的动粒丝饱和度和张力大小。只要有任何染色体未到达赤道面，就会产生等待信号。主要是Mad2蛋白结合在动粒上被激活，抑制APC激活因子Cdc20，从而抑制分离酶抑制蛋白的泛素化降解途径，染色体不能分离，只有当全部染色体都正确附着在纺锤体上，并排列于赤道面上，等待信号才会消失，从而激活后期启动复合体APC，启动后期的染色单体分离。

(2)染色体分离检查点：存在于有丝分裂期的后期，负责检查染色体的正常分离，只有染色体正常分离的细胞才能通过分离检测点进入分裂末期。其关键因素是Cdc14磷酸酶能否活化，促进M期周期蛋白泛素化降解，MPF失活，细胞转向末期。

五、细胞增殖与医学

细胞增殖与医学的关系十分密切，如果细胞增殖不足，各种生理性病理性死亡的细胞得不到补充，会出现发育迟缓、贫血、免疫力低下、组织器官萎缩等退行性病变；如果细胞无限制增殖，对个体来说意味着肿瘤发生。肿瘤、衰老、血液病、肾脏疾病、神经退行性疾病和牛皮癣等疾病都与细胞周期异常有一定关系。

（一）细胞周期与组织再生

人体的多种细胞处于不断的更替当中，表皮的细胞每隔2~4周更新一次，白细胞的更新需要2~3周，红细胞更新需要4个月，肺泡的更新则需要一年左右，人体组织每天的更新率约为1%~2%，而细胞增殖是组织再生的基础。通过增殖产生新的细胞来补充衰老死亡的组织细胞，这是生理性的组织再生。某些意外因素造成组织病理性损伤，如肝、肾、骨骼等的损伤，会使原本处于G_0期的细胞回到细胞周期中，通过分裂增殖，补偿性再生，修复受损的器官组织。对细胞增殖周期调控的机制的研究有利于组织再生的治疗，如红细胞生成素、表皮生长因子、成纤维生长因子等已应用于创伤修复和愈合治疗。

（二）细胞周期与肿瘤

肿瘤(tumor)是机体在各种致瘤因子作用下，细胞遗传物质发生改变、基因表达异常、细胞增殖失控而形成的恶性组织。根据肿瘤细胞正常生长调节功能、自主或相对自主生长能力、脱离致瘤环境后继续生长特征的存在与否，分为良性、恶性两大类。肿瘤细胞脱离了细胞社会赖以构建维持的规则的制约，表现出失去控制的细胞异常增殖和侵袭转移到机体其他部位生长等特征，破坏组织器官正常结构，导致机体功能障碍。肿瘤是一类细胞周期疾病，恶性肿瘤患者生存率有差异（图 4-22），细胞周期研究对认识肿瘤发生发展机制和开展肿瘤防治有重要的指导意义。

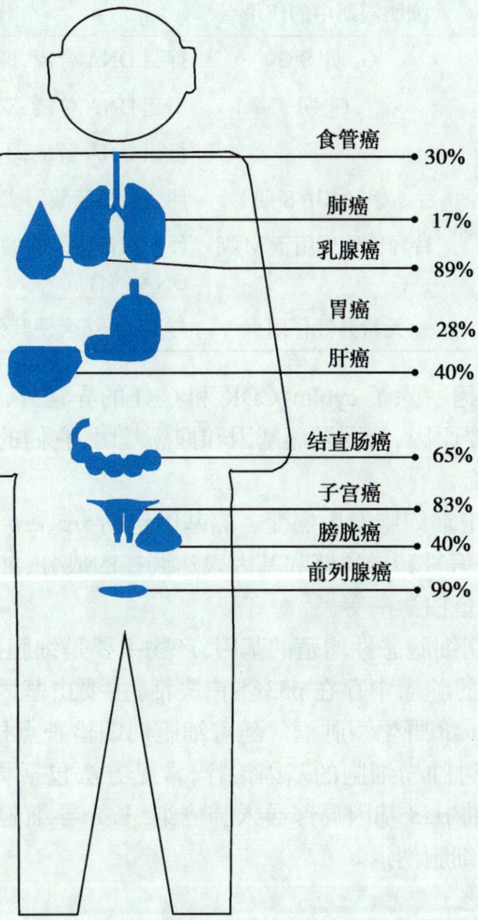

图 4-22 常见肿瘤五年生存率（2019 年统计）示意图

1. **肿瘤细胞周期与肿瘤治疗** 据统计，超过 90% 的人类癌症中可检测到 cyclin、CDK 和 CKI 的变化，其中尤以 G_1/S 期 CDK 活性上调最为频繁。由于 cyclin、CDK 和 CKI 是在肿瘤细胞周期调控中的核心物质，临床可通过抑制 CDK 活性、抑制 cyclin 与 CDK 的结合、维持 CKI 活性，防止 CKI 降解、促进 cyclin 降解等方向进行治疗研究。

G_1 期的 R 点是决定癌细胞是否分裂的关键时期，也是放射性治疗、化学治疗和生物治疗的敏感点。基因组不稳定、生长因子途径异常、检查点机制失效等原因都可以使肿瘤细胞轻易越过检查点，处于增殖失控状态。

由于癌细胞群的生长具有一定的同步性，所以寻找癌细胞周期的 R 点进行治疗可以显著提高抗癌疗效，减轻对正常细胞的毒副作用。化学治疗中不同药物的配合也与细胞周期有关。一些细胞周期特异性药物，如羟基脲、阿糖胞苷和甲氨蝶呤等抗代谢药物主要杀伤 S 期细胞；新紫杉醇主要作用于 M 期和 G_2 期；长春新碱主要杀伤 M 期细胞；放线菌素 D 则作用于 G_1 期。为杀灭 G_0 休眠期的肿瘤细胞，可先用血小板生长因子等诱导细胞进入细胞周期，然后再应用细胞周期特异性敏感药物（表 4-3）。

表 4-3 常见肿瘤化疗药物在细胞周期中的作用特点

名称	细胞周期中的作用点	作用相关机制
放线菌素 D	G_1 期、S/G_2	抑制 DNA 合成，抑制 rRNA 的合成
博来霉素	G_2 期	引起 DNA 单链、双链断裂、抑制 DNA 合成
光辉霉素	G_1 期	组织 DNA 解链，干扰 RNA 合成
阿糖胞苷、氟尿嘧啶、巯嘌呤	专一作用 S 期	使脱氧核苷酸形成受阻，阻止 DNA 的合成
秋水仙碱、长春碱、紫杉醇	特异性地作用于 M 期	促使纺锤体微管的解聚或抑制微管的合成；阻止 DNA 的合成
氮芥	无特异性作用点	与 DNA 结合使其分子结构改变

2. **癌基因和抑癌基因** 除了 cyclin、CDK 和 CKI 的异常外，其他细胞周期相关因子的异常也是肿瘤发生的重要原因，特别是癌基因和抑癌基因，它们的表达产物主要作用于生长因子途径和基因表达系统。

癌基因突变能引起正常细胞发生癌变。癌基因包括 *src*、*erb*、*ras*、*sis*、*myc*、*myb*、*fos* 等基因家族，表达产物主要是信号转导通路和基因表达调控的成分，如生长因子、生长因子受体、转录因子、信号转导相关蛋白激酶等。

抑癌基因是能够抑制细胞恶性增殖的基因，产物主要是细胞周期的负调控因子，如 *Rb*、*p53*、*p130* 等。约有一半的肿瘤中存在 p53 蛋白失活，主要由基因突变所致。*p53* 突变型肿瘤的恶性程度往往高于 *p53* 野生型肿瘤。随着细胞周期检查点机制的不断阐明，人们正在试图通过基因修饰来探讨肿瘤细胞的基因治疗，常见方法包括将抑癌基因导入肿瘤细胞。例如，以腺病毒为载体，将 *p53* 基因局部导入肺癌组织，介导细胞周期组织、DNA 修复和细胞凋亡等，可使部分肿瘤细胞消退。

（三）细胞周期与衰老

机体的衰老与细胞周期的变化密切相关，端粒消减和功能异常是复制性衰老的重要原因。细胞分裂通常都有某些加龄现象，这为解释细胞衰老和分化等现象提供了依据。正常细胞增殖达到 40~60 代后，就进入周期停滞的衰老阶段。此时，人类成纤维细胞中的 CDK 和 cyclin 均有异常表达，cyclin D 和 cyclin E 的 mRNA 水平比休眠 G_0 期细胞高很多倍，这说明 mRNA 的下调机制失控，这必然导致过量的 cyclin D 和 cyclin E 产生。细胞周期调控因子的异常表达与细胞衰老有一定关联。细胞分裂都有一定的不对称性，分裂形成的两个子细胞，一个比较“年老”，另一个比较“年轻”。

阿尔茨海默病是一种老年神经退行性疾病。患者的神经元中，CDK 和 cyclin 有过度表达现象，导致 DNA 复制紊乱，易出现不完整的多套基因组。CDK 活性增强还促使微管蛋白过度磷酸化，引发微管纤维缠结。此外，神经元中的早老素过度表达，导致 G_1 期阻断和细胞氧化应激。由于复制异常、微管异常、细胞周期停滞、氧化应激等病变，将神经元引向细胞凋亡，导致脑部的神经元减少和其他诸多病理改变。

（余小琴 陈保锋）

第二节 细胞分化

地球上的高等生物个体是由形态千变万化、生理生化功能各不相同的组织和细胞组成的统一体，人类成体就有至少 260 多种不同类型的细胞，如能够收缩和放松的肌肉细胞、传导神经冲动的神经细胞、起保护作用的表皮细胞、运输氧的血细胞等。虽然，这些细胞在形态结构、生理功能和生化组成都各不相同，但都是由同一个受精卵（细胞）经增殖和细胞分化而来，具有相同的基因组成（图 4-23）。细胞分化（cell differentiation）是幼稚细胞转变为具有特殊形态结构、生理功能和生化特性的细胞的过程。

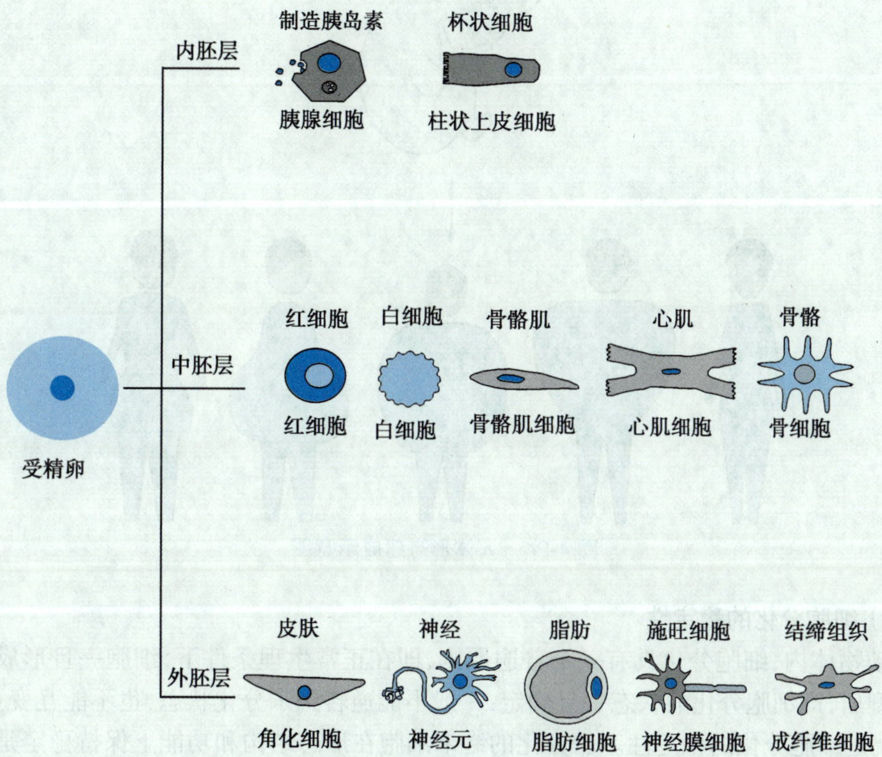

图 4-23 受精卵分化示意图

一、细胞分化的一般特点

细胞分化是指同一来源的细胞经过分裂逐渐产生形态结构、生理功能和蛋白质合成等方面具有稳定差异的过程。因此，判断细胞分化的三项指标是细胞的形态结构、生理功能和生化特征。各种分化细胞合成各自特有的蛋白质，如肌肉细胞合成肌动蛋白和肌球蛋白，表皮细胞合成角蛋白，红细胞合成血红蛋白（每个红细胞有 2.8 亿个血红蛋白）等，从而产生不同的生理功能。细胞分化的关键是特异蛋白质的合成。

细胞分化伴随个体形态发生,形态发生(morphogenesis)是胚胎发生中,由受精卵卵裂产生的球形细胞群发育成复杂的组织器官和个体形状的过程。形态发生通过细胞的增殖、分化和行为(如黏附、迁移、凋亡)塑造组织、器官和个体形态(图 4-24)。形态发生是在细胞分化的基础上发生的,出生后仍然存在细胞分化,因此细胞分化贯穿于整个生命过程。

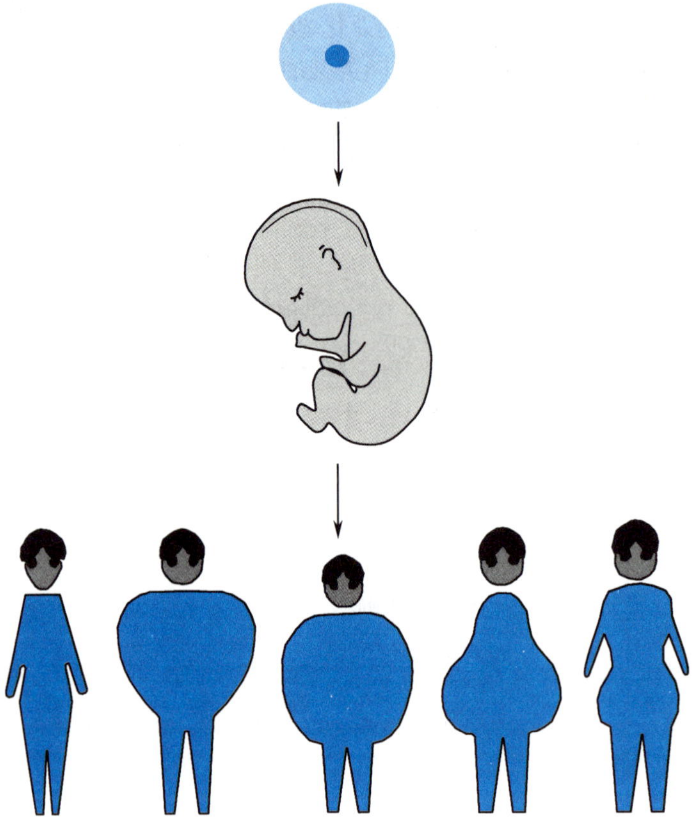

图 4-24 人体形态建成示意图

(一) 细胞分化的稳定性

在动物体内,细胞分化具有一个普遍原则,即在正常生理条件下,细胞一旦形成一个稳定的类型后,即细胞分化的状态一旦确定,一般不能逆转到未分化状态,也不能互变(发生转化),这就是细胞分化的稳定性。已分化的终末细胞在形态结构和功能上保持稳定是个体生命活动的基础。

(二) 细胞分化的可逆性

细胞分化虽然具有稳定性,但是在一定条件下,已经分化的细胞可以发生逆转,恢复到未分化状态,这种现象称为去分化或脱分化。分化细胞还可能发生转分化,即一种细胞类型在某些理化因素作用下转变成为另一种类型细胞的现象。转分化经历去分化和再分化的过程。转分化的特点是细胞发生了形态、结构、表型及功能的改变,即一种细胞失去其特有的细胞表型和特征,获得新的表型和功能,转化为另一类型细胞。例如孕育期的女性乳房中的脂肪组织细胞为了适应生理的需要而转化为泌乳细胞,而当孕育期过后泌乳细胞又能重新转分化为脂肪细胞。细胞分化的稳定性是普遍存在的,而发生细胞的转分化或去分化是有条件的。

（三）细胞分化基因调节的保守性

不同动物间的同源蛋白，尤其是一些基因调节蛋白，在结构、功能以及生化反应上具有一定的相似性。控制细胞分化的调节基因存在进化上的保守性。

（四）细胞分化的时间性和空间性

一个细胞在不同的发育阶段可以有不同的形态和功能，这是时间上的分化。在多细胞生物中，同一细胞的后代由于所处的位置不同，微环境存在一定的差异，表现出不同的形态和功能，这是空间上的分化（图 4-25）。

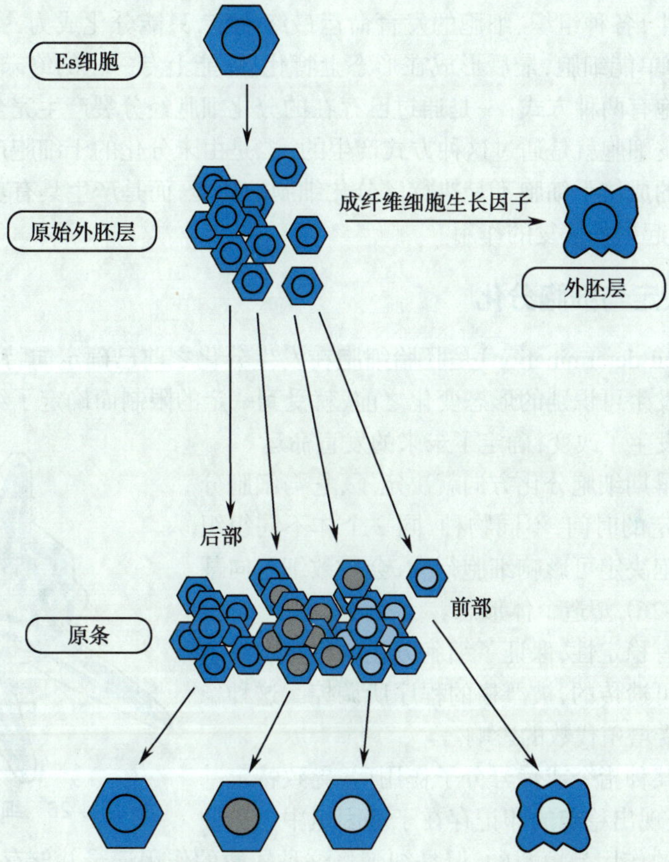

图 4-25 细胞位置与分化差异示意图

（五）细胞分化潜能随发育进程逐渐变窄

胚胎发育过程中细胞的分化由最初的受精卵的“全能”细胞逐渐局限为“多能”细胞，再趋向于稳定的“单能”细胞，最终成为没有分化潜能的终末分化细胞。所以，胚胎发育过程是一个细胞分化潜能逐渐受到限制或者降低的过程。这种分化能力逐渐降低的趋向，是细胞分化过程中的一个普遍规律。

多细胞生物的个体起源于一个受精卵，从受精卵衍生出整个机体的各种组织、器官，因此，受精卵具有全能性。受精卵经过卵裂，到形成桑葚胚以前的细胞，分化方向尚未决定，一般认为都具全能性。从囊胚开始，细胞出现分化，例如哺乳类囊胚，分化成为两种类型的细胞，一类是滋养层细胞，另一类是内细胞团。前者将来发育成为胚胎附属结构，而内细胞团将发育成为个体。

发育到原肠胚，细胞增殖并重新排列发育为三个胚层，随着细胞空间关系的改变和微环境的差异，各胚层在分化潜能上开始出现了一定的限制，倾向于发育成本胚层的组织器官，外胚层只能发育成为神经、表皮等；中胚层只能发育成为肌肉、骨等；内胚层只能发育成为消化道及肺的上皮。三个胚层的细胞分化潜能虽然有限，但仍具有分化成为多种类型细胞的能力，这种细胞称为多能细胞。

经过器官发生，各种组织、细胞的发育命运最终确定，只能分化成为一种或两种细胞类型，这种细胞称为单能细胞，最后形成在形态上特化、功能上专一化的终末分化细胞。成体产生新的分化细胞有两种方式：一是通过已存在的分化细胞经分裂产生完全类同的新细胞，如血管中新的内皮细胞就是通过这种方式产生的；二是由未分化的干细胞产生，存在于各组织器官中未分化的成体干细胞不是执行已分化细胞的功能，而是产生具有功能的细胞，替代损伤死亡的细胞，起损伤修复的作用。

二、细胞决定与细胞分化

细胞决定（cell determination）是胚胎细胞在发生分化之前已确定向特定方向分化的变化过程。在细胞发生可识别的形态变化之前，就受到一定的限制而确定了细胞的发展方向，这时细胞内已经发生了改变，确定了未来的发育命运。

在胚胎发育早期细胞分化方向就决定了，它与细胞分裂有关。细胞决定的时间，不同物种、同一个体不同组织不完全相同。细胞决定可影响细胞行为，会导致细胞向某种方向迁移（图 4-26），塑造个体形态。

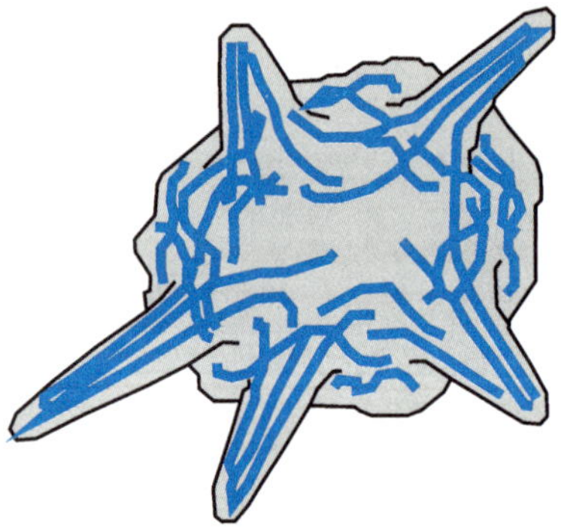

图 4-26 细胞迁移示意图

细胞决定具有稳定性，保证了细胞分化的稳定。细胞决定的稳定性是可遗传的，被严格的程序所调控。这种稳定性和遗传性不受增殖代数的影响。

细胞在接受某种指令或信号分子作用后，导致特定基因激活或抑制，表现出稳定的印记存在于基因组中。某种指令或信号分子的作用是短暂的，但是细胞将这种短暂的作用记录并储存于基因组中从而产生长期稳定的记忆。因此，细胞决定与细胞记忆密切相关。原始细胞也正是具备细胞记忆才能保证细胞决定的稳定性和遗传性。

三、细胞分化与基因表达

细胞分化的机制非常复杂，主要有两个方面，一是内因，即细胞非均等分裂；二是外因，即对周围细胞信号的应答。

（一）细胞分化实质是基因差别表达

通过细胞分化，同一来源的细胞产生形态结构、生化特性、生理功能上的差异。具有相同遗传组成的细胞选择性地表达不同的基因，产生不同的结构蛋白、执行不同的功能，所以细胞分化的实质是基因的差别表达。

细胞的基因从细胞分化的角度看，基因分两类。一类是持家基因（house-keeping gene），生物体各类细胞中都表达，是编码维持细胞存活和生长所必需的蛋白质的基因，如糖酵解和柠檬酸循环所需酶的编码基因等，这是维持细胞基本活动所必需的基因。另一类为奢侈基因（luxury gene），也叫组织特异性基因，是编码特定类型细胞中为其执行特定功能蛋白质的基因。这类基因编码细胞特异蛋白质，它对细胞的生存无直接影响，但对细胞分化、决定细胞特异性方面起着重要作用。在胚胎发育过程中，不同基因严格按照时空顺序相继活化，这一现象称为基因的差别表达或顺序表达。

（二）细胞分化的基因表达调控主要发生在转录水平

细胞分化的实质是细胞特化，即表达特异性蛋白质。基因表达调控包括转录水平、RNA加工水平、RNA 转运水平、mRNA 降解水平、翻译水平、蛋白质活性水平等。转录水平是最重要的控制点，包括 DNA 水平（基因拷贝数变化）、DNA 重排、DNA 甲基化、组蛋白化学修饰等。

基因表达具有时序性、组织特异性，转录因子具有通用转录（管家基因）、特异性转录（奢侈基因），一个表达的转录因子能同时调控几个基因的表达，表现为同时发生的某些基因的激活和某些基因的关闭，也有组合调控（combinatory control），是细胞活动过程中的一个步骤（如转录起始）受一个蛋白质组合而不是单个蛋白质调控的现象，即转录起始受多个调节蛋白共同调节（图 4-27）。个体发育中，一个关键基因调节蛋白表达引发一整串下游基因的表达，称为细胞分化主导基因；组合调控是多个基因调节蛋白共同作用影响转录过程。

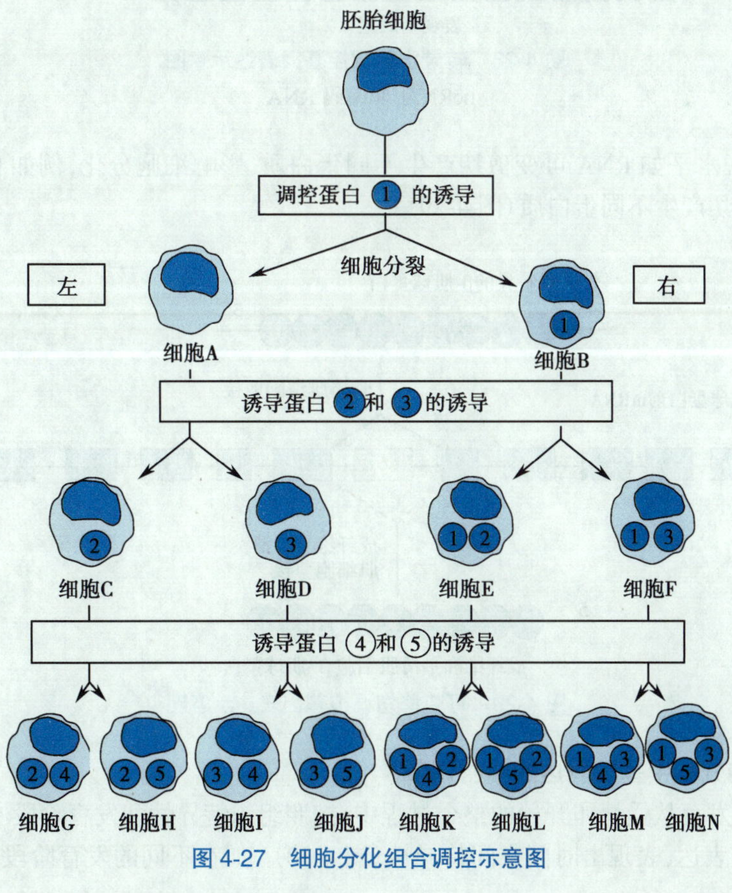

图 4-27　细胞分化组合调控示意图

染色质成分共价修饰在转录水平调节细胞特化。一是组蛋白化学修饰，组蛋白乙酰化、磷酸化等修饰介导染色质结构改变，组蛋白修饰后可招募特定修饰蛋白到染色质产生效应，组蛋白修饰后可抑制特定染色质结合因子与染色质结合影响表达。二是 DNA 甲基化，DNA 甲基化越高，其转录活性越低，它干扰转录因子与特定位点结合，引起基因沉默，导致染色体结构改变，也与基因组印记有关。三是染色质共价修饰，包括染色质重建和非编码 RNA 等，称为表观遗传（图 4-28）。

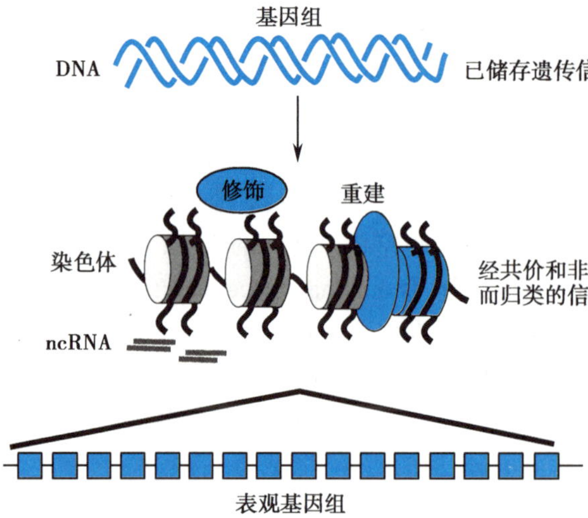

图 4-28 转录水平调控基因表达示意图

ncRNA，非编码 RNA。

RNA 加工水平如 RNA 可变剪切产生不同蛋白质，影响细胞分化，例如 β- 原肌球蛋白基因的可变剪切产生不同蛋白质（图 4-29）。

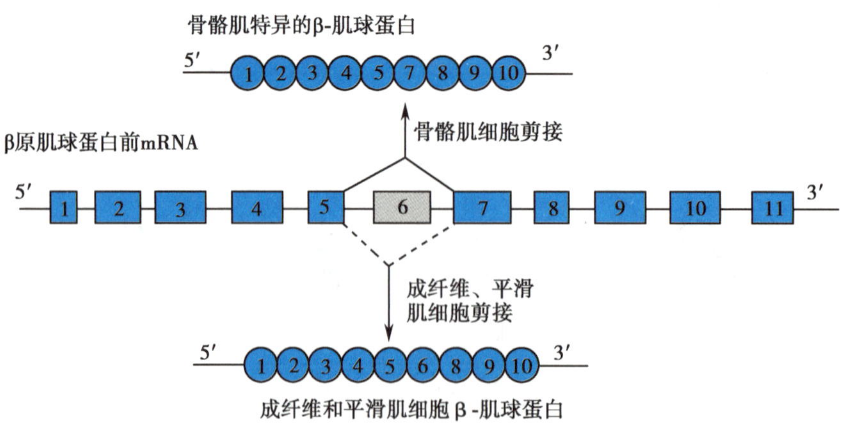

图 4-29 可变剪切调控基因表达示意图

（三）细胞分化中基因表达的精密调节

动物胚胎发育从受精卵开始的整个过程中，按照组织特异性和发育阶段专一性的特点，基因选择性的表达，表现出时间空间特异性（图 4-30）。如在不同的发育阶段有不同的珠蛋白基因表达，这与珠蛋白基因上游的基因座控制区（LCR）有关。

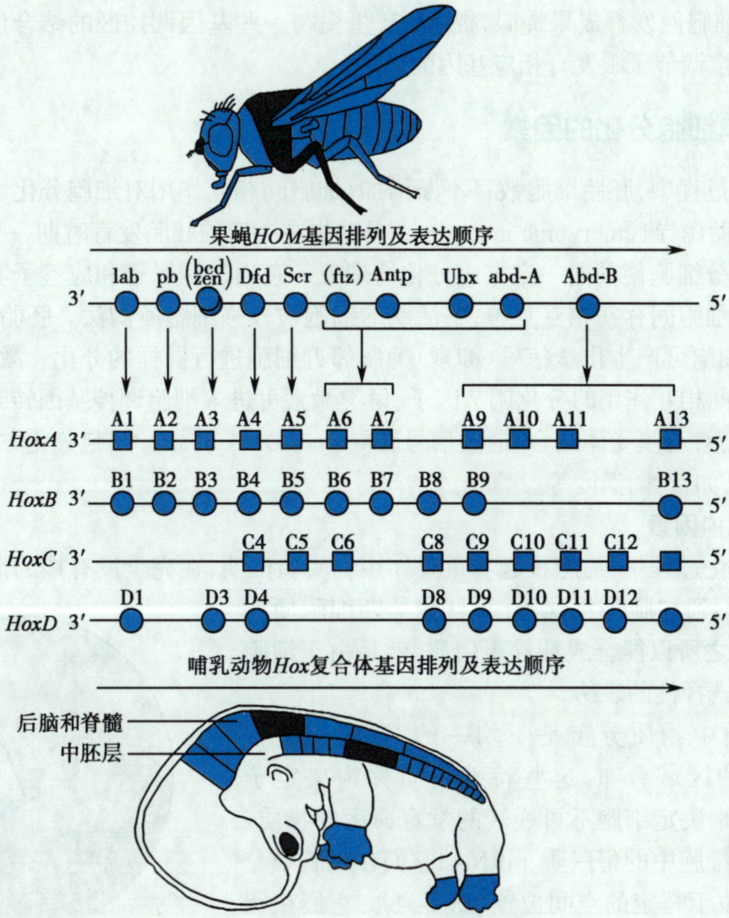

图 4-30 果蝇及小鼠基因时空顺序表达示意图

1. **发育阶段关键特异性基因表达** 基因选择性表达影响细胞增殖、细胞分化、细胞间相互作用、细胞迁移。细胞各种激活或沉默特征决定每种细胞类型及功能，其分子机制称为细胞记忆。将终末分化细胞逆转为多能、全能性干细胞的过程称为细胞重编程，是转化医学研究的重要内容。

细胞决定从本质上讲是发育阶段特异性基因表达的结果。由一个关键基因的表达引发了一连串下游基因的表达，从而导致特定谱系细胞的发育。具有这种起主导作用的基因称为细胞分化主导基因。

2. **组合调控调节特异性蛋白基因表达** 多细胞生物每一个有机体由多种不同类型的细胞构成，如人体由 260 多种不同类型的细胞构成的，如果每一种类型的细胞都需要一种调控蛋白，则需要 200 多种调控蛋白。但事实上只有少量类型调控蛋白启动这些细胞分化，其机制就是组合调控。每种类型的细胞分化是由多种调控蛋白共同调节，这种调节模式即称为组合调控。在这种调控中，常常有 1~2 种调控因子起关键性的作用，由于这种起决定作用的调节因子的表达，便启动整个细胞谱系的分化。

例如，在眼的发育过程中，有一种关键性的调节蛋白（在果蝇中称为 EY，在哺乳类中称为 Pax-6）能决定眼的发育，如果将 *EY* 基因导入将来决定发育成腿的果蝇细胞中，在腿部表达 *EY* 基因的细胞便发育成果蝇眼，提示 EY 蛋白与一些基因调控区的结合位点结合后，通过组合调控直接调节了眼发育相应基因的表达。

四、影响细胞分化的因素

个体发育过程中，胚胎细胞数目不断增加，细胞间相互作用对细胞分化影响越来越大，主要表现为胚胎诱导（embryonic induction），是动物在一定的胚胎发育时期，一部分细胞影响相邻的另一部分细胞使其向一定方向分化的现象。它通过诱导子和应答子实现，表现为多级诱导。胚胎细胞间存在相互竞争，不活跃的细胞被较强细胞所淘汰。胚胎细胞间可相互抑制，已分化细胞可产生化学信号（抑素）抑制邻近细胞进行同样的分化。激素是不相邻的远距离的细胞间相互作用的分化调节因子，甾类激素可进入细胞调控基因转录，多肽类激素不能穿过细胞膜，与膜受体结合，通过信号转导影响 DNA 转录。细胞分化方向可因环境因素影响而改变，如营养、温度等。

（一）细胞内因素

在细胞分化过程中，细胞核起着重要作用。实验证明，在完全没有核的情况下，卵裂不会发生，也看不到细胞分化现象，并且在早期细胞便死亡。分化细胞之所以能合成特异蛋白质，就是由于细胞核内的基因有选择性的表达。

卵细胞质中物质分布是不均一的，有的物质在其中有一定的区域分布，这些特殊物质称为决定子（determinant），是决定细胞不可逆转的发育命运的物质。决定子实质是细胞中的蛋白质、mRNA，它们在细胞中分布不均匀，定位于特定的空间位置（图 4-31）。它们在卵细胞或受精卵中的特殊定位，称为细胞质定域。

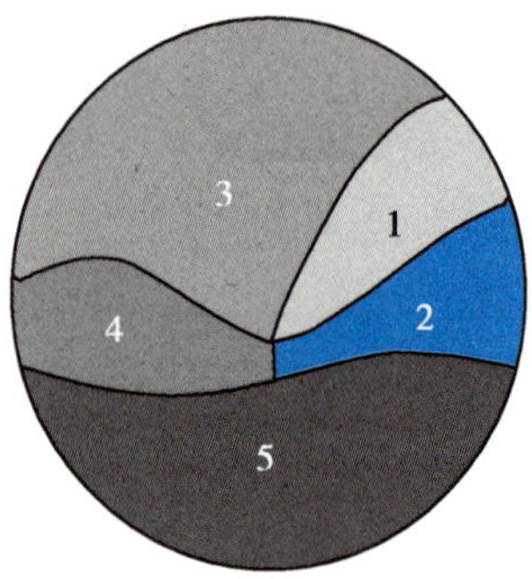

图 4-31　细胞质物质不均一分布示意图
1、2、3、4、5 各区域中细胞质物质不均一。

例如，果蝇前后和背腹轴决定，与果蝇卵母细胞 *bicoid* 基因的 mRNA 及其表达蛋白 BICOID 的浓度梯度有关（图 4-32）。动物卵细胞中，贮存有 2 万 ~5 万种不同的 mRNA，对胚胎的早期发育有很大影响，在一定程度上决定了细胞的早期分化。

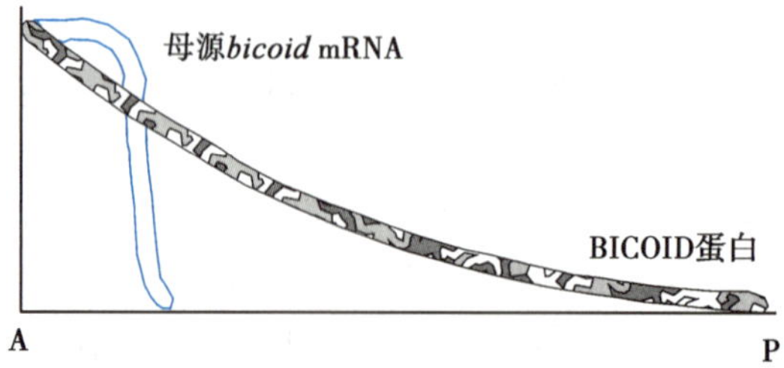

图 4-32　决定果蝇前后和背腹轴的 BICOID 蛋白及 mRNA 变化示意图

胚胎细胞分裂时细胞质不均等分配会影响细胞命运。在胚胎发育过程中，细胞质成分是不均质的，细胞质中的某些成分有其特定分布区域，当细胞分裂时，细胞质成分被不均等地分配到子细胞中,导致细胞分裂不对称。不同的细胞质成分调控细胞核基因的表达,决定细胞的分化,产生不同类型的细胞。

小分子非编码 RNA(20~30nt)较多,包括 22nt 的微小 RNA(miRNA)、21~28nt 的小干扰 RNA(siRNA)、26~30nt 的 piRNA 等。它们在细胞分化、基因表达、生物发育中发挥重要作用。长非编码 RNA(200nt 以上,简称 lncRNA)来源复杂,主要功能包括干扰下游基因表达、干扰 mRNA 剪切、产生内源性 siRNA、调节蛋白活性、改变蛋白胞内定位等。

小 RNA 广泛地存在于哺乳动物,具有高度的保守性,它们通过与靶基因 mRNA 互补结合而抑制蛋白质合成或促使靶基因 mRNA 降解,参与细胞分化与发育的基因表达调控。一是 miRNA 主要通过调控细胞的增殖、分化与凋亡而参与整个机体的发育过程,是动物发育过程中的重要调控因子,而且与很多人类疾病相关。二是 piRNA 除了在转录水平调控哺乳动物配子发生,在生殖干细胞分化、胚胎的发育、维持 DNA 的完整性和表观遗传调控、参与性别的决定等方面发挥重要作用。三是在哺乳动物发育过程中,各种小 RNA 并不是孤立发挥功能,而是相互协作,各自行使功能来确保发育正常地进行,它们是细胞调控网络中不可缺少的极其重要的一部分,它们表达异常如缺失、过量和过低都会引起发育异常。

(二) 细胞外因素

1. 体外环境因素 环境中的物理、化学和生物因素均可对细胞的分化、发育产生重要的影响。例如豚鼠的孕期为 68d,如果在妊娠 18~28d 给母鼠增高温度 3~4℃ /h,胎鼠脑重减轻 10%。人类孕妇高热也会影响胎儿中枢神经系统发育。妊娠期间感染风疹病毒、麻疹病毒、疱疹病毒等易引发发育畸形而导致先天性听力障碍和心脏畸形。

2. 细胞微环境对细胞分化的影响 细胞微环境是细胞生存的周围邻近环境。包括细胞外基质、直接接触的邻居细胞、生长因子、细胞因子、激素等可溶性因子及细胞所处位置的间质组织。

(1)微环境中直接接触的邻居细胞影响分化:在微环境中,周围相邻细胞构成了一个精细的空间结构,提供细胞生存、进行生命活动的场所。细胞与周围相邻细胞密切接触,这些细胞分泌信号分子,调节细胞的增殖、分化,共同维持小生境中细胞数量的恒定以及保持微环境的动态平衡。

在胚胎发育中,一部分细胞对邻近细胞产生影响并决定其分化方向称为诱导,这种诱导在胚胎时期特别明显,因此称为胚胎诱导。起诱导作用的细胞或组织称为诱导细胞或诱导组织。被诱导而发生分化的细胞或组织称为反应细胞或反应组织。胚胎诱导现象最初是由德国胚胎学家汉斯·斯佩曼在胚胎移植实验过程中发现的,并发现胚胎发育中的组织者(胚胎发育中起中心作用的胚胎区域)效应而获得了 1935 年诺贝尔奖。诱导有以下特点。

1)诱导具有层次,分为初级诱导、次级诱导和三级诱导等。例如蝾螈眼晶状体发育,脊索中胚层诱导其表面覆盖的外胚层发育为神经板,这一过程称为初级诱导;神经板进一步发育成神经管,其前端膨大形成原脑,原脑两侧突出的视杯诱导其上方的外胚层表皮细胞内陷,形成晶状体,此为次级诱导;晶状体诱导其表面的外胚层表皮细胞凋亡,留下一层坚韧而透明的角膜,这为三级诱导。不同胚层细胞间相互作用,导致不同组织细胞分化。

2)诱导有区域特异性和遗传特异性。皮肤主要由表皮和真皮这两种组织构成,表皮来源于外胚层的上皮组织,真皮来源于中胚层的间充质组织。皮肤一些区域有的部位有羽毛、鳞片、毛发等衍生物,这是表皮细胞合成的特异性蛋白质而形成的,而这些衍生物的形成受其深层的真皮(间充质组织)所控制。同样是表皮,因位置不同,表达的基因不相同而出现区域特异性,在爪的部位有鳞片翼有羽毛。尽管间充质细胞可以指导表皮细胞的基因表达,但表皮细胞的应答受其基因组的影响,表现出遗传特异性。最明显的例子是 Spemann 等人的蝾螈和蛙的移植实验。蝾螈和蛙的幼体的口腔结构是不同的。蝾螈幼体在其口腔下方有一个棒状的平衡器,而蛙的幼体——蝌蚪则形成一个黏液腺和吸盘;蝌蚪有一个不带牙齿的鳞状上颌,而蝾螈的上颌上有牙齿。Spemann 将一个蛙原肠胚的腹部外胚层移植到将来发育成口腔的蝾螈原肠胚区域,同样也把蝾螈的腹部外胚层移植到将来发育成口腔的蛙原肠胚区域。移植实验发育成的幼体形成了不同的口腔,蝾螈有类似蛙的口腔,蝌蚪有蝾螈的牙齿和平衡器。这说明,中胚层细胞指导外胚层形成口腔,但形成什么样的口腔,由移植细胞基因决定,表现出遗传特异性。

在胚胎发育中,已分化的细胞抑制邻近细胞进行相同分化而产生的负反馈调节作用。已分化的细胞可产生某种物质,抑制邻近细胞朝向相同方向分化,这种物质称为抑素(chalone),是细胞释放的具有组织特异性的细胞增殖抑制剂。对细胞群体的大小具有调节作用。正是由于有诱导分化和抑制分化,才使胚胎发育有序地进行,使发育的器官间相互区别,避免重复。

(2) 细胞外基质能引起特定细胞的增殖和分化:细胞外基质与细胞表面的整合素相互作用,激活黏着斑激酶(FAK),启动相应的信号途径,引起细胞增殖、分化。受精、胚泡植入、形态发生、器官形成都与细胞识别与黏附息息相关。不同胞外基质影响细胞形态(图 4-33)。例如,有人将蝾螈的原肠胚三个胚层的游离细胞置于体外混合培养,结果各胚层细胞又自我挑选,相互黏着,依然形成外胚层在外,内胚层在内,中胚层介于二者之间的胚胎。这说明同类细胞具有相互识别和黏附的能力。一旦细胞间识别并黏附,其质膜各部分就紧密结合成细胞间传递离子、电荷及分子的通道。不同的细胞外基质诱导分化的细胞类型不相同,如干细胞在Ⅳ型胶原和层粘连蛋白上分化为上皮细胞;在Ⅰ型胶原和粘连蛋白上则分化为成纤维细胞;在Ⅱ型胶原及软骨粘连蛋白上则分化为软骨细胞。

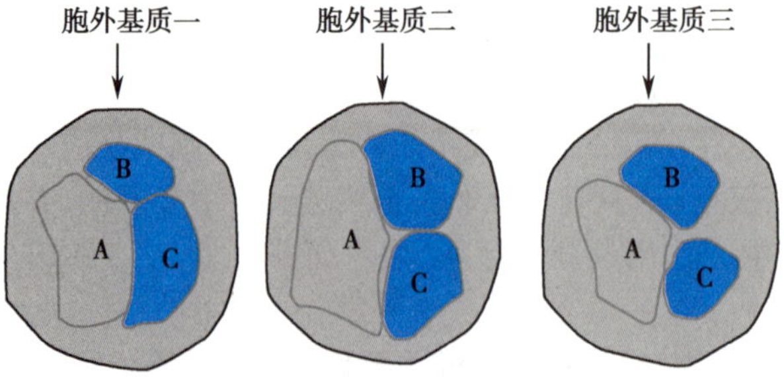

图 4-33　胞外基质影响细胞形态示意图

(3) 微环境中的可溶性信号分子的作用:微环境中存在着多种可溶性的生长因子、细胞因子,这些因子大部分是由支持细胞分泌的,细胞因子在传递细胞与胞外基质之间、细胞与细胞之间的信号中起重要的作用,调节细胞的增殖、确定细胞分化。不同的微环境有不同的可溶性信号因子,主要有 Wnt、BMP、Hedge hog、Notch、Ang-1 和 Upd 等。

(4) 微环境激素对细胞分化的影响：激素对细胞分化的影响可看作是远距离细胞间的相互作用，如性腺的发育等。

五、细胞分化与医学

(一) 肿瘤细胞分化的异常

从分化的观点看，肿瘤细胞是异常分化细胞，表现为去分化或转分化，所以分化障碍是肿瘤细胞重要的生物学特征。

肿瘤细胞可以在高浓度的分化信号诱导下增殖减慢、逐渐由低分化向高分化方向发展，最终诱导成为正常的终末分化细胞。经研究证实，许多细胞因子如肿瘤坏死因子、干扰素、小剂量的化疗药物都具有诱导分化的效果，而研究和应用最多的或最成功的药物是维A酸和砷剂，其能诱发白血病细胞向正常成熟细胞方向分化，目前用维A酸治疗急性早幼粒细胞白血病已成为诱导分化疗法的典范。

(二) 上皮细胞转分化与组织器官纤维化

许多慢性疾病直接导致脏器组织的纤维化，纤维化疾病的特征性改变为器官组织内的细胞外基质过度异常沉积，实质细胞减少，持续进展可致器官结构破坏和功能减退乃至衰竭，严重威胁人类健康和生命。发生纤维化的原因很多，最关键的因素是炎症、免疫、毒素、缺血等损伤会诱导上皮细胞经过上皮细胞 - 间充质细胞转化（EMT）的过程而转分化为成纤维细胞和肌纤维母细胞，这些细胞具有很强的分泌细胞外基质及胶原蛋白的能力，导致组织器官纤维化。

(三) 血管内皮细胞的转分化与动脉粥样硬化

动脉粥样硬化的发生虽然有多种原因，但是血管内皮细胞向间充质细胞的转分化是重要原因之一。间充质细胞是一种分化程度较低的细胞，可转分化为平滑肌细胞，虽然这种转分化对血管的再生重塑起到重要作用，但过度持续的转分化可导致动脉硬化的形成。动脉壁脂肪硬化斑块形成又促使平滑肌细胞向巨噬细胞样转分化，进一步加重局部炎症损害。此外，平滑肌细胞可向软骨细胞转分化，使血管壁钙化，从而导致动脉粥样硬化。

(四) 细胞分化与再生

再生（regeneration）是生物体对失去的结构重新自我修复和替代的过程，指生物的器官损伤后，剩余的部分长出与原来形态功能相同结构的现象。在生物界中，普遍存在着再生现象，如壁虎的尾、蝾螈的肢、螃蟹的足在失去后又可重新形成；海参可以形成全部内脏，水螅、蚯蚓、蜗虫等低等动物的每一段都可以形成一个完整的个体。

再生分为生理性再生和病理性再生，生理性再生是指机体在生理条件下由组织干细胞完成组织或细胞的更新。创伤修复再生属于病理性再生。

再生方式有三种。一是成体组织通过去分化形成未分化的细胞团，然后重新分化。这种再生也称为微变态再生，如两栖动物断肢再生属于这种类型。二是变性再生，这种再生是通过已存在的组织细胞的重组分化，即组织中的多能未分化的细胞再分化或转分化而再生，例如水螅的再生。三是补偿性再生，哺乳动物肝脏的再生就属于这种再生形式。

(何 秀)

第三节 细胞衰老

细胞衰老(cell aging)是随着时间的推移,细胞增殖能力和生理功能逐渐下降的变化过程。细胞在形态上发生明显变化,细胞皱缩,质膜透性和脆性提高,线粒体数量减少,染色质固缩、断裂等。细胞衰老是细胞在结构和功能上的衰变、退化。细胞衰老可能仅仅是机体组织细胞正常的新陈代谢,如红细胞的衰老;但也可能是组织器官衰老的基础,如神经细胞的变性、衰老,并最终导致脑的衰老。

细胞衰老的发生与生物体的寿命密切相关。人和动物有一定的寿命,人的理论寿命约120岁。

一、细胞寿命

细胞寿命是一个细胞从诞生到死亡的时间。所有细胞均是有一定寿命的。

(一) Hayflick 界限

Hayflick 等发现细胞(至少是培养的细胞)不是永生的,而是有一定的寿命,它们的增殖能力不是无限的,而是有一定的界限,称为 Hayflick 界限。Hayflick 等还发现,从胎儿肺得到的成纤维细胞可在体外条件下传代 50 次,而从成人肺得到的成纤维细胞只能传代 20 次,可见体外培养的二倍体细胞增殖能力与供体年龄有关,这些培养细胞反映它们在体内的衰老状况。Hayflick 还比较了取自寿命长度不同生物的胚成纤维细胞在体外培养条件下的传代数和寿命,发现物种寿命与培养细胞寿命之间存在着正相关的关系。例如,Galapagos 龟寿命较长,高达 175 岁,其培养细胞的传代数亦最多,为 90~125 次;小鼠一般寿命为 3.5 年,其培养细胞的传代次数亦少,仅 14~28 代。

(二) 人体细胞寿命

根据细胞的增殖能力、分化程度和生存时间,可将人体的组织细胞分为 4 类(表 4-4),它们的寿命差异较大(图 4-34)。

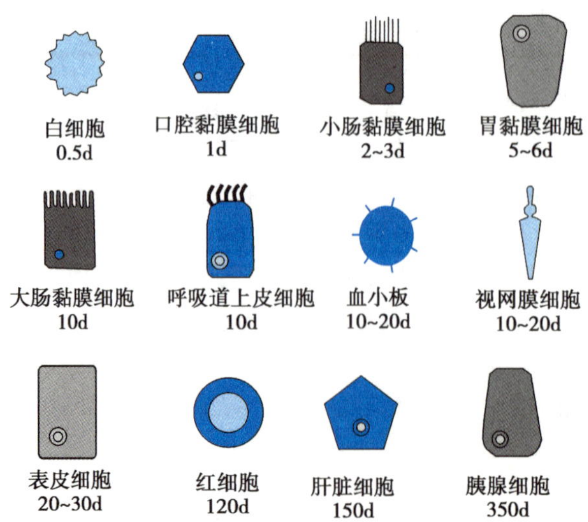

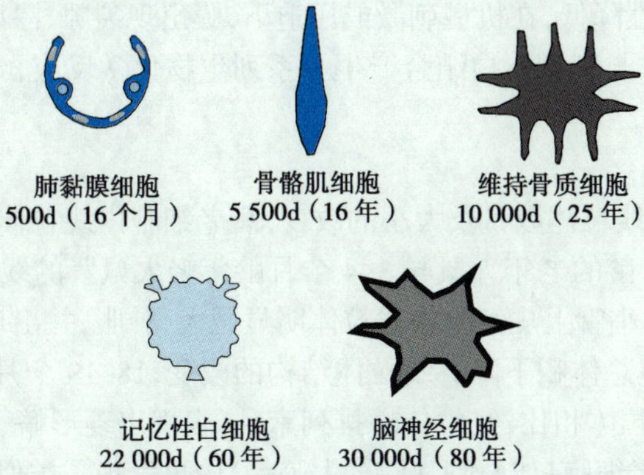

图 4-34 人体不同细胞寿命示意图

1. **不断更新组织细胞** 它们是执行某种功能的特化细胞，经过一定时间后衰老、死亡，再由新细胞分化成熟补充以保持细胞数量恒定，如上皮细胞、血细胞等。

2. **稳定组织细胞** 这些是分化程度较高的组织细胞，功能专一，正常情况下没有明显的衰老现象，细胞分裂少见，但在某些细胞受到破坏丧失时，其余细胞也能进行分裂，以补充失去的细胞，如肝、肾细胞等。

3. **恒久组织细胞** 它们属高度分化的细胞，个体一生中基本没有细胞更替，破坏或丧失后不能由这类细胞分裂来补充，如神经细胞、骨骼肌细胞和心肌细胞，但是可以由干细胞增殖、分化，替代损伤、死亡细胞。

4. **可耗尽组织细胞** 如人类的卵巢实质细胞，在一生中逐渐消耗，而不能得到补充，最后消耗殆尽。

表 4-4 人体细胞类型及寿命

细胞分化类型	细胞增殖特点	寿命特点
不断更新组织细胞	上皮细胞、血细胞等，不断增殖	存活时间最短
稳定组织细胞	肝、肾实质细胞等，缓慢增殖	存活时间中等
恒定组织细胞	神经细胞、骨骼肌等，基本不增殖，干细胞补充	存活时间最长
可耗尽组织细胞	卵原细胞等，基本不增殖	存活时间可变，10~50 年不等

二、细胞衰老的特征

衰老细胞形态及胞内外结构均有变化。

（一）细胞形态改变

细胞水分减少，体积缩小。细胞内活性物质伴随细胞衰老而逐渐减少，细胞脱水导致细胞收缩、体积变小，原生质浓缩，黏稠度增加，细胞失去了正常形态。核膜内陷是衰老细胞核最明显的变化，在培养细胞和在体细胞中均可以观察到，如表皮细胞随细胞移行，细胞核及细胞器消失（文末彩插图 4-35）。此外，还出现染色质凝聚、固缩、碎裂、溶解，核仁不规则。在细胞衰老过程中，细胞膜体系以及细胞表面发生一系列变化。胆固醇与磷脂之比随年龄而增大，膜由液晶相变为凝胶相或固相，黏度增加，膜的流动性减小，使膜受体以及信号转导受到障碍。其选择透性降低，在机械刺激或压迫下，膜出现裂隙、渗漏，引起细胞外钙离子大量进入细胞质基质，并与钙调蛋白结合产生一系列生物化学反应，导致磷脂降低，细胞膜崩解。

（二）细胞器改变

1. 线粒体的老化 线粒体数目及大小的改变，衰老细胞内线粒体平均体积及总体积改变。例如，对18~19个月龄的老年大鼠与3~4个月龄年轻大鼠肾的线粒体在电镜下进行观察，发现老年大鼠的近曲小管上皮细胞内线粒体明显肥大、肿胀，并出现巨大的线粒体，而数量显著减少，细胞线粒体总体积下降。线粒体结构的改变，18~19个月龄的老年大鼠与3~4个月龄年轻大鼠肾的线粒体相比，线粒体嵴排列紊乱，表现出菱形嵴、纵形嵴和嵴溶解等现象（表4-5），在其他的衰老细胞（如心脏、肝脏、大脑等）中也发现了类似的现象。线粒体膜的改变，衰老细胞线粒体内膜表现出通透性增强，对无机离子（主要是钾离子）渗透能力降低，改变了分子的静电作用，导致大分子凝聚，功能出现障碍。水分丢失导致衰老细胞线粒体内代谢产物的弥散受到限制，引起衰老细胞线粒体内膜形态发生变化，ADP/ATP转换活动显著降低。

2. 内质网的变化 在光学显微镜下，用碱性染料染色后，观察小鼠、人的大脑及小脑的某些神经元，发现神经元中尼氏体的含量随年龄增长而下降，而神经元的尼氏体由神经元的内质网和核糖体组成，衰老细胞中糙面内质网的总量减少。

3. 溶酶体的变化 细胞衰老还表现在多种溶酶体酶活性降低，对各种外来物不能及时消化分解，使之蓄积于细胞内，形成衰老色斑即老年斑。致密体由溶酶体或线粒体转化而来。多数致密体是单层膜且有阳性的磷酸酶反应，这和溶酶体是一致的。少数致密体显然是由线粒体转化而来。脂褐质通常产生自发荧光，它是自由基诱发脂质过氧化作用的产物。

4. 细胞骨架的改变 随着细胞衰老的进程，G肌动蛋白含量下降、微丝数量减少，结构和成分发生改变，核骨架改变，使微丝对膜蛋白的运动作用失衡，对受体介导的信号转导系统发生改变，影响细胞表面大分子物质的表达和核内转录。

5. 细胞内生化改变 首先是氨基酸与蛋白质合成速率下降，细胞内酶的含量及活性降低。老年人的白发增加，就是头发基部黑色素细胞酪氨酸酶活性下降的结果。此外，衰老神经细胞中硫胺素焦磷酸酶的活性减弱，导致高尔基复合体的分泌功能、囊泡运输功能下降。

表4-5 衰老细胞变化特征

细胞结构	变化特征
细胞膜	凝固化、固相化、黏度增加、通透性降低、膜裂解
线粒体	明显减少、嵴排列紊乱、结构崩坏
内质网	数量减少、结构崩坏
溶酶体	活性降低、功能下降、膜破裂
细胞骨架	排列紊乱、数量减少
蛋白质及酶	活性降低、蛋白、酶结构降解
细胞核	染色质固缩、断裂、核膜破裂、最后核消失

（三）细胞外基质改变

细胞外基质大分子交联增加，如结缔组织含丰富的胶原蛋白和弹性蛋白，胶原分子间产生的交联链随年龄而增加，使胶原纤维吸水性下降，上皮下的基底膜交联增加，引起基膜增厚，随着年龄的增加，晶状体纤维可溶性蛋白减少，不溶性蛋白的种类及其分子质量增加。

三、细胞衰老机制

细胞衰老的机制目前不太清楚，认识及学说较多，从古到今，人们对衰老的机制提出了很多的假说和理论，达 300 余种。

（一）衰老的遗传学说

衰老是遗传控制的主动过程，细胞核基因组内存在遗传"生物钟"。生物钟（biological clock）是生物体生理、行为及形态结构等随时间做周期变化的现象，是生物体内一种无形的"时钟"，如昼夜节律等。一切生理功能的启动和关闭，生物体的生长、发育、分化、衰老和死亡都是按照一定程序进行及控制的。大量研究资料证明物种的平均寿命和最高寿限是相当恒定的，子女的寿命与双亲的寿命有关。成人早衰综合征是因为 *WRN* 基因突变所致，而儿童早衰综合征（HGPS）是因为核纤层蛋白 A（*LMNA*）基因突变，产生了异常的核纤层蛋白 A，使核膜不稳定，影响 DNA 复制和表达，细胞结构及功能逐渐退化。

1. **衰老相关基因** 近年来发现 $p16^{INK4a}$、*p53*、*p21*、*Rb* 基因及 β 淀粉样蛋白基因等与衰老有关，称为"衰老相关基因"。

目前认为细胞老化相关信号途径主要有两条，分别是：p16-Rb 途径和 p53-p21-Rb 途径。通过这些抑癌基因的作用介导细胞老化，逃逸肿瘤发生。所以，衰老实际上是一种机体防止肿瘤发生的保护性机制（图 4-36）。

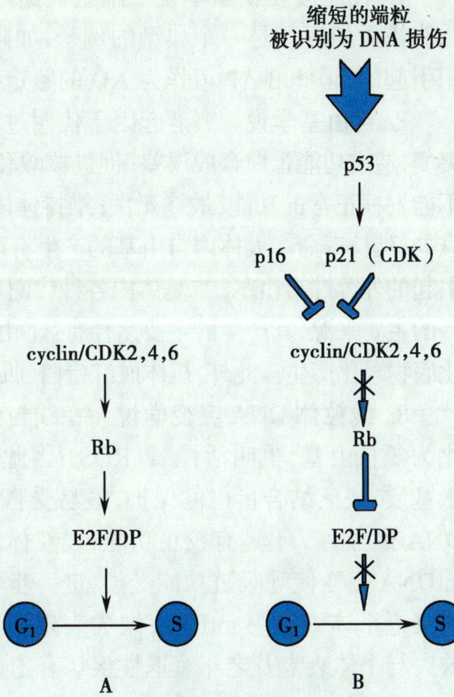

图 4-36 细胞衰老信号通路示意图

A. 正常；B. 衰老。

2. **抗衰老相关基因** 基因组中存在一些与抗衰老有关的基因，统称为"抗衰老相关基因"。抗氧化酶类基因、延长因子 -1α（EF-1α）、凋亡抑制基因等都与"长寿"有关。如果将参与蛋白质生物合成的 EF-1α 基因转入果蝇生殖细胞，可使子代果蝇比其他果蝇寿命延长 40%，说明 EF-1α 可能具有长寿作用。"长寿"常常与机体代谢能力以及应激能力的增强有关。

人的寿命除了受内外因素、外部环境的影响外，还受社会因素、精神压力等因素的影响，所以基因不能完全决定人类的衰老或长寿。从理论上推测人类寿命可以达 120~150 岁（一般是成熟期长度的 5~7 倍），但实际寿命却比这短得多（图 4-37）。

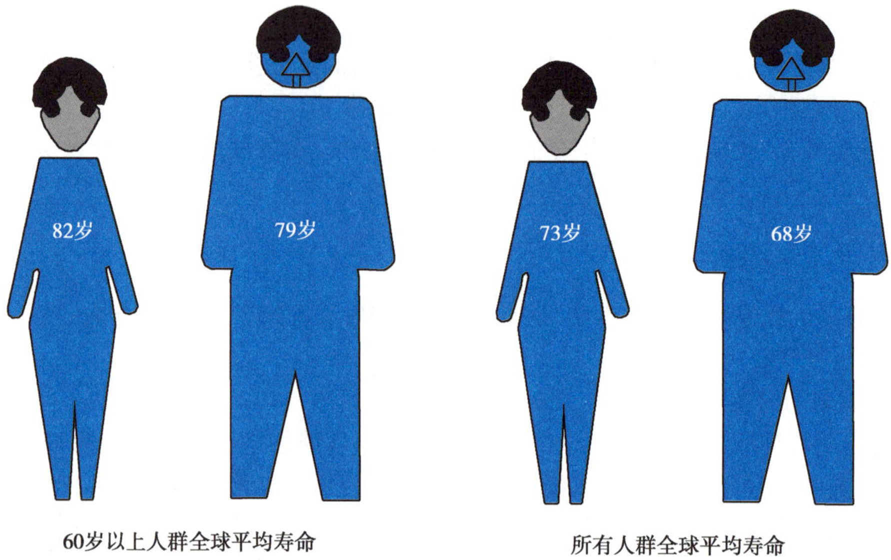

图 4-37 全球人均寿命估计图

（二）衰老的损伤积累学说

随着时间的推移，各种细胞成分在受到内外环境的损伤作用后，修复能力逐步下降，使“差错”积累，导致细胞衰老。

1. **代谢废物积累学说** 细胞代谢产物积累至一定量后会危害细胞，引起衰老，哺乳动物脂褐质的沉积是一个典型的例子，如阿尔茨海默病（AD）就是由 β- 淀粉样蛋白（β-AP）沉积引起的，因此 β-AP 可作为 AD 的鉴定指标。

2. **自由基学说** 衰老起因于代谢过程中不断产生的自由基，损坏细胞膜结构，增加 DNA 突变，造成功能蛋白合成误差；促进核酸和蛋白质的分子内和分子间逐步发生化学交联，使细胞不能发挥正常的功能，最终死亡；维持体内适当水平的抗氧化剂和自由基清除剂水平可以延缓衰老，延长寿命。人体内自由基的产生有两个方面：一是环境中的高温、辐射、光解、化学物质等引起的外源性自由基；二是体内各种代谢反应产生的内源性自由基。内源性自由基是人体自由基的主要来源，其产生的主要途径有：①由线粒体呼吸链电子泄漏产生；②由多功能氧化酶等催化底物羟化产生。此外，机体血红蛋白、肌红蛋白中还可通过非酶促反应产生自由基。

3. **线粒体 DNA 突变学说** 在线粒体氧化磷酸化生成 ATP 的过程中，有 1%~ 4% 氧转化为氧自由基，也叫活性氧（ROS），因此线粒体是自由基浓度最高的细胞器。mtDNA 裸露于基质，缺乏结合蛋白的保护，最易受自由基伤害，复制错误频率高，而催化 mtDNA 复制的 DNA 聚合酶 γ 不具有校正功能，线粒体内缺乏有效的修复酶，故 mtDNA 最容易发生突变。mtDNA 突变使呼吸链功能受损，进一步引起自由基堆积，如此反复循环，导致衰老。研究证明衰老个体细胞中 mtDNA 缺失表现明显，并随着年龄的增加而增加；研究还发现 mtDNA 缺失与个体衰老及老年衰退性疾病有密切关系。

人类的脑、心、骨骼肌的氧负荷最大，是最容易衰老的组织。

（三）端粒学说

细胞衰老端粒学说（telomeric theory of aging）是细胞每进行一次有丝分裂，端粒长度就缩短一些，当端粒缩短到一定程度时，便不能再维持染色体的稳定，从而导致细胞衰亡。人类端粒由 6 个碱基串联重复序列（TTAGGG）和结合蛋白组成，具有维持染色体结构完整性，稳定染色体，防止染色体 DNA 降解、末端融合，保护染色体结构，调节正常细胞生长的功能（图 4-38）。在具增殖能力的细胞中，端粒 DNA 在细胞分裂过程中不能为 DNA 聚合酶完全复制，每分裂一次，此序列缩短一次，当端粒长度缩短到一定程度，会使细胞停止分裂，细胞逐渐衰老、死亡。因而端粒的长度作为细胞的有丝分裂钟来对待。

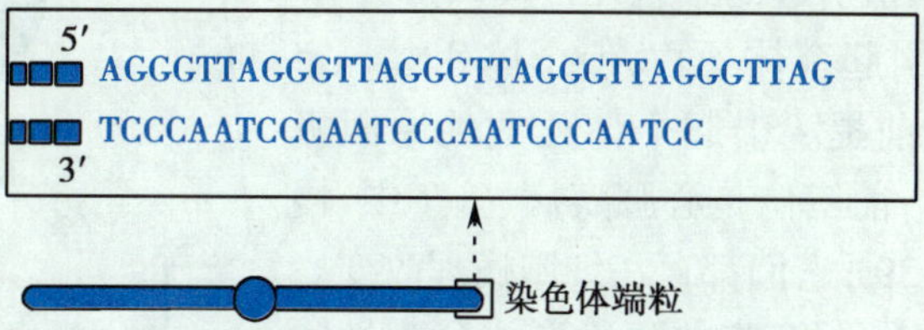

图 4-38 端粒结构分裂缩短示意图

（四）神经内分泌免疫调节学说

机体具有分泌功能的神经元细胞，除内分泌腺外，机体许多器官存在大量散在的内分泌细胞，能分泌多种激素样物质，调节机体生理功能，神经系统许多神经元合成和分泌胺、肽类物质，具有中枢调节作用。该学说认为，有机体的细胞活动和生存主要取决于神经内分泌、免疫系统以及细胞的信号转导系统所提供的细胞内环境自稳和整合机制。该理论提出，机体中各种不同细胞内基因的启动与关闭是受神经系统内分泌系统调节的。大脑是控制机体衰老的“生物钟”，它是神经、内分泌两大系统的主宰者，以神经系统和内分泌系统网络通过电子、化学物质作为信息，调控人体所有细胞和器官生命力及衰退。例如，垂体与下丘脑互相联系，分泌各种激素调节机体生长、发育、衰老的过程；下丘脑的衰老是导致神经分泌器官衰老的中心环节。由于下丘脑 - 垂体 - 内分泌系统功能的衰退，使机体表现出内分泌功能的下降，如生殖与性功能的衰退、免疫功能下降等表型。

（五）细胞衰老的调节

目前认为，调控细胞衰老的途径主要有两条。一是复制性衰老的调控，它依赖于 p19/p53/p21 信号通路调控，包含 DNA 损伤反应机制；二是氧化应激诱导的非端粒依赖性细胞衰老，它依赖 p16/Rb/Erk-p38 信号通路调控。凋亡是胱天蛋白酶（caspase）依赖的程序性细胞死亡，其信号转导通路主要由死亡受体和线粒体介导，内质网、溶酶体在细胞凋亡中也发挥了重要作用。自噬形成过程可分为诱导阶段、起始阶段、延长阶段、成熟降解阶段，与 30 多种自噬相关蛋白有关，在调节自噬的分子中，起关键作用的是哺乳动物雷帕霉素靶蛋白（mTOR）复合体和 Beclin1 复合体。细胞坏死可被调节，目前发现细胞具有程序性坏死现象。

（王 兰）

第四节 细胞死亡

细胞死亡（cell death）是细胞原生质固缩、细胞生命现象不可逆的停止，包括坏死性死亡和细胞凋亡等方式。此过程是渐进的，很难确定一个细胞在何时停止了生命活动。神经细胞是最先死于缺氧的一种细胞，而某些皮肤细胞是最后死亡的一类细胞。

细胞死亡的原因很多，分内因和外因两类。内因主要是由于发育过程或衰老所致的自然死亡，而外因则指外界物理、化学、生物等各种因子的作用超过了细胞所能承受的限度或阈值引起的细胞死亡。

细胞死亡不一定引起个体死亡，但个体死亡一定是以机体细胞死亡为前提。引起个体死亡的原因极多，从近年疾病统计看，前三位是心脏疾病、脑卒中、慢性阻塞性肺疾病（图4-39），它们都存在细胞病理改变。

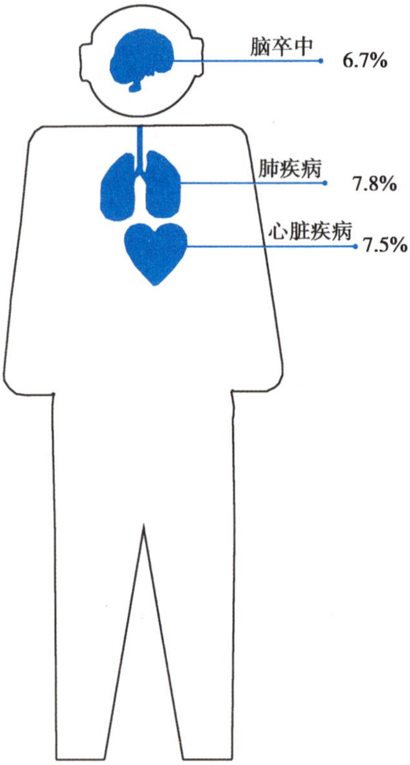

图4-39 个体死亡的三种主要疾病示意图

细胞死亡的模式各异，细胞的死亡形式分为细胞凋亡、自噬性细胞死亡、细胞坏死等类型。目前，生物机体细胞有多少种死亡方式尚不清楚。必须指出的是，细胞死亡形式是人为分类的，研究人员根据自己的侧重点可对细胞死亡进行不同分类。比如，强调不引起炎症的有细胞凋亡和自噬性细胞死亡；强调程序性的有细胞凋亡、失巢凋亡和细胞焦亡（程序性炎症坏死）；强调引起炎症的有细胞焦亡和病理性细胞死亡。这说明任何细胞死亡形式之间都可能存在信号调控上的某种联系。另外，也有研究显示细胞死亡在形式上不是固定不变的，如凋亡可以转变为坏死。因此，细胞采取何种死亡方式可能与环境因子强度、作用的时间、作用的方式以及细胞对环境因子如何应答有关。

一、细胞坏死

细胞坏死（necrosis）是在物理、化学或生物等因素作用下细胞因病理变化而产生的被动死亡。典型的变化包括细胞的质膜肿胀及功能丧失、细胞膨胀并最终崩解、组织自溶，并引发急性炎症反应。一般是极端的物理、化学或其他严重的病理性因素诱发的细胞死亡，是病理性细胞死亡。

坏死（necrosis）一词源于希腊语“nekros”，意为尸体。19世纪初被用于描述外科手术中观察到的组织溃烂，后来用于描述病理性的细胞死亡。细胞坏死特征：坏死细胞的膜通透性增高，致使细胞肿胀，细胞器变形或肿大，早期核无明显形态学变化，最后细胞破裂（文末彩插图4-40）。坏死的细胞裂解释放出包括变形异常的细胞器、膨大和破碎的细胞器、染色质碎片等的内含物，引起炎症反应；在愈合过程中常伴随组织器官的纤维化，形成瘢痕。近年的研究显示细胞坏死也是程序性的，认为这种细胞膜破裂的死亡过程也是受到细胞内特异基因的控制。2005年袁钧瑛研究团队将这种细胞死亡方式命名为“necroptosis”。2009年包括韩家淮和王晓东在内的三个研究团队，发现并报道了激酶RIPK（receptor interacting kinase）家族成员RIPK3在necroptosis信号通路中发挥重要作用，证明细胞坏死是可调控的，确立了细胞程序性坏死的概念。

细胞坏死是机体对外界病理性刺激做出的重要反应，细胞通过自身的死亡并通过炎症反应来消除病理性刺激对机体的影响,但也可能因此诱发相关疾病的发生。许多人类疾病包括急性肝损伤(文末彩插图 4-41)、急性胰腺炎、系统性炎症等涉及不受控制的细胞坏死。深入解析细胞坏死的分子机制可能有助于开发治疗这些疾病的药物。

二、细胞凋亡

细胞凋亡(apoptosis)是多细胞机体中程序性的细胞死亡过程。典型的变化包括膜泡状化、细胞收缩、核片段化、染色质凝缩等,最后被吞噬细胞吞噬。主要通过质膜上死亡受体的外源性途径或通过线粒体的内源性途径激活胞内多种胱天蛋白酶从而切割各种底物来实现。在机体发育、形态发生、组织自稳定及剔除受损或毒性细胞等方面起重要作用。"apoptosis"一词源自古希腊语,意指花瓣或树叶的脱落、凋零,生物学上用此词意指细胞像秋天的树叶凋落一样的死亡方式,细胞凋亡是一个主动的、由基因决定的、有序的细胞死亡方式,是自主结束细胞生命的过程。

细胞凋亡具有重要生物学意义,细胞凋亡是机体清除衰老和损伤细胞、抵御外界因素干扰、维持机体环境稳定的重要过程。细胞凋亡几乎参与和影响所有胚胎的发育,不但参与清除胚胎发育过程中错位、迷途、多余的细胞,而且在动物组织器官形成及变态过程中起重要作用。

(一) 细胞凋亡的特征

1. 形态变化 电镜下细胞凋亡的形态学变化是多阶段的,表现为:①细胞表面微绒毛、细胞突起和细胞表面皱褶消失,形成光滑的轮廓,从周围活细胞中分离出来;②细胞内脱水,细胞质浓缩,细胞体积缩小,核糖体、线粒体聚集,结构更加紧密;③染色质逐渐凝聚成新月状附于核膜周边(文末彩插图 4-42),嗜碱性增强,细胞核固缩呈均一的致密物,进而断裂为大小不一的片段;④细胞膜不断出芽、脱落,细胞变成数个大小不等的由膜包裹的凋亡小体(文末彩插图 4-43),凋亡小体内可含细胞质、细胞器和核碎片,有的不含核碎片;⑤凋亡小体被具有吞噬功能的细胞如巨噬细胞等吞噬、降解。凋亡发生过程中,细胞膜保持完整,细胞内容物不释放出来,所以不引起炎症反应。

2. 生化变化 细胞凋亡的生化特征主要表现为核酸内切酶活化,从而导致染色质 DNA 在核小体连接部位断裂,形成 180~200bp 整数倍的核酸片段,在琼脂糖凝胶电泳或进行氯化铯溴化乙锭超速离心时呈现特异的梯状图谱,而坏死呈弥漫的连续图谱。

3. 细胞凋亡和坏死的区别 细胞凋亡与坏死是多细胞生物的两种不同的死亡形式。它们在形态、代谢、分子机制、结局和意义等方面都有较大的区别(表 4-6)。但细胞凋亡在一定情况下可转化为坏死。

表 4-6 细胞凋亡与坏死的主要特征比较

项目	细胞凋亡	坏死
概念	基因控制的自主过程;表现为细胞缩小,核内染色质浓缩,核质边缘化,膜出芽脱落,凋亡小体形成	可能有自主过程参与;质膜丧失完整性和化学梯度,细胞质内容物外泄引起细胞溶解死亡
诱因	生理或病理因素	病理因素,如毒素、严重缺氧、缺血和 ATP 缺乏
形态学	细胞皱缩,与邻近细胞连接丧失	肿胀,形态不规则、细胞连接消失

续表

项目	细胞凋亡	坏死
细胞膜	完整,鼓泡,形成凋亡小体	溶解或通透性增加
细胞器	完整	受损
细胞核	固缩,染色质边缘化	染色质不规则转移
线粒体	肿胀,通透性增加,细胞色素 c 释放	肿胀,破裂
生化特征	核小体 DNA 断裂成 180~200bp 片段	随机断裂成大小不等的片段
能量需求	依赖 ATP	不依赖 ATP
组织分布	单个或成群组织细胞	成片组织细胞
组织反应	非炎症	炎症
结局	吞噬细胞吞噬部分膜性结构	细胞内容物溶解释放
个体影响	生长、发育、生存必需	引起炎症

（二）细胞凋亡发生过程

细胞凋亡的发生过程可分为以下几个阶段:①凋亡诱导期:凋亡诱导因素作用于细胞后,通过复杂信号转导途径将信号传入细胞内,由细胞决定生存或死亡;②执行期:决定死亡的细胞将按预定程序启动凋亡,激活凋亡所需的各种酶类及降解相关物质,形成凋亡小体;③消亡期:凋亡的细胞被邻近的、具有吞噬能力的细胞所吞噬并降解。从细胞凋亡开始,到凋亡小体的出现仅数分钟,而整个细胞凋亡过程可能延续 4~9h。

（三）影响细胞凋亡的因素

1. 细胞凋亡的诱导因素 ①激素和生长因子:激素和生长因子是细胞正常生长不可缺少的因素,一旦缺乏,细胞会发生凋亡;相反,某些激素或生长因子过多也可导致细胞凋亡。例如,强烈应激引起大量糖皮质激素分泌,后者诱导淋巴细胞凋亡,致使淋巴细胞数量减少。②理化因素:射线、高温、强酸、强碱、乙醇、抗肿瘤药等均可导致细胞凋亡。例如,电离辐射可产生大量氧自由基,使细胞处于氧化应激状态,DNA 和大分子物质受损,引起细胞凋亡。③免疫因素:在生长、分化及执行防御、自稳、监视功能中,免疫细胞可释放某些分子导致免疫细胞本身或靶细胞的凋亡。例如,细胞毒 T 淋巴细胞(CTL)和自然杀伤细胞(NK)可分泌颗粒酶,引起靶细胞凋亡。④微生物因素:细菌、病毒等致病微生物及其毒素可诱导细胞凋亡。例如,HIV 感染时,可致大量 $CD4^+$T 淋巴细胞凋亡。⑤其他:缺血与缺氧、神经递质(如谷氨酸、多巴胺)、失去基质附着等因素都可引起细胞凋亡。在肿瘤治疗中,单克隆抗体、反义寡核苷酸、抗肿瘤药等均可诱导肿瘤细胞凋亡。

2. 细胞凋亡的抑制因素 ①细胞因子 IL-2、神经生长因子等具有抑制凋亡的作用,当从细胞培养基中去除这些因子时,依赖它们的细胞会发生凋亡;反之,如果在培养基中加入所需要的细胞因子,则可促进细胞内存活基因的表达,抑制细胞凋亡(图 4-44)。②某些激素如促肾上腺皮质激素(ACTH)、睾酮、雌激素等对于防止靶细胞凋亡,维持其正常存活起重要作用。例如,当腺垂体被摘除或功能低下时,肾上腺皮质细胞失去 ACTH 刺激,可发生细胞凋亡,引起肾上腺皮质萎缩。如果给予生理维持量的 ACTH,即可抑制肾上腺皮质细胞的凋亡。睾酮对前列腺细胞、雌激素对子宫平滑肌细胞也有类似的作用。③某些二价金属阳离子(如 Zn^{2+})、药物(如苯巴比妥)、病毒(如 EB 病毒)、中性氨基酸等均具有抑制细胞凋亡的作用。

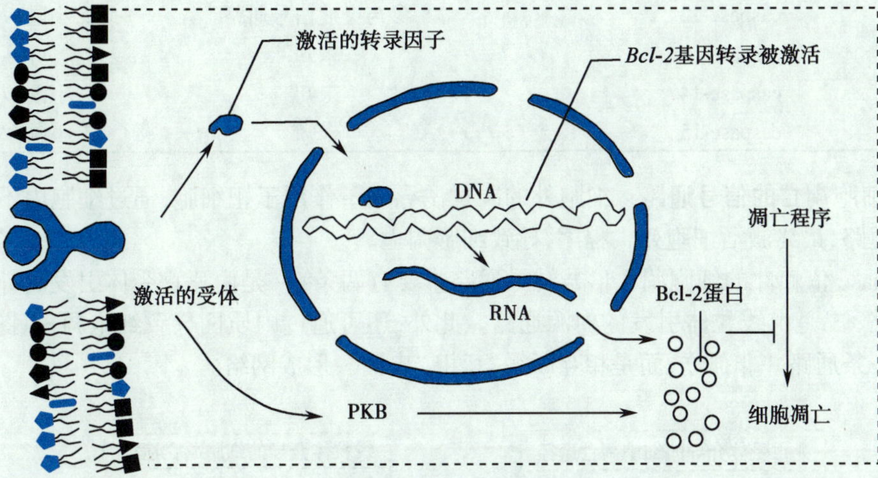

图 4-44 神经生长因子抑制细胞凋亡示意图

PKB,蛋白激酶 B。

(四) 细胞凋亡的分子机制

1. 细胞凋亡相关的基因和蛋白质 主要依赖 caspase 基因家族。该基因家族编码的是一组存在于细胞质中,在细胞凋亡过程中起着关键作用的酶,即胱天蛋白酶。它能够特异切割靶蛋白天冬氨酸残基后的肽键,因此称为天冬氨酸特异性的半胱氨酸蛋白水解酶(cysteine aspartic acid specific protease,caspase)。caspase 选择性地切割靶蛋白,使这些靶蛋白活化或者失活。

caspase 具有以下特点:①酶活性依赖于半胱氨酸残基的亲和性;②总是在天冬氨酸之后切断底物;③都是由两个大亚基和两个小亚基构成的异四聚体,大、小亚基由同一基因编码,前体被切割后产生两个活性亚基。

现在发现的哺乳类细胞 caspase 家族共有 15 个成员(表 4-7)。

表 4-7 哺乳动物细胞 Caspase 家族成员及其在细胞凋亡过程中的功能

名称及其别名	在细胞凋亡中的功能	物种分布
caspase-1(ICE)	参与炎症信号通路	小鼠,人
caspase-2(Nedd-2/ICH)	起始 caspase	小鼠,人
caspase-3(apopain/cpp32/Yama)	执行 caspase	小鼠,人
caspase-4(Tx/ICH2/ICErcl- Ⅱ)	参与炎症信号通路	人
caspase-5(ICErcl- Ⅲ/TY)	参与炎症信号通路	人
caspase-6(Mch2)	执行 caspase	小鼠,人
caspase-7(ICE-LAP3/Mch3/CMH-1)	执行 caspase	小鼠,人
caspase-8(FLICE/MACH/Mch5)	起始 caspase	小鼠,人
caspase-9(ICE-LAP6/Mch6)	起始 caspase	小鼠,人
caspase-10(Mch4/FLICE2)	起始 caspase	人

续表

名称及其别名	在细胞凋亡中的功能	物种分布
caspase-11（ICH3）	参与炎症信号通路	小鼠
caspase-12	参与炎症信号通路	小鼠，人
caspase-13	未知	牛
caspase-14	未知	小鼠，人
caspase-15	未知	小鼠，人

2. **细胞凋亡的信号通路** 细胞外的凋亡诱导因子作用于靶细胞，通过细胞内不同的信号转导通路，最终激活细胞死亡程序，导致细胞凋亡。

caspase 依赖性的细胞凋亡信号转导通路主要有两条：一是由死亡受体引发的外源信号转导通路；二是由线粒体引发的内源通路。此外，还可通过内质网导致细胞凋亡（图 4-45）。但是每一条通路并非孤立，而是相互联系，互相“串话”，形成网络。

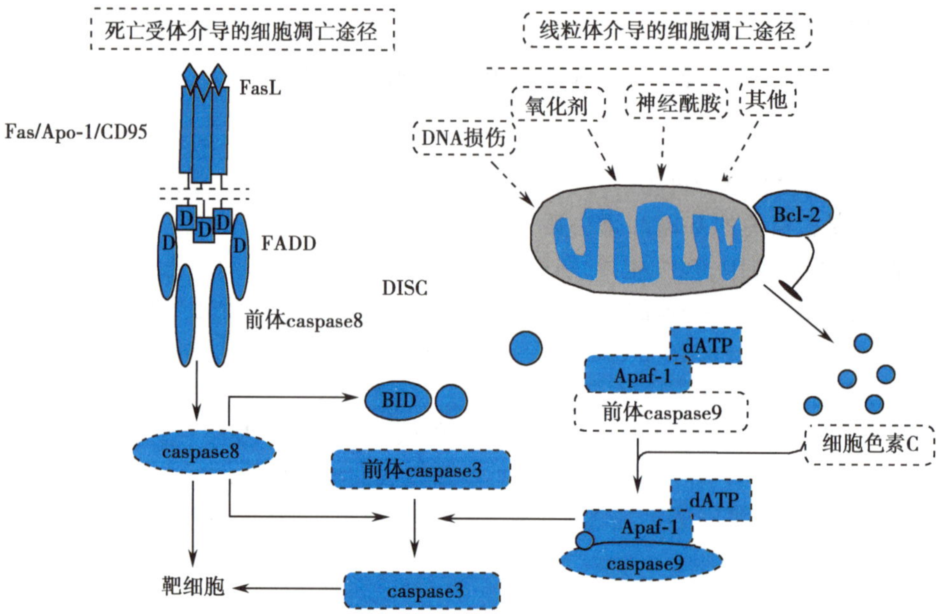

图 4-45 细胞主要凋亡信号通路示意图

Fas，细胞表面的受体；FasL，Fas 配体；FADD，Fas 结合蛋白；DISC，死亡诱导复合物；BID，溶酶体降解蛋白；Apaf-1，凋亡蛋白活性因子 -1。

（1）死亡受体介导的细胞凋亡：由存在于细胞膜上的死亡受体（DR）介导，将外源性凋亡信号传递到细胞内，引发细胞凋亡。“死亡受体”属肿瘤坏死因子（TNF）受体超家族成员，包括肿瘤坏死因子（TNF）、Fas 配体和肿瘤坏死因子相关凋亡诱导配体（TRAIL）等。它们都含有与 TNF 受体同源的富含半胱氨酸的胞外区，其细胞质部分还含有一个与细胞凋亡直接相关的结构域，称为死亡结构域（DD）。其能引起 caspase-8、caspase-10 通过自身剪切激活，启动 caspase 的级联反应，使 caspase-3、caspase-6、caspase-7 激活，降解细胞内结构蛋白和功能蛋白，导致细胞快速凋亡。

caspase-8 同时也激活 Bcl-2 家族的促凋亡因子 Bid。正常状态下，Bid 以非活性方式存在于细胞质内，当被 caspase-8 激活后，形成一种截短的 Bid，后者转移到线粒体，破坏线粒体膜的稳定性，导致细胞色素 c（cyt c）释放入细胞质，激活 caspase-9，进一步加强了 caspase 级联反应。

(2) 线粒体细胞凋亡途径：线粒体是细胞的能量转换中心，也是细胞凋亡的调控中心。细胞受到一些凋亡刺激因素如射线、化疗药物等刺激后，线粒体膜的通透性转换孔（PTP）打开或发生变化，进而促使线粒体释放凋亡启动因子（cyt c、凋亡诱导因子 AIF、凋亡蛋白酶激活因子 Apaf-1）。cyt c 能与 Apaf-1、caspase-9 前体、ATP/dATP 形成凋亡复合体，然后招募并激活 caspase-3，进而引发 caspase 级联反应，对凋亡信号进行放大，导致细胞凋亡。

(3) 内质网在细胞凋亡调控中的作用：内质网是细胞内蛋白质合成和成熟的主要场所。蛋白质成熟和折叠的异常导致内质网损伤。未折叠的蛋白质与内质网内分子伴侣蛋白 BiP/Grp78 结合，干扰了 BiP/Grp78 与 Ire1-α 的结合，从而导致 Ire1-α 与 TRAF-2 的结合。TRAF-2 能吸附并激活内质网特异的蛋白酶 caspase-12，从而激活细胞凋亡过程。在细胞应激状态下内质网应激一方面通过直接激活 caspase-12，参与细胞凋亡；另一方面，内质网钙的释放可直接诱导线粒体的膜孔开放，从而导致线粒体凋亡物质的释放。线粒体释放的 cyt c 能直接与内质网上的 InsP3 受体结合，诱导钙大量释放并作用于线粒体，引发线粒体凋亡物质的释放。所以，内质网和线粒体在凋亡调控中存在直接的相互对话和相互作用。内质网通过其钙库在凋亡信号接收和放大中起关键作用，而线粒体在接收凋亡信号后通过释放大量的凋亡物质来启动和实施细胞凋亡。

3. 细胞凋亡的调控

(1) 内源因素对细胞凋亡的调控：细胞中具有抑制 caspase 活性的抑制因子，属于一个庞大的蛋白家族。它们能通过杆状病毒 IAP 重复（BIR）结构域与 caspase 结合，抑制其活性；同时，细胞内存在凋亡激活因子。例如，当凋亡启动后，Smac/DIABLO 和 Omi/HtrA2 与 cyt c 一起从线粒体中释放，这两种蛋白质具有 IAP 结合基序（IAP binding motif，IBM），能与凋亡抑制因子（IAP）结合，释放被 IAP 封闭的 caspase，沿 caspase 依赖的凋亡途径进行细胞的凋亡。

(2) 外源因素对细胞凋亡的调控：生物体为防御外来入侵者，可以利用细胞凋亡形式清除被病毒感染的细胞，防止病毒传播；反之，病毒也演化出相应的对抗机制，抑制 caspase 的活性，阻止宿主细胞凋亡。如天花病毒蛋白 CrmA 和杆病毒蛋白 p35 是天然的 caspase 抑制剂，疱疹病毒和痘病毒携带 caspase 抑制因子 v-FLIP，可与死亡受体 Fas 的接头蛋白 FADD 发生相互作用，通过抑制凋亡的外源途径来抑制宿主细胞的凋亡。

（五）细胞凋亡与疾病

1. 细胞凋亡过度，导致心血管疾病 当细胞凋亡规律失常时，就可能发生先天性心血管疾病。有证据表明，导致心律失常的右心室发育不良性心肌病与心肌细胞过度凋亡有关；在急性心肌梗死的早期和再灌注期，发现有大量的凋亡细胞；扩张型心肌病、心律失常、主动脉瘤等疾病则证明凋亡现象明显活跃，导致组织细胞失常；实验表明血管内皮细胞凋亡具有促凝作用，能促发和加重动脉粥样硬化病变；原发性高血压则因凋亡血管重塑，使血管变得僵硬，压力负荷增加，高血压恶化的同时又促使心功能不全。

2. 细胞凋亡受阻，导致肿瘤的发生 从细胞凋亡的角度看，肿瘤的凋亡受到抑制，是不能正常进行细胞死亡清除的结果。

3. **自身免疫疾病** 自身免疫疾病包括一大类难治的、免疫紊乱而造成的疾病，自身反应性T淋巴细胞及产生抗体的B淋巴细胞是引起自身免疫病的主要免疫病理机制。正常情况下，免疫细胞的活化是一个极为复杂的过程。在自身抗原的刺激作用下，识别自身抗原的免疫细胞被活化，进而通过细胞凋亡的机制而得到清除。一旦这一机制发生障碍，那么识别自身抗原的免疫活性细胞的清除就会产生障碍。

4. **细胞凋亡与神经系统的退行性病变** 目前已知老年性痴呆症是神经细胞凋亡加速而产生的。

三、自噬性细胞死亡

自噬性细胞死亡（autophagic cell death）是生理性细胞死亡过程，也可因辐射等因素诱发。特点是通过复杂的细胞内膜/囊泡重构及溶酶体活化机制，使细胞内含物如线粒体等基本细胞器的大量降解。典型的形态学特征是细胞质内有大量的不同大小的双层或多层膜囊泡样结构，囊泡内有大量的细胞器。自噬（autophagy）是细胞内大分子物质与细胞器被次级溶酶体降解与消化的过程，是真核细胞内普遍存在的一种通过包绕隔离受损的或功能退化的细胞器（如线粒体）及某些蛋白质和大分子物质，与溶酶体融合并水解膜内成分的现象。通过自噬可以维持细胞的自我稳定。

细胞自噬作用包括在营养缺乏的情况下，细胞通过自噬获得营养物质；在细胞受到损伤（或衰老）时，细胞通过自噬可清除受损或衰老的细胞器；在细胞受到微生物感染或毒素侵入时，细胞通过自噬可清除这些微生物或毒素。因此，对于细胞来说，自噬是保护细胞的一种有效机制。

在一些细胞的死亡进程中，并未观察到细胞凋亡或坏死的特征，而显示出细胞自噬的特征，说明自噬与细胞死亡有一定的关系，这种细胞死亡也被称为自噬性细胞死亡。

（一）细胞自噬的形态特点及分类

1. **细胞自噬的形态特点及过程** 前自噬体形成，在形态上，即将发生自噬的细胞胞质中出现大量游离的膜性结构。自噬体形成，前自噬体逐渐发展，成为由双层膜结构形成的空泡，其中包裹着退变的细胞器和部分细胞质，这种双层膜的膜泡结构为自噬体。自噬溶酶体形成，自噬体的外膜与溶酶体膜融合，内膜及其包裹的物质进入溶酶体，被溶酶体中的酶水解（图4-46）。此过程使进入溶酶体中的物质分解为其组成成分，并可被细胞再利用，这种吞噬了细胞内成分的溶酶体被称为自噬溶酶体。

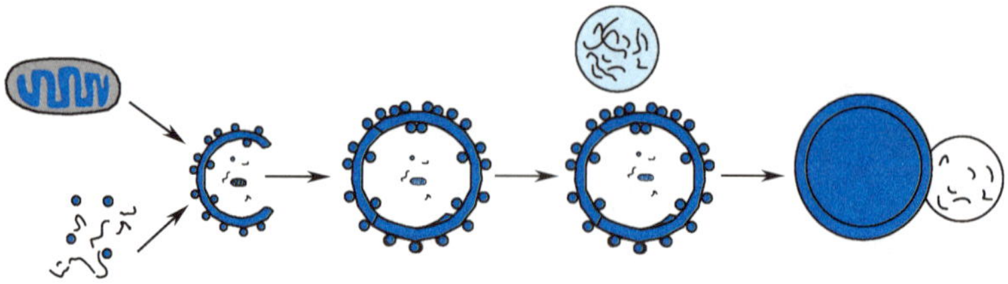

图4-46 细胞自噬过程示意图

2. **细胞自噬的分类** 根据细胞内底物运送到溶酶体方式的不同，细胞自噬可分为三种主要方式。

（1）巨自噬（macroautophagy）：饥饿等刺激诱导下，胞质内产生双层囊泡结构包裹细胞器或长寿命蛋白形成自噬体，与溶酶体融合最终被降解的过程。通过形成双层膜包绕错误折叠和聚集的蛋白质、病原体、非必需氨基酸等与溶酶体融合并降解，是真核细胞内最普遍的自噬方式，营养缺失、感染、氧化应激、毒性刺激等许多应激都能诱导巨自噬的发生，一般所说的自噬都指巨自噬。

（2）微自噬（microautophagy）：溶酶体或液泡内膜直接内陷将细胞内物质包裹并将其降解的过程。没有自噬膜的形成过程，它的典型特点是通过溶酶体膜直接内陷或外凸包绕胞质及内容物进入溶酶体进行降解。

（3）分子伴侣介导的自噬（chaperone mediated autophagy，CMA）：特殊的胞质蛋白被分子伴侣识别后，与溶酶体膜上的特殊受体——溶酶体相关膜蛋白 LAMP2A 结合，进入溶酶体被降解的过程。这是一种高度选择的自噬方式，它有两个核心成员：热休克蛋白 HSC70 和溶酶体膜相关蛋白 2A（LAMP2A）。热休克蛋白 HSC70 是一种分子伴侣蛋白。CMA 只降解肽链中含有 KFERQ（Lys-Phe-Glu-Arg-Gln）的五肽片段的蛋白。首先热休克蛋白 HSC70 特异地识别并结合含有 KFERQ 的五肽片段的蛋白，通过与 LAMP2A 相互作用而将目的蛋白转运入溶酶体内降解。

（二）细胞自噬的调控

1. mTOR 信号途径 哺乳动物雷帕霉素靶蛋白（mTOR）是一种丝氨酸 / 苏氨酸激酶，属于 PI3K 相关激酶（PIKK）家族的成员。TOR 激酶是氨基酸、ATP 和激素的感受器，对细胞生长具有重要调节作用，抑制自噬的发生，是自噬的负调控分子。雷帕霉素通过抑制 mTOR 的活性，抑制核糖体蛋白 S6（p70S6）活性，诱导自噬发生。

2. Gαi3 蛋白 结合 GTP 的 G 蛋白亚基 Gαi3 是自噬的抑制因子，而结合 GDP 的 Gαi3 蛋白则是自噬的活化因子。Gα 作用蛋白（GAIP）通过 Gαi3 蛋白加速 GTP 的水解，促进自噬的发生。

（三）细胞自噬与疾病

细胞自噬是将细胞内受损、变性或衰老的蛋白质以及细胞器运输到溶酶体进行消化降解的过程。正常生理情况下，细胞自噬有利于细胞保持自稳状态；在发生应激时，细胞自噬防止有毒或致癌的损伤蛋白质和细胞器的累积，抑制细胞癌变；然而肿瘤一旦形成，细胞自噬为癌细胞提供更丰富的营养，促进肿瘤生长。因此，在肿瘤发生发展的过程中，细胞自噬的作用具有两面性。此外，自噬还可保护某些肿瘤细胞免受放化疗损伤。这种保护作用的机制可能是通过自噬清除受损的大分子或线粒体等细胞器，从而保护肿瘤细胞免受放化疗损伤，维持恶性细胞的持续增殖。

（周 勇）

开放讨论题

1. 每个人的面孔、指纹独一无二，可以用来标识自己的身份（身份证），请从细胞行为方面分析我们的面孔、指纹如何发育？如何进化？如何做到独一无二？

2. 人体有些器官基本对称发育，如眼睛、耳朵、肾、双手、双脚等，而有些器官不对称发育，如心、肝、胃、肠等，机体是如何确定并做到对称发育和非对称发育？

3. 我们很多器官的大小与其所处的腔道位置恰到好处，双手、双脚长度基本相当，生物如何调控机体和器官的生长和停止生长？

4. 人体高矮、胖瘦差异极大，其实质是由于细胞增殖、分化、衰老、死亡导致的，个体如何调控机体细胞总数量？

5. 根据你目前所学知识，请推算女性一生理论上最多能生育多少个子女？男性一生理论上最多能生育多少个子女？

6. 机体细胞死亡从胚胎发育开始伴随我们一生，细胞死亡有多少种方式？机体器官或组织损伤在临床上极为常见，研究发现动物器官再生或组织修复主要采取三种策略：一是正常情况下不分裂的器官细胞能复制和生长以补充在受伤中损失的组织；二是细胞去分化回到可塑的形态，比如蝾螈和水蛭采取这种方法修复受伤的肢体；三是干细胞群按需要分化成不同形态的细胞。

将来，人类完全可以备份自己的组织或器官。你认为应从哪些方面努力可以实现？

7. 人类寿命预期值正在不断提高，统计发现，世界上女性平均寿命比男性高 3~5 岁，为何女性寿命比男性长？引起的原因有哪些？研究发现影响生物寿命长短的是物种的细胞分裂次数，人类已经发现不断分裂的永生细胞(肿瘤)，将来人类是否可以长生不老？

8. 人生总有一些不可思议的事情发生。例如，是什么引发了我们的青春期并产生青春期叛逆？为何有些人有更年期综合征而有些人没有？生物节律钟是遗传的结果还是出生后适应的结果？为何阿尔茨海默病患者依然可以长久生存？

9. 每年全球癌症死亡人数至少 800 万人，调查显示生活习惯与肿瘤发生密切相关，吸烟占 33%，肥胖占 20%，病原感染占 16%，不锻炼占 5%，不良饮食习惯占 5%，紫外线占 2%，其余为各种其他因素。癌细胞之所以能够形成，是因为它在初期逃避了细胞限制点“侦查”，没有被视为一种威胁而摧毁。为了我们的健康，应养成哪些良好的生活习惯？作为医学生，你认为应从哪些方面努力，实现对各种癌症的彻底治愈？

10. 青少年时期我们总是充满活力，皮肤光滑细腻。人到老年总是力不从心，皮肤皱褶有斑纹。请从细胞衰老死亡、细胞器功能等方面阐述这种自然现象的原因。如何科学保养使我们总是充满活力？

第五章

细胞生物学的临床应用

细胞的临床应用从20世纪初开始，1901年开始同型输血，1905年进行了人类眼角膜移植，1975年科勒和米尔斯坦成功构建能分泌单克隆抗体且能体外大量增殖的杂交瘤细胞，1977年英国科学家采用胚胎工程技术报告世界首例试管婴儿。从此组织工程、干细胞、体细胞克隆、转基因技术突飞猛进，生物制药、干细胞治疗、功能细胞培养修复组织或器官、体外器官再造等技术为临床医学带来革命性发展。

第一节　干细胞及应用

1896年，E.B.Wilson在关于蠕虫发育的研究论文中首次使用到“干细胞”一词。最近几十年，干细胞的基础和应用研究得到了飞速发展。干细胞在细胞治疗、组织再生、基因治疗等方面具有广阔发展潜力，是目前临床研究及应用的热点，但由于干细胞的研究等方面尚处于初级阶段，技术还不成熟，认知还不到位，其分离、分化、调控规律等需进一步完善，因此临床实际应用需要慎重处理。

一、干细胞概述

干细胞(stem cell)是一类具有自我更新和多向分化潜能的细胞，在个体生长发育、成体维持生命活动等方面具有关键作用，是在动物胚胎和成体组织中一直能进行自我更新、保持未分化状态、具有分裂能力的未分化细胞，包括胚胎干细胞和成体干细胞两大类。从干细胞分布看，在个体发育的不同阶段以及成体的不同组织中均存在着干细胞。

根据分化潜能的不同，干细胞可分为全能干细胞、多潜能干细胞、多能干细胞、单能干细胞。全能干细胞(totipotent stem cell，TSC)具有分化形成完整生命的潜能或特性。人体受精卵和处于8细胞期之前的每一个胚胎细胞都是具有全能性，都具有发育成为一个完整个体的能力。多潜能干细胞(pluripotent stem cell)指来源于早期囊胚腔内细胞团的细胞，虽然失去了发育成完整个体的能力，但理论上仍具有分化成个体中各种器官的潜能，如胚胎干细胞。多能干细胞(multipotent stem cell)是只能分化成几种特定类型的细胞，如骨髓间充质干细胞(MSC)通常只能分化形成骨、肌肉、软骨、脂肪及其他结缔组织细胞。

单能干细胞(unipotent stem cell)是只能向密切相关的一种或两种类型的细胞分化,如上皮组织基底层的干细胞、肌肉中的成肌细胞等。

根据存在的阶段和组织来源,干细胞又可分为胚胎干细胞和成体干细胞两类。胚胎干细胞(embryonic stem cell,ES cell)是来自早期胚胎囊胚内细胞团,具有高度自我更新能力、增殖能力和分化潜能的干细胞,保持了所有细胞的初始状态。成体干细胞(adult stem cell)又称组织特异性干细胞(tissue-specific stem cell)或组织干细胞(tissue stem cell),是存在于各种组织器官的具有自我更新能力和分化潜能的细胞。根据组织来源,分为造血干细胞、间充质干细胞、神经干细胞、肌肉干细胞、肠干细胞等(图 5-1)。

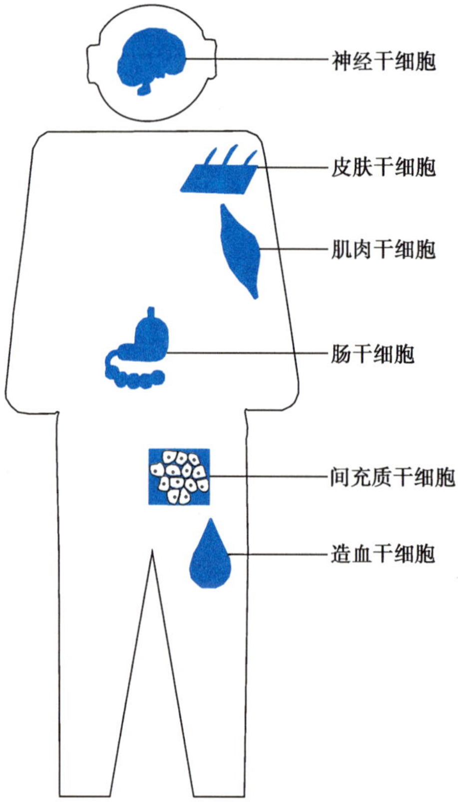

图 5-1 部分组织干细胞位置示意图

二、干细胞的特征

干细胞具有自我更新、缓慢增殖、数量稳定、多向分化等特征。

(一) 自我更新特征

干细胞具有分裂和自我复制能力,子细胞维持干细胞的原始特征。研究显示,干细胞自我更新可通过对称分裂和不对称分裂两种形式进行。对称分裂(symmetric division)是指一个干细胞分裂产生的 2 个子细胞全是干细胞或者 2 个都是分化细胞,常见于干细胞自身数目的扩增。不对称分裂(asymmetrical division)是指一个干细胞分裂成一个干细胞和一个短暂增殖细胞,此增殖细胞可进一步分化,成为功能细胞,不再具备自我更新能力。一般认为,在正常生理状态下,干细胞大多以不对称方式进行分裂。

(二) 增殖特征

1. **干细胞的增殖缓慢** 一般情况下,干细胞处于休眠或缓慢增殖状态,如人的造血干细胞每 10 个月才复制一次。当干细胞接受刺激进行分化时,其增殖速度才开始逐渐加快。缓慢增殖可以减少基因发生突变的可能性,且缓慢增殖有利于干细胞对特定的外界信号作出反应,以决定进行增殖还是进入特定的分化程序。

2. **干细胞增殖具有自稳性** 是指干细胞通过自我更新维持自身数目恒定。哺乳动物的干细胞以对称分裂和不对称分裂两种形式进行分裂,但主要是不对称分裂,并通过维持两种分裂方式的相对平衡状态,保证干细胞数目相对恒定,同时适应组织再生的需要。

(三) 分化特征

分化潜能是干细胞的重要特征。干细胞具有向多种特化细胞分化的能力,但不同的干细胞分化潜能有差异,如胚胎干细胞可以分化为任何一种组织类型的细胞,它通过不同信号通路及细胞因子调控(图 5-2)。

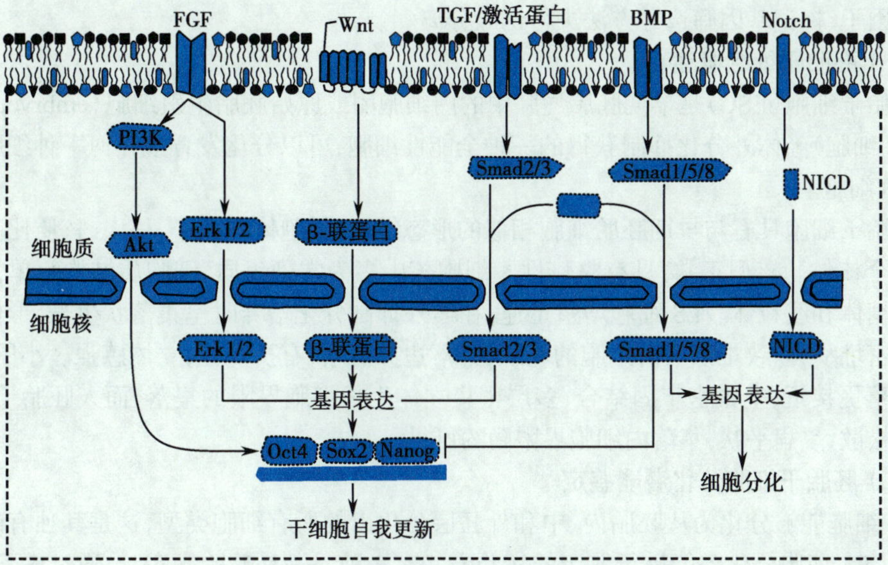

图 5-2　胚胎干细胞更新调控示意图

FGF，成纤维细胞生长因子；TGF，转化生长因子；BMP，骨形成蛋白；Notch，跨膜受体 Notch 蛋白；PI3k，磷脂酰肌醇 3 激酶；Akt，蛋白激酶 B；Erk，胞外信号调节激酶；Oct4，八聚体结合转录因子 4；Sox2，SOX 区域 Y 相关 HMG 蛋白家族成员 2；Nanog，一种 ES 细胞自我更新维持因子；NICD，Notch 胞内蛋白。

成体干细胞则只能分化成其相应或相近的组织细胞。在正常情况下，干细胞分化发生在干细胞所属组织的细胞类群内。在适当条件下，一种组织类型的干细胞也可分化为另一种组织类型的细胞，甚至跨胚层分化，称为干细胞的转分化（图 5-3）。而一种干细胞向其前体细胞的逆向转化被称为干细胞的去分化。

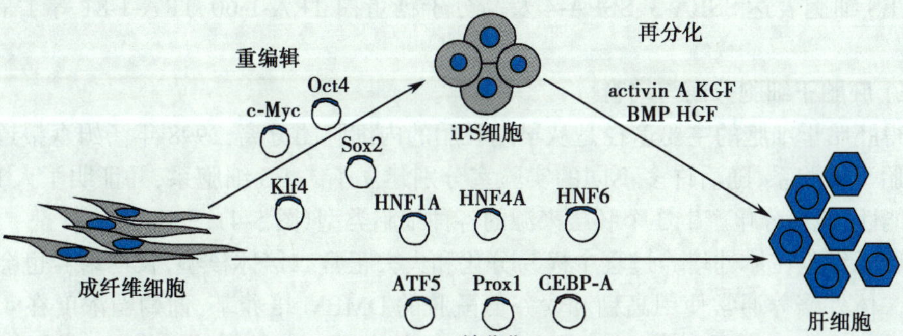

图 5-3　成体干细胞转分化示意图

c-Myc，禽类髓细胞病毒原癌基因中 439 个氨基酸的融合个蛋白；Klf4，锌指蛋白转录因子；activin A，激活蛋白 A；KGF，角质细胞生长因子；HGF，肝细胞生长因子；HNF，肝细胞核因子；ATF5，转录激活因子；Prox1，肝发育调控因子；CEBP，磷酸化转录调控因子。

三、胚胎干细胞

胚胎干细胞来自早期囊胚的内细胞团，可分化为内胚层、中胚层、外胚层的各种细胞，通过细胞因子、标记基因筛选等方法进行诱导分离。

（一）胚胎干细胞概述

胚胎干细胞（ESC）是早期胚胎囊胚中的内细胞团或原始胚胎生殖细胞（embryonic germ cell，EG 细胞）经体外分化抑制获得的一种全能性细胞，可以分化发育成任何一种细胞，一般简称 ES 细胞。

胚胎干细胞具有与早期胚胎细胞相似的形态结构，细胞体积较小，核大，核质比高，有一个或多个核仁。核型正常，具有整倍性。细胞核中多为常染色质，细胞质结构简单，散布着大量核糖体和线粒体。ES 细胞增殖迅速，在体外抑制分化培养时呈集落状生长，形似鸟巢，细胞紧密堆积，以致难以看清细胞的轮廓，集落边界清晰，有折光性，立体感强。小鼠胚胎干细胞集落更接近，呈紧密牢固结合、多层密集立体生长细胞界限的集落，而人胚胎干细胞集落相对松散，呈扁平状，集落内细胞界限隐约可见。

（二）胚胎干细胞分化潜能鉴定

ES 细胞能够分化为从胚胎内、中和外胚层分化出的所有细胞类型，这是其独有的特性。目前，对 ES 细胞分化潜能进行鉴定的实验方法有 3 种。一是畸胎瘤实验，通过皮下注射将 ES 细胞注射到同种或免疫缺陷型的成年小鼠体内，观察注入的 ES 细胞是否形成畸胎瘤。经显微镜镜检时，这些肿瘤细胞具有从胚胎内胚层、外胚层和中胚层来源的所有细胞类型。二是嵌合体实验，当 ES 细胞注射到另一个胚泡的腔内，将该“结合”胚胎移植到雌性未孕鼠的子宫内，观察子代小鼠中是否会出现嵌合体。三是通过在一定条件下体外培养，观察 ES 细胞能否在体外形成拟胚体。另外还可以通过检测碱性磷酸酶（alkaline phosphatase）活性（未分化的胚胎干细胞含有丰富的碱性磷酸酶，活性非常高。已分化的胚胎干细胞中碱性磷酸酶呈阴性或弱阳性）、端粒酶（telomerase）活性（胚胎干细胞有高水平的端粒酶活性，具有长端粒）、干细胞标记物（stem cell marker）[源于早期胚胎细胞，它表达早期胚胎细胞的表面抗原——胚胎阶段特异性抗原（SSEA）等，原始人类生殖细胞干细胞表达 SSEA-1、SSEA-3，灵长类 ES 细胞表达 SSEA-3、SSEA-4 及高分子糖蛋白 TRA-1-60、TRA-1-81 等]等方法辅助鉴定。

（三）胚胎干细胞分离与培育

获得胚胎干细胞的主要途径是从早期胚胎的内细胞团分离，1998 年汤姆森报道建立了人的胚胎干细胞系，随后许多不同的实验室分别建立了人 ES 细胞系，并证明了人 ES 细胞具有多能性，能够分化产生 3 个胚层来源的各种细胞类型（图 5-4）。

胚胎干细胞在体外培养过程中极易分化和失去正常二倍体核型，长期培养也会出现变异现象。体外培养通常使用高糖和含谷氨酰胺的 DMEM 培养基，葡萄糖浓度在 4.5g/L 以上，胎牛血清 15%，同时添加 β- 巯基乙醇、胰蛋白酶、EDTA 等，一般情况下需要饲养层细胞。饲养层细胞一方面提供细胞生长的物理支持，另一方面可促进细胞增殖和抑制胚胎干细胞分化。一般采用丝裂霉素 C 或 γ 射线处理饲养层细胞，阻断其有丝分裂，维持细胞活性。用作饲养层细胞的有 ST0（小鼠胎儿成纤维细胞）、PMEF（鼠胚原代成纤维细胞）、UE（子宫上皮细胞）、BRL（大鼠肝细胞）等。

添加白血病抑制因子（LIF）可以避免饲养层细胞的干扰，添加碱性成纤维生长因子（bFGF）利于保持胚胎干细胞的未分化状态。

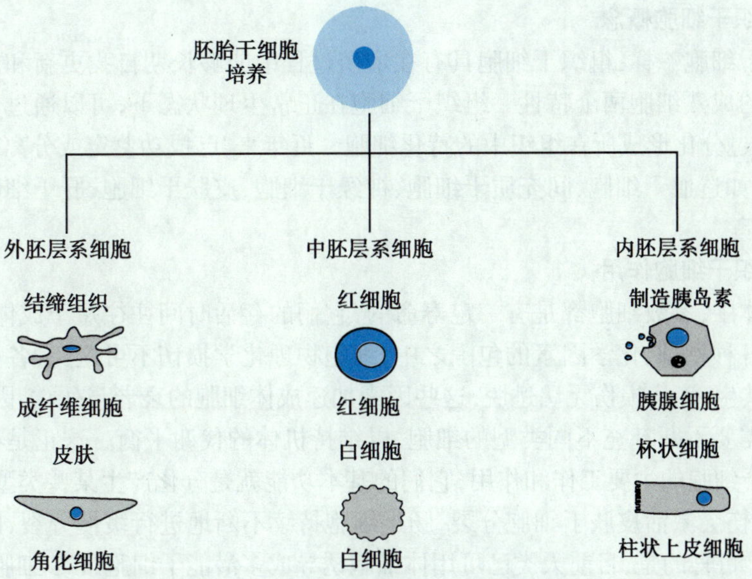

图 5-4　胚胎干细胞培养分化示意图

(四) 胚胎干细胞诱导分化

胚胎干细胞体外诱导模式比较复杂,诱导物种类繁多,各种影响因素多种多样,目前常见诱导方法有两种。一是细胞因子诱导法,即先得到类胚体,再在类胚体的基础上进一步诱导其分化为不同的细胞。各阶段应添加的细胞因子不同,具体表现为细胞因子种类、浓度或组合的不同。目前利用此法已得到多种目的细胞,如造血细胞、心肌细胞、神经细胞等,但利用此法获得的目的细胞纯度不高。二是标记基因筛选法,利用基因工程技术将带有选择性标记的基因转入胚胎干细胞,并用与选择性标记基因相适应的方法筛选出目的细胞。例如将带有一种心肌细胞启动子的新霉素抗性基因转入 ES 细胞,在含新霉素培养体系中,分化的心肌细胞存活,而非心肌细胞被破坏,得到近似单一的心肌细胞群。利用此法可获得高纯度的目的细胞。

目前,胚胎干细胞体外诱导分化成功的细胞有造血细胞、心肌细胞、神经细胞、脂肪细胞、胰岛素分泌细胞、内皮细胞、上皮细胞、肝脏细胞、成骨细胞、表皮样细胞等。

(五) 胚胎干细胞研究存在的问题

一是来源问题,胚胎干细胞的获得受到多种因素限制,难于获取。二是体外培养困难,胚胎干细胞体外培养常常发生自发分化,难于控制,而且机制不明。三是免疫排斥反应,同种异体胚胎干细胞用于临床可能引起免疫排斥反应,自身胚胎干细胞的培养,技术尚不成熟。四是安全性问题,胚胎干细胞自发分化具有多向性,移植到体内的干细胞分化方向常常与预期不符,干细胞移植后成瘤风险比较大。五是伦理道德问题,胚胎干细胞的获取需要破坏囊胚,人类胚胎干细胞研究面临伦理道德问题。

四、组织干细胞

组织干细胞来源于组织,种类较多,取材方便,没有伦理问题,目前应用研究方面非常活跃。

（一）组织干细胞概念

与胚胎干细胞一样，组织干细胞具有在增殖过程中能够长期自我更新和能分化成为具有一定功能的成熟细胞两个特性。组织干细胞在正常生理状态下，可以通过分裂形成干细胞，也可以通过分化形成所在组织中的特化细胞。近年来，已成功鉴定或分离了多种成体组织的干细胞，如造血干细胞、间充质干细胞、神经干细胞、皮肤干细胞、肝干细胞、肠干细胞、生殖干细胞等。

（二）组织干细胞作用

生命成体中，多数细胞都是有一定寿命的，它们的存活时间往往短于成体寿命，加之机体长期处于各种物理、化学因素的包围之中，细胞物理化学损伤不可避免，各种病原微生物与人体共存共生，疾病损伤无法逃脱，这些因素加速成体细胞的衰老与死亡，因此，生命体各种组织器官需要不断补充不同类型的细胞，以维持机体的代谢平衡。这正是存在于各种组织器官中的干细胞的主要工作和作用，它们的基本功能就是分化产生某些类型的分化细胞。比如，皮肤损伤会激活皮肤干细胞分裂，肠干细胞持续不断地进行缓慢分裂，以补充肠上皮细胞的脱落。可喜的是，目前人类已可用体细胞诱导成多潜能干细胞（iPS 细胞）（图 5-5），并获得 2012 年诺贝尔生理学或医学奖。

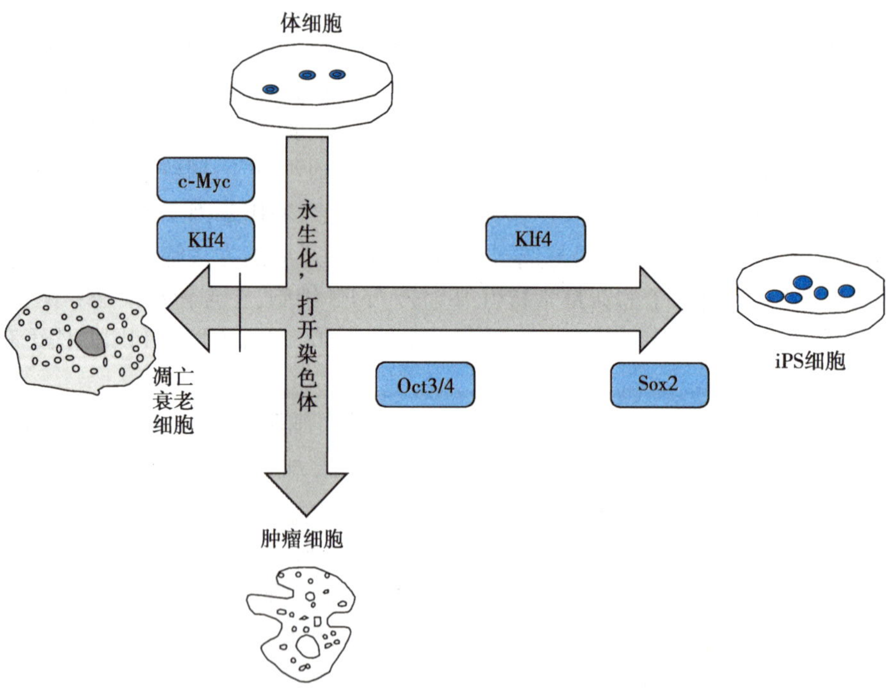

图 5-5 iPS 细胞诱导示意图

（三）组织干细胞分离问题

我们知道存在于人体骨髓的造血干细胞可以分化成多种髓系细胞、红细胞、淋巴细胞等十多种的血液细胞，骨髓间充质干细胞也具有分化成骨细胞、软骨细胞等多种细胞的潜能。但遗憾的是组织干细胞在体内非常少，比如每 1 万个骨髓单核细胞中只有 2~5 个骨髓干细胞，因此组织干细胞的发现和分离是非常关键的问题。目前，主要方法是根据组织干细胞表面标记物，设计特异性结合物，通过荧光标记，利用流式细胞仪分离获得成体干细胞。虽然很多成体干细胞的标记物被发现和检测，但多数组织中其干细胞确切的表面标记分子还知之不多，这为成体干细胞分离纯化带来很大困难。

（四）几种组织干细胞

它们是存在于组织或器官中的未分化细胞。具有自我更新的能力，并能分化成所来源组织的主要类型特化细胞。

1. **造血干细胞** 造血干细胞（hemopoietic stem cell）是存在于造血组织中的一群原始多能干细胞。可分化成各种血细胞（图 5-6），也可转分化成神经元、少突胶质细胞、星形细胞、骨骼肌细胞、心肌细胞和肝细胞等。它是组织干细胞中研究与应用开展最早、了解最深入的干细胞，20 世纪 60 年代开展骨髓移植治疗血液病以来，造血干细胞已广泛应用于临床，骨髓移植实际就是干细胞移植。

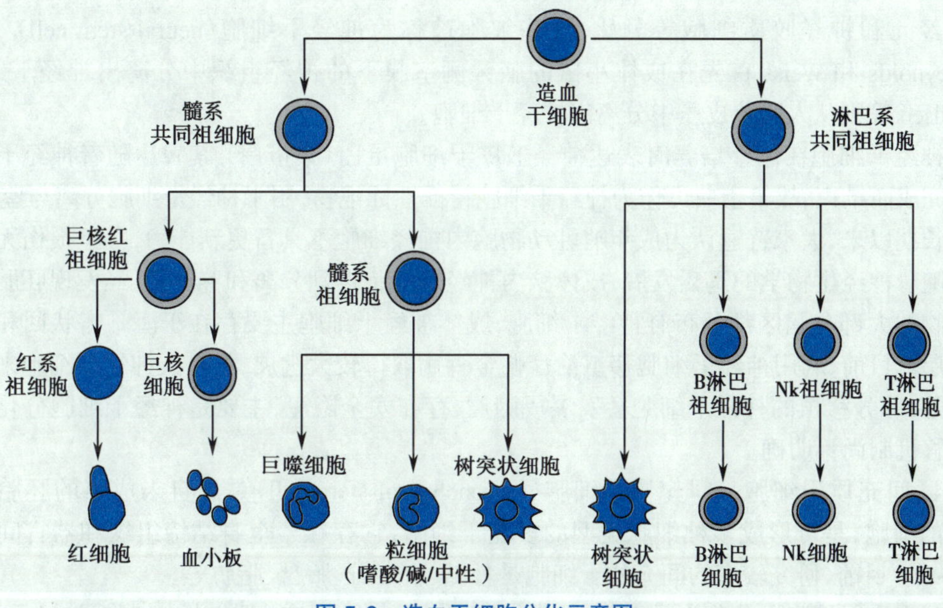

图 5-6 造血干细胞分化示意图

骨髓造血干细胞（bone marrow hemopoietic stem cell）是存在于骨髓中的具有自我更新能力和多向分化潜能的原始造血细胞，比例很低，数量极少，平均十万个骨髓有核细胞中仅含 1~4 个。随着年龄的增加，干细胞数量逐渐减少。

骨髓造血干细胞具有较高可塑性，可分化为红细胞、粒细胞、淋巴细胞、单核细胞、血小板等所有血细胞（文末彩插图 5-7）。

高度糖基化跨膜蛋白 CD34 是造血干细胞的重要标记，随着造血干细胞分化成熟，CD34 表达水平逐渐下降，成熟血细胞不表达 CD34，利用抗 CD34 单克隆抗体，借助流式细胞仪或免疫磁珠技术可分离人体 CD34 阳性细胞。

骨髓造血干细胞具有可移植性，能在受体内存活，维持受体造血功能，已经被用于治疗血液疾病如白血病、再生性障碍贫血、血液系统免疫缺陷等。正常人的骨髓有核细胞中，1%~4% 为 CD34 阳性的细胞，外周血中 CD34 阳性细胞低于 0.1%，因此，CD34 细胞在造血移植中的水平是预测骨髓移植是否成功的关键因素之一。目前，由于骨髓配型、来源等存在限制，临床应用受到一定制约。随着社会发展，目前脐带血造血干细胞得到广泛重视，脐带血采集方便、简单、快速、无痛、无副作用，具有不可估量的应用前景。

2. **肠干细胞** 肠上皮由单层柱状上皮构成，可分为独立的增殖单位和分化单位。小肠的分化单位是突向肠腔的指状绒毛，由吸收细胞和分泌细胞一起排列成单层柱状上皮覆盖在绒毛的表面，绒毛的基底部为隐窝，隐窝底部有一小群体积较大的分化细胞潘氏细胞，肠干细胞（intestinal stem cell）就分散于潘氏细胞周围（文末彩插图 5-8）。肠干细胞可分化为肠吸收上皮细胞、杯状细胞和分泌细胞，也可以分化为潘氏细胞。小肠干细胞在发育早期特征性表达 Musashi-1 分子，Musashi-1 可以上调转录抑制因子 Hes1 的表达，这两种高表达的分子可认为是小肠干细胞的特征分子。

3. **神经干细胞** 存在于成体脑组织中的一种干细胞。可分化成神经元、星形胶质细胞、少突胶质细胞，也可转分化成血细胞和骨骼肌细胞。在特定因素影响或诱导下，可向神经元和神经胶质细胞等分化，这些细胞被称为神经干细胞（neural stem cell）。1992 年 Reynolds 和 Weiss 首先在成体小鼠的脑旁侧室膜下的神经组织中分离出神经干细胞，Svendsen 等则从人胎儿皮质中分离出神经干细胞。

神经干细胞在体外培养时表达神经上皮干细胞蛋白（巢蛋白），其表达随着神经干细胞分化完成而结束，故巢蛋白可作为神经干细胞特征性标记物，用于神经干细胞分离与鉴定。

长期以来，大家普遍认为成年哺乳动物脑内神经细胞不具备更新能力，一旦损伤无法再生。随着神经生物学的迅猛发展，成体脑内神经干细胞得到分离和鉴定，已经发现胚胎期哺乳动物的大部分脑区都分布有神经干细胞，成体神经干细胞主要存在于海马齿状回和室管膜下层。目前，利用神经干细胞移植治疗帕金森病取得较大进展，但是人神经干细胞来源严重不足，部分移植的神经干细胞会发展成脑瘤，存在安全隐患，主要是神经干细胞分化诱导及迁移机制尚不明确。

4. **间充质干细胞** 间充质干细胞（mesenchymal stem cell）是源自未成熟的胚胎结缔组织的细胞，是可形成多种细胞类型的多能干细胞，它存在于全身结缔组织和器官间质中（表 5-1）。目前，研究较多的间充质干细胞是骨髓、脐带血、胎盘、脂肪等。

间充质干细胞可分化为骨细胞、软骨细胞、脂肪细胞、肌肉细胞、内皮细胞、神经元、神经胶质细胞等。

间充质干细胞表面标记物有 CD73、CD90、CD105 阳性，CD34、CD45、CD11b 阴性。

间充质干细胞来源广泛，体外容易培养增殖，与造血干细胞一起使用可提高成功率。

表 5-1 几种组织干细胞比较

组织干细胞类型	主要来源	分离标记物	可分化特性
造血干细胞	骨髓、脐带血	CD34 等	红细胞、粒细胞、淋巴细胞等各种血细胞
肠干细胞	绒毛基部隐窝	Musashi-1 等	吸收细胞、杯状细胞、潘氏细胞、分泌细胞
神经干细胞	脑	巢蛋白等	神经元，星型、少突胶质细胞等
间充质干细胞	结缔组织、间质等	CD73、CD90、CD105 等	骨细胞、软骨细胞、脂肪细胞、肌肉细胞等

（五）组织干细胞应用优缺点

组织干细胞在临床应用方面具有一定优势，一是来源方便，可以从自身获取，比较简便；二是没有伦理问题，它来自成熟个体，其获取对供体影响较小；三是可避免免疫排斥反应，它可采集自身成体，避免排斥反应，便于使用；四是比较安全，因成体干细胞多为专能细胞，分化比较清楚，其畸变成瘤比胚胎干细胞低。

但是，组织干细胞也存在一些问题。一是分离纯化困难，由于其在组织中极少，特异性标记物难以识别，发现、分离、纯化比较困难；二是可塑性机制难以说清楚，受到组织环境影响，难以实现单个干细胞分离，其分化的多种细胞可能是混杂在一起的几种干细胞参与，确切证据尚需大量深入研究；三是体外培养技术完善，但体外培养增殖如何维持干细胞未分化状态十分困难，需要大量技术支持；四是存在安全性问题，组织干细胞体外长期传代，表型可能改变，可能在体内参与成瘤过程，需要大量实验研究。

五、干细胞在医学领域的应用

干细胞最重要的潜在用途是生产细胞和组织，并应用于临床细胞治疗。捐赠的器官和组织常被用于取代患病的或者损伤的组织，但是组织器官移植的需求远远超过了可获得的供给。干细胞可直接分化为特定的细胞类型，这为替代细胞和组织来源的更新提供了可能，从而用于更多疾病的治疗，包括帕金森病、阿尔茨海默病、脊髓损伤、脑卒中、烧伤、心脏病、糖尿病、骨关节炎和类风湿性关节炎。

ES 细胞具有发育分化为构成机体所有类型组织细胞的潜能，理论上细胞损伤或病变引起的疾病，都可以通过移植由胚胎干细胞定向分化而来的组织细胞或器官来治疗（图 5-9）。目前用实验小鼠胚胎干细胞已经成功地修复了小鼠功能缺损的心脏，而且几乎没有排异反应。同时在治疗神经系统、骨骼、胰岛等损伤和病变，ES 细胞都显示了较大的潜力和应用前景。在 ES 细胞分化为内胚层方面，已定向诱导出胰岛 β 细胞、肺泡上皮细胞和肝细胞等，并用于开发糖尿病、肺部疾病和急性肝衰竭等疾病的细胞治疗。在 ES 细胞分化为中胚层方面，已定向诱导出软骨细胞，可用于治疗关节中软骨破坏或骨密度低下所导致的骨质疏松症和骨关节炎等疾病。在 ES 细胞分化为外胚层方面，已定向诱导出感觉神经元、多巴胺能神经元、γ- 氨基丁酸（GABA）能神经元、胆碱能神经元、运动神经元、少突胶质细胞等细胞，并在帕金森病、阿尔茨海默病、脊髓损伤相关退行性疾病、亨廷顿病等疾病的治疗中应用。

造血干细胞主要存在骨髓中，骨髓移植可治疗多种血液系统疾病。多数骨髓造血干细胞处于休眠状态，当受到刺激时进入分裂周期。骨髓造血干细胞分化为各种血细胞的调控机制非常复杂，很多细节尚不清楚，临床上主要参考骨髓造血干细胞移植后是否重建造血系统、并具备分化所有血细胞的能力。因骨髓获取并不容易，目前脐带血造血干细胞得到广泛重视。由于脐带血可长期冷冻保存 20 年以上，其生物学特性变化不大，目前全世界 100 多个国家保存近 500 万份脐带血，但利用率很低。主要用于血液恶性肿瘤、遗传性获得性骨髓衰竭综合征、血红蛋白病、免疫缺陷病、遗传代谢病治疗，据报道，至今全球共 5 万多例儿童和成人接受了脐带血造血干细胞治疗。

神经干细胞目前已应用于中枢神经系统的再生，一是将神经干细胞直接用于移植，移植的神经干细胞可在宿主体内存活、迁移及分化形成具有局部特异性细胞的能力，目前在缺血性脑卒中、偏瘫等疾病中临床试验性应用（表 5-2）。二是作为基因治疗的载体，转入神经生长因子、某些代谢酶等的基因，使其在脑内表达，可用于治疗病变比较弥散的神经变性疾病或以中枢神经系统为主要病损部位的遗传性代谢疾病，如遗传性黏多糖病Ⅶ型等。

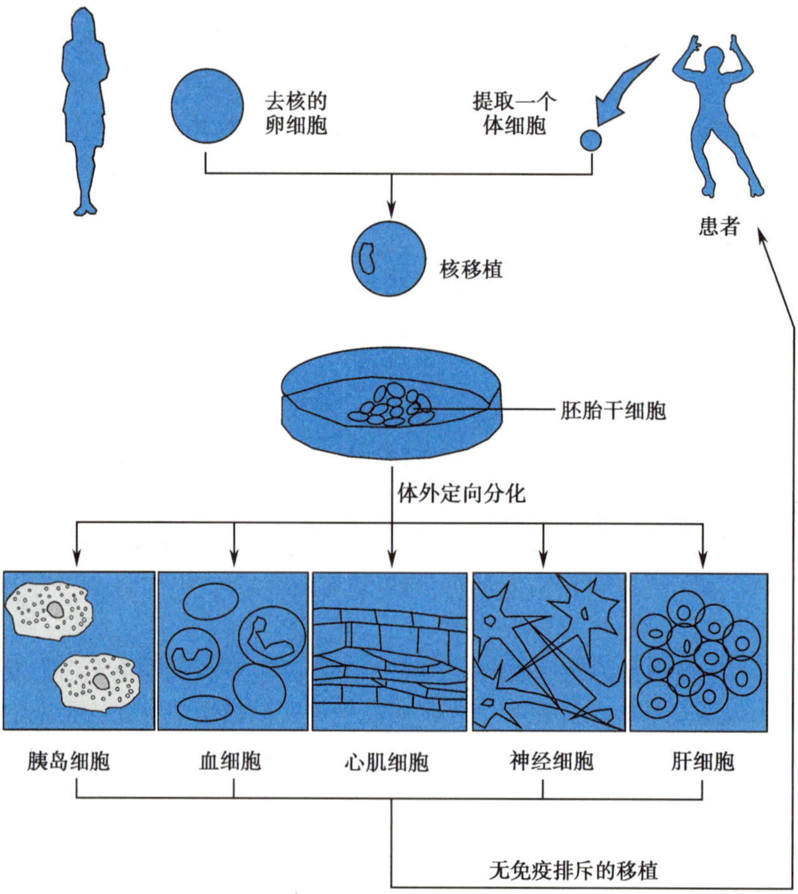

图 5-9 胚胎干细胞应用示意图

表 5-2 几种干细胞临床应用比较

干细胞类型	定向分化细胞类型	临床应用
胚胎干细胞	胰岛 β 细胞、肺泡上皮细胞、肝细胞、软骨细胞、神经细胞	糖尿病、帕金森病、阿尔茨海默病、脊髓损伤相关退行性疾病、亨廷顿病
造血干细胞	各种血细胞	血液恶性肿瘤、遗传性获得性骨髓衰竭综合征、血红蛋白病、免疫缺陷病、遗传代谢病
神经干细胞	神经元、星形胶质细胞、少突胶质细胞	缺血性脑卒中、偏瘫、神经退行性疾病
间充质干细胞	软骨细胞、神经细胞、星形胶质细胞	关节缺损、关节炎、神经退行性疾病
皮肤干细胞	皮肤各种细胞	皮肤损伤、皮肤疾病修复

间充质干细胞的来源广泛，在骨髓、脐带、脐血、胎盘等广泛存在，容易在体外扩增，能够被受体很好地耐受，具有多向分化潜能，是组织工程和细胞治疗的理想种子细胞。同时间充质干细胞易于外源基因的表达，且所携带的外源基因的表达具有明显的组织特异性，因此间

充质干细胞有可能成为一种新型的基因治疗靶细胞，同时间充质干细胞是迄今为止研究得最为深入并得到广泛应用的成体干细胞，也是研究干细胞可塑性最好的模型。在骨关节缺损、炎症方面应用诱导效果较好。在心血管方面，可促进血管生成。在神经系统疾病方面，可以替代一些非功能性细胞。

皮肤是人体最大的器官，具有隔离外界有害物质、调节机体温度湿度、感觉环境变化等作用。皮肤干细胞对人体表皮形成、创伤愈合、各种皮肤疾病治疗修复发挥重要作用。皮肤干细胞位于表皮的基底、毛囊和皮脂腺等特定位置，可分化为皮肤各层组织细胞，满足皮肤细胞不断增殖、分化、凋亡的需要。皮肤干细胞源于胚胎神经外胚层，向上迁移形成棘层细胞（文末彩插图 5-10），向下迁移分化形成表皮的基底层，可产生毛囊。在皮肤干细胞分离培养中，β1 整合素、β6 整合素、K19、K15、CD71 等分子可作为分化标记。皮肤干细胞可细分为表皮干细胞、毛囊干细胞和皮脂腺干细胞。表皮干细胞均匀分布于基底层，是表皮细胞更新的源泉。毛囊干细胞对毛发生长极为重要，其阳性标志物有 CK15、CK19、p63、CD200 等，其阴性标志物有 CD34 和联接蛋白 4 等。皮脂腺干细胞分化产生皮脂腺细胞，对调节皮肤环境至关重要。毛囊干细胞周围神经末梢和毛细血管丰富，表皮干细胞形成机体保护屏障层。它们在炎性反应、细胞角化、皮肤损伤修复等方面发挥重要作用。

随着对干细胞研究的逐渐深入，干细胞正展现出巨大的应用潜力，尤其与组织工程和基因工程技术的结合，展示良好的前景。

（宋桂芹）

第二节　细胞工程及应用

细胞工程（cell engineering）是应用细胞生物学和分子生物学的方法，通过类似于工程学的步骤在细胞整体水平或细胞器水平上，遵循细胞的遗传和生理活动规律，有目的地制造细胞产品（特定的细胞、组织产品或新型物种）的一门综合性科学技术。细胞工程对象可以是完整细胞、组织、器官、胚胎，也可以是细胞核、染色体、细胞器等。根据操作对象不同，细胞工程可分为微生物细胞工程、植物细胞工程和动物细胞工程。生命科学中的许多热点领域（如再生医学、组织工程、细胞治疗、克隆动物及转基因动物等）的快速发展都是细胞工程技术的成功应用。

一、细胞培养及其利用

通过微生物细胞、植物细胞和动物细胞的培养，获取疫苗等生物产品，通过动物细胞培养进行临床相关研究，为再生医学、组织工程、细胞治疗等提供必要支撑。

（一）动物细胞培养

动物细胞培养（animal cell culture）是模拟体内生理环境使分离的动物细胞在体外生长、增殖，满足生物产品等各种需要的一门技术。动物细胞对剪切力和渗透压变化敏感，在体外培养时，其生长和增殖受体内固有的遗传特征影响，同时也受到体外培养环境的影响，表现出与体内生长行为的差异。动物细胞培养的目的主要是为新型药物的研究与开发提供细胞筛选及药物评价模型；为细胞组成、结构、形态、生长、分化与其他生物学功能的研究提供细胞材料；为基因重组、细胞融合或改造等提供细胞材料；为体外构建工程化组织或器官提供种子细胞等。

1. **动物细胞培养特点** 主要有以下几个方面：①体外培养通常经历延迟期、对数生长期、稳定期、衰退期四个阶段。②正常体细胞体外培养其生命生长期有限。③大多数动物细胞都属于贴壁依赖性细胞，需要贴附在介质表面才能生长。④贴壁依赖型细胞，由于细胞相互接触后产生接触抑制，影响细胞增殖。⑤在大规模培养过程中，任何影响细胞正常生长和代谢的环境压力均可诱发细胞凋亡。

目前，在实验研究及大规模培养动物细胞中，贴壁依赖性细胞比较常用。贴壁依赖性细胞（anchorage-dependent cell）是只有贴附于某些基质表面时才能生长的细胞，如正常的上皮型、成纤维型和神经型细胞等。上皮型细胞中央有扁圆形细胞核，细胞之间彼此紧密连接，如皮肤表皮细胞、血管内皮细胞、人胚肾细胞、人肝脏组织的细胞等。成纤维型细胞贴壁后呈长梭形，圆形细胞核位于中央，生长呈放射状或漩涡状走向。细胞之间排列疏散，有较大的细胞间隙，如成纤维细胞、心肌细胞、成骨细胞、间充质细胞等。神经型细胞形态上不规则，胞体呈多角形，胞突为细长形，类似丝状伪足，如神经元和神经胶质细胞等。

贴壁依赖性细胞培育具有接触抑制现象，接触抑制（contact inhibition）是指将多细胞生物的细胞进行体外培养时，分散贴壁生长的细胞一旦相互汇合接触，即停止移动和生长的现象（图 5-11）。接触抑制是正常的动物细胞体外培养的重要生长特性，一般正常细胞并不会相互重叠生长，而呈现单层生长。因此，接触抑制可以作为正常细胞与恶性转化细胞的区别标志之一。动物细胞有极少数非贴壁依赖性细胞，如白细胞、淋巴细胞等。

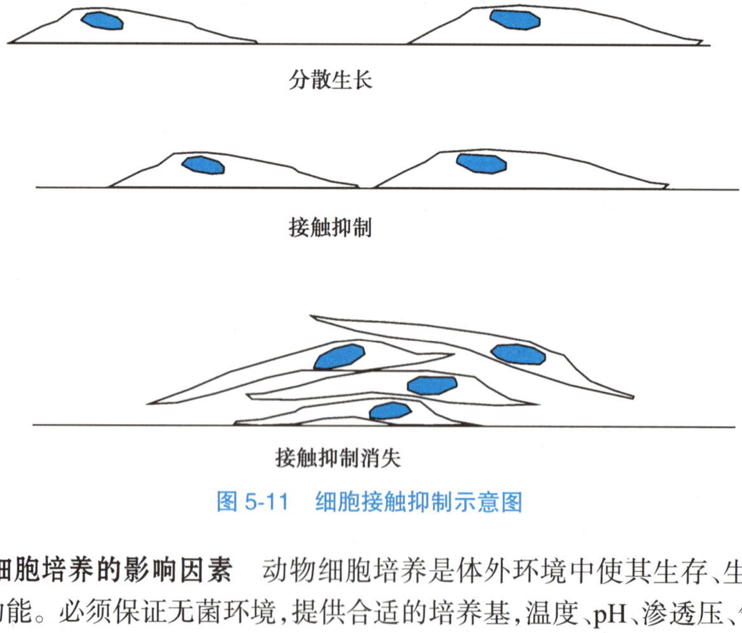

图 5-11 细胞接触抑制示意图

2. **动物细胞培养的影响因素** 动物细胞培养是体外环境中使其生存、生长、增殖并维持其结构和功能。必须保证无菌环境，提供合适的培养基，温度、pH、渗透压、气体等也会影响细胞生长（表 5-3）。一是温度，大部分哺乳类动物细胞体外培养的适宜温度为 36.5℃。偏离培养适宜温度，细胞的正常生长及代谢会受到影响。高温使细胞的酶失活、破坏细胞结构。动物细胞对低温的耐受性强，因此细胞储存通常采用冷冻保存。二是 pH，细胞种类不同对 pH 的要求不同，哺乳动物细胞为 7.1~7.3，多数类型的细胞对偏酸性环境的耐受性较强。细胞在培养生长过程中不断消耗葡萄糖，生成乳酸和 CO_2，培养液的 pH 逐渐下降，常采用添加含 $NaHCO_3$ 的 PBS、Hanks 液等缓冲液，以维持培养液 pH 的稳定。三是渗透压，一般培养液的渗透压可以通过调节培养液中的无机盐离子的种类和浓度进行。四是气体，细胞的生长代谢离不开气体 O_2 和 CO_2。无论在高氧还是低氧条件下，细胞利用 O_2 通过呼吸作用获得能量。大多数细胞在缺氧的条件下不能生存。氧浓度过高也会对细胞产生毒性，从而抑制细胞生长。当细胞置于 CO_2 培养箱中培养时，可根据需要设置 CO_2 的比例，一般控制在 95% 的空气和 5% 的 CO_2 较好。

表 5-3　动物细胞培养环境调控

环境因素	正常范围	调控方法
温度	36.5℃	自动空调
pH 值	7.1~7.3	添加含 $NaHCO_3$ 的 PBS、Hanks 液等缓冲液
渗透压	260~320mOsm/kg	无机盐离子的种类和浓度
O_2 饱和度	5%~80%	培养箱设置控制
CO_2 比例	5%	培养箱设置控制

（二）大规模细胞培养

大规模细胞培养是在人工条件下（设定 pH、温度、溶氧等）、高密度大规模的在生物反应器中培养细胞用于生产生物产品的技术，是细胞工程的重要组成部分。大规模细胞培养为生产疫苗、细胞因子、蛋白质药物、生物产品等提供了强有力的工具（图 5-12）。目前生长激素、干扰素、单克隆抗体等产品需求不断增加，推动了大规模细胞培养的发展。

1. 大规模细胞培养的基本原则　①增加培养容积。要实现细胞的大规模培养，首先要考虑的就是培养的容积。一般地说，培养的容积越大，细胞的产量就越高。对于具有悬浮生长特性的细胞来说，培养体积的扩大是提高细胞产量最重要的因素。②增大细胞的附着面积。绝大部分哺乳动物细胞具有贴壁生长的特性，扩大附着面积是大规模培养的关键。目前采用方式是在细胞培养的容器中添加细胞附着生长的支持物，常用的主要有微载体、中空纤维和微囊等。③抑制细胞凋亡。大规模细胞培养的后期，抑制细胞凋亡、维持细胞高活力是关键。研究表明，细胞

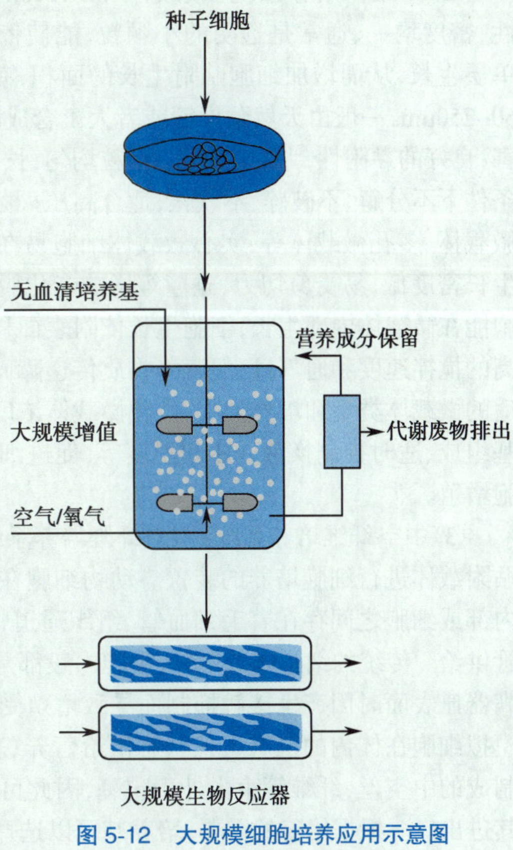

图 5-12　大规模细胞培养应用示意图

凋亡是导致大规模动物细胞培养时细胞死亡的主要原因，细胞凋亡或死亡多在营养成分耗尽、有毒代谢产物增多时发生。④无血清培养。当进行大规模细胞培养时，若其目的是生产某种特定的蛋白质，那么培养基中就应尽量地避免其他蛋白质的存在，这样可降低目标蛋白质纯化的难度。然而，在一般的细胞培养基中都加有动物血清（如胎牛血清），由于其成分复杂，在以生产某种特定的蛋白质（如疫苗、单克隆抗体或生物活性蛋白等）为目的的大规模细胞培养中，最好采用无血清培养基。更为重要的是，无血清培养基可通过延长细胞的 G_1 期或迫使细胞处于 G_0 期，使培养细胞较长时间地维持高细胞密度状态，从而便可较长时间高效地表达目的产物。另外，无血清培养基还能相对地降低培养细胞的死亡率，这对于维持所表达的目标蛋白的稳定性是有利的。由于无血清培养基较传统培养基具有一些特殊的优点，所以人们正尝试用有生长因子组成的无血清培养基来代替含血清的培养基。

2. 贴壁培养系统 主要包括滚瓶旋转培养系统、微载体培养系统、中空纤维培养系统等。

（1）滚瓶旋转培养系统：滚瓶旋转培养系统一般用于从小量培养到大规模培养的过渡阶段，采用专门设计的滚瓶机和不同规格的滚瓶，在可控制转动速度的装置上进行细胞培养，细胞贴附在滚瓶或旋转管的内表面，培养液随旋转而流动，细胞交替接触营养和空气，利于细胞吸收营养、进行气体交换，具有结构简单、投资少、技术成熟、重复性好等优点，但有劳动强度大、占地空间大、细胞生长的表面积小、细胞生长密度低、培养时监测和控制受限等缺点。

（2）微载体培养系统：微载体（microcarrier）是细胞培养中所使用的一类无毒性、非刚性、密度均一、通常是透明的小颗粒，能使依赖贴壁的细胞在悬浮培养时贴附在颗粒表面单层生长，从而增加细胞贴附生长的面积，有利于细胞的大规模培养和收集。微载体直径60~250μm，一般由天然葡聚糖或者人工合成的聚合物组成，具有良好的生物相容性，无毒无害，良好的黏附性，大的表面积，颗粒均匀，长时间搅拌状态下不破碎，廉价可重复利用，灭菌条件下不分解、不破碎、不软化，适合高压灭菌。目前常用的微载体为固体微载体，包括实心微载体、多孔微载体等，实心微载体细胞易在表面贴壁，机械强度高，容易接种操作，但细胞生长密度低，易受剪切力、碰撞等影响老化脱落。多孔微载体内部具有网状结构的小孔，细胞能在微载体内部生长，细胞生长依附表面积大，免受机械损伤，细胞生长密度高，可采用较高的搅拌速度和通气量，但营养物质传递障碍，收获细胞较为困难。微载体培养需要选择合适的微载体类型和培养方式，优化微载体浓度、注意细胞接种密度、控制搅拌速度、调整培养基组成、适时控制换液、pH 和温度等，促进细胞在微载体上均匀分布、提高细胞贴附率和细胞增殖。

（3）中空纤维培养系统：中空纤维培养系统是以一定方向成束排列的中空纤维作为细胞贴附载体进行细胞培养的装置。动物细胞在体内以多层形式相互堆积而形成组织，在组织内部或细胞之间存在着毛细血管、组织通道，组织细胞生长、代谢所需的营养大多由毛细血管供给。传统的细胞体外培养，细胞一般都是在培养器皿的二维表面呈单层生长，当细胞长满器皿表面时因产生接触抑制而导致增殖受阻。采用中空纤维生物反应器培养细胞，可以模拟细胞在体内的三维生长状态供给营养（表 5-4）。中空纤维主体是由微孔中空纤维管束制成的中空丝，纤维管束由外壳包裹，因此可分为中空内腔与中空外腔两部分，每部分各有其进出口。根据培养的需要，培养基可以选择从不同的口进出。对于贴壁细胞，一般贴附于纤维管外表面生长，培养结束后用胰蛋白酶消化液将其消化并冲出。中空纤维系统有柱状中空纤维、板框式中空纤维、中心灌流式纤维等，这样水分子、营养物质和气体都可以透过，细胞也能在上面贴附生长。中空纤维培养系统成本略高，具有易堵塞、不易清洗、细胞收获比较困难等问题，在动物细胞大规模培养时仍受到一定限制。

表 5-4　细胞培养系统比较

培养系统	优点	缺点
滚瓶旋转培养系统	培养液流动、营养吸收好、气体交换好	占用空间大、细胞密度低、细胞生长监控困难
微载体培养系统	三维空间、单位体积效率高、可灭菌循环使用、培养液利用效率高	细胞接种密度难控、细胞收获略有不便
中空纤维培养系统	三维空间、培养密度高、培养液传递效率高	成本略高，易堵塞、不易清洗、细胞收获比较困难

3. **大规模细胞培养存在的问题**　大规模细胞培养细胞数量巨大，其生长、代谢、监控困难。

(1)细胞生长抑制物：细胞培养过程中有害代谢产物的产生会抑制培养细胞生长，是细胞高密度培养的主要限制因素。代谢产物乳酸、氨、二氧化碳等均对细胞生长产生影响。①乳酸是细胞葡萄糖代谢的产物，可以螯合钙离子，抑制谷氨酰胺酶，增加培养液渗透压、降低 pH，抑制细胞生长。乳酸的大量产生将导致葡萄糖低效率消耗。②氨的积累也会抑制细胞生长。氨来源于培养基中谷氨酰胺自然分解和细胞代谢，氨的积聚影响细胞生长及蛋白糖基化。氨穿透细胞膜进入细胞内部，改变胞内微环境 pH，刺激糖酵解，使葡萄糖消耗速率和乳酸生成速率增加，并抑制细胞呼吸。氨也会抑制谷氨酰胺酶，使天冬氨酸和谷氨酸消耗增加。因此可以通过降低培养基中谷氨酰胺浓度降低氨的产生。培育过程中需要防止培养基中谷氨酰胺自然分解，并尽量去除培养液中的氨。③CO_2 积聚，由于二氧化碳在培养液中溶解性较大，特别在大体积的生物反应器中，CO_2 导致培养环境中 pH 降低，培养液渗透压升高，对细胞产生毒性作用或者影响细胞代谢。

(2)培养基因素：培养基是细胞赖以生长、增殖的重要因素。在生产疫苗、单克隆抗体和各种生物活性蛋白等生物制品的应用领域中，无血清培养基可支持细胞高密度生长，提高细胞表达产物的常量和质量。但是，无血清培养基并不适用于广泛的细胞类型，具特异性，不同类型的细胞甚至不同的细胞系或细胞株都有可能有各自的无血清培养基组成，因此需要经验。

(3)细胞死亡问题：在大规模细胞培养过程中细胞死亡的主要原因是细胞凋亡，它在营养成分耗尽、有毒代谢产物增多时发生。在无血清、无蛋白培养基中细胞变得更为脆弱，更容易发生细胞凋亡。

(4)监控困难：大规模细胞培养由于细胞代谢、培养环境变化较快，有关参数的控制困难。在线测定培养条件、代谢产物和目的产物浓度等大量数据，并对测定结果进行分析处理，及时对培养系统进行反馈性控制调整，是成功进行大规模细胞培养的重要工作，比如温度、pH、溶解氧等参数的在线检测分析，自动调整等。

二、细胞工程技术

细胞工程所涉及的技术很多,包括克隆(核移植)技术、基因转移技术、基因编辑技术、染色体工程、胚胎工程、干细胞工程、组织工程等。它们对细胞进行遗传修饰,通过对改造细胞的大规模培养,获得预期的基因表达细胞产物。

(一)细胞核移植技术

核移植(nuclear transplantation)是将一个细胞的细胞核转移到另一个去核细胞中的操作。常用于研究核质关系和克隆动物(图 5-13)。它利用显微注射装置,将一个细胞的核植入另一个已经去核的细胞中,以得到重组细胞的技术。核移植的技术路线包括选择受体细胞,选择供核细胞,受体细胞去核,重构胚的组建,重构胚的激活,重构胚的培养与移植等步骤。根据供核细胞来源,可分为胚胎细胞核移植和成体细胞核移植。

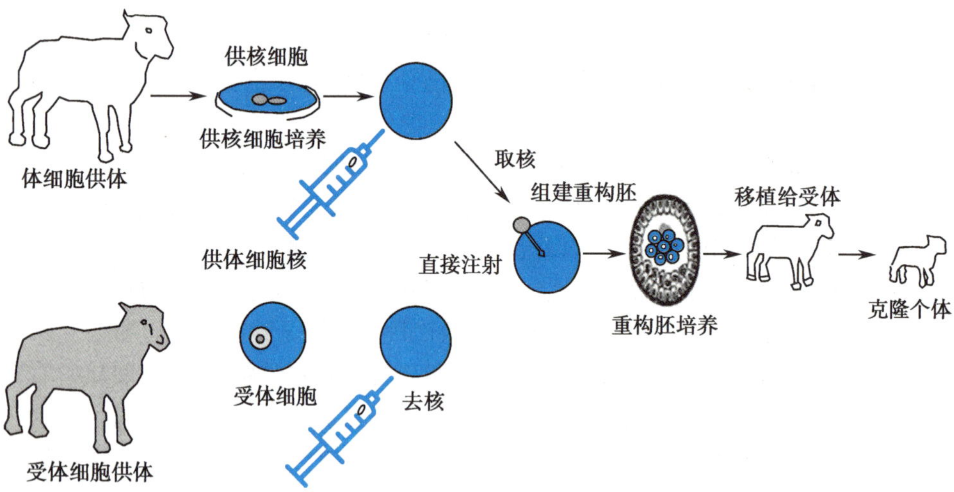

图 5-13 克隆动物示意图

(二)基因转移技术

基因转移技术非常宽泛,它是将外源目的基因通过聚乙二醇(PEG)法、电击法、基因枪法、微注射法、脂质体法、生殖细胞转化法等方法直接导入生物细胞的实验操作技术。它实际涵盖了转基因技术和基因工程技术。转基因技术(transgene technology)是将人工分离(和修饰过)的某个外源基因导入到生物基因组中,由导入基因的表达引起生物体性状的可遗传改变。基因工程(genetic engineering)是指按人们意愿设计,通过改造基因或基因组而改变生物的遗传特性。如用重组 DNA 技术,将外源基因转入大肠埃希菌中表达,使大肠埃希菌能够生产人所需要的产品(图 5-14);将外源基因转入动物,构建具有新遗传特性的转基因动物;用基因敲除手段,获得有遗传缺陷的动物等。

1. **目的基因的获取** 目的基因的获取主要有三种方法:①从互补 DNA(cDNA)文库中分离。细胞的基因表达时,可转录出相应的 mRNA 分子,如果将 mRNA 分离出来,利用反转录酶进行反转录,便可产生相应的 cDNA。mRNA 反转录的 cDNA 只含对应于基因外显子的序列,而不含启动子和内含子等调控序列。从特定细胞分离的 mRNA 种类很多,经

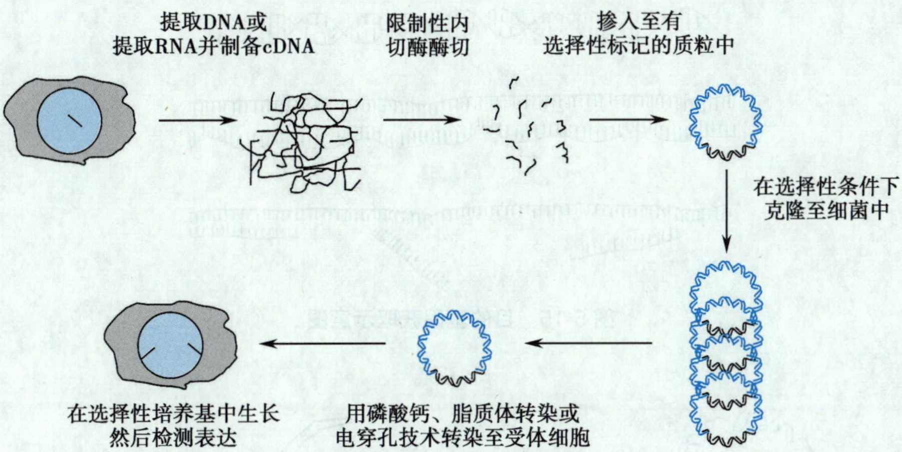

图 5-14 基因转移示意图

反转录产生相应的cDNA，经过选择，与适当的克隆载体连接，通过转导或转化可使其随载体一起存在于某种受体菌的群体之中。在这个细菌群体中，每一个细菌中仅含一个cDNA载体。这样的细菌群体就称为一个cDNA文库。采用分子杂交等方法，可从cDNA文库中筛选到含有目的基因的菌株，然后便可将其目的cDNA片段从细菌细胞中分离出来。②从基因组DNA文库中分离(图5-15)。某种生物基因组全部遗传信息的一系列DNA片段，通过克隆载体储存在某种受体菌的群体之中，这个群体称为基因组文库。通过分子杂交等方法，从基因组文库中分离获得目的基因。构建基因组DNA文库的方法与cDNA文库相似，主要区别是用限制性内切酶直接对基因组DNA进行部分酶切，以产生一系列大小不等的DNA片段，再与适当的克隆载体连接。③直接从基因组DNA中分离。最为常用的是聚合酶链反应(PCR)方法，通过变性、低温退火及适温延伸组成一个反应周期。当对DNA分子中一个目标区域进行扩增时，在发生几个反应周期后，理论上就可获得2个双链DNA分子，以实现其特定DNA区域的大量扩增。它的基本原理是以DNA分子中的一条链为模板，在聚合酶的催化下，通过碱基配对使寡核苷酸引物向3'方向延长合成模板的互补链。其反应过程为双链DNA变性成为单链DNA，引物复性同单链DNA互补序列结合，DNA聚合酶催化使引物延伸，如此经过25~30次循环，所产生的特异性DNA片段通常足够用于进一步实验和分析。

2. **目的基因的重组** 目的基因被分离后，还需进行适当的修饰加工，使之成为具备大量繁殖或表达的条件。若为了大量繁殖，只要将其插入适当的工具载体即可。通过繁殖，便可得到大量的目的基因的拷贝数，从而为后续的基因操作准备足够的实验材料。为了目的基因的表达，需将目的基因重组为一个结构上较为完整的基因(图5-16)。这个基因一定是位于一个适当的载体上，这样的载体称为表达载体。目的基因的表达是基因工程的基本目的，所以目的基因的重组是基因工程中十分关键的步骤。在实际工作中，要得到一个理想的表达载体，通常需要考虑以下几个问题。一是启动子的有效性，为了使目的基因能够在受体细胞中高水平表达，应选用具有较强功能的启动子。二是基因操作的方便性，所选用的载体应便于含目的基因的DNA片段的插入。三是与后续步骤的吻合性，如拟采用的表达系统及选用相应的克隆载体等。

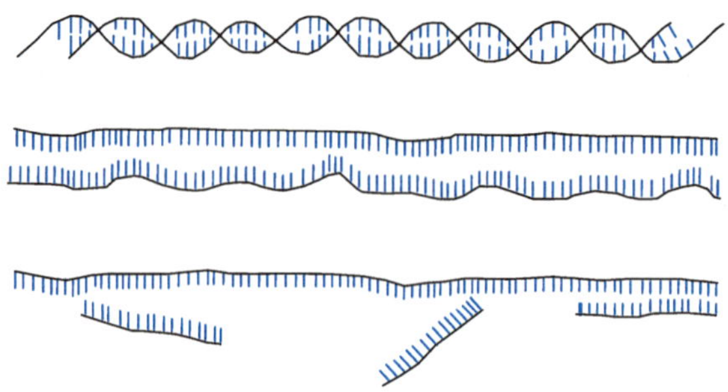

图 5-15 目的基因获取示意图

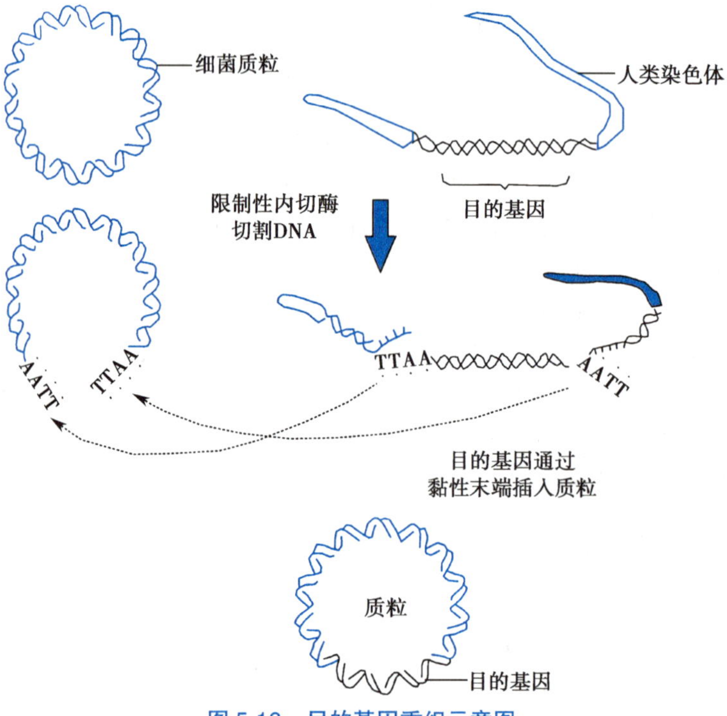

图 5-16 目的基因重组示意图

3. **基因的转移方法** 基因转移方法较多，主要有以下几种。①电穿孔法。利用脉冲电场提高细胞膜的通透性，在细胞膜上形成纳米级的微孔，使外源 DNA 转移到细胞中。基本操作程序是将受体细胞悬浮于含有待转化 DNA 的溶液中，在盛有上述悬浮液的电击池两端施加短暂的脉冲电场，使细胞膜产生细小的空洞并增加其通透性，此时外源 DNA 片段便能不经胞饮作用直接进入细胞质。该方法简单而广泛运用于培养细胞的基因转移。②显微注射法。借助显微镜将纯化的 DNA 溶液迅速注入受精卵中变大的雄原核内，将注射后的受精卵移植到假孕雌性输卵管中，繁殖产生转基因动物。该方法转入的基因随机整合在染色体 DNA 上，有时会导致转基因动物基因组的重排、易位、缺失或点突变。③ DNA 直接注射法。通常称基因疫苗（gene vaccine），也叫核酸免疫、DNA 免疫，是指将含有编码抗原蛋白的基因序列的质粒载体，经肌内注射或微弹轰击等方法导入体内，通过宿主细胞表达抗原蛋白，并由其诱导宿主产生对该抗原蛋白的免疫应答，以达到预防和治疗疾病的目的。④脂质体包埋法。将待转化的DNA溶液与天然或人工合成的磷脂混合,在表面活性剂存在的条件下形成包埋水相DNA的脂质体结构。这种脂质体悬浮液加入细胞培养皿中后,便会与受体细胞膜发生融合,DNA片段随即进入细胞质和细胞核内。⑤病毒载体法。选用具有不同宿主范围和不同感染途径的病毒基因组作为转化载体。目前常用的病毒载体包括有DNA病毒载体(腺病毒载体、腺相关病毒载体、牛痘病毒载体)和逆转录病毒载体等。用作基因转导的病毒载体都是缺陷型的病毒,感染细胞后仅能将基因组转入细胞,无法产生包装的病毒颗粒。

4. **目的基因的表达方法**　得到目的基因的表达载体后,还需将其导入适当的细胞使其利用受体细胞中的转录和翻译系统,从而实现目的基因的高效表达。要实现目的基因的理想表达,得到产量高、活性高、成本低的基因产品,就要选择适当的表达系统,目前主要有三种表达系统。

(1)大肠埃希菌表达系统:为原核生物表达系统,它以大肠埃希菌为宿主细胞,将表达载体转入其中以实现目的基因的表达。该表达系统使用最早,整个技术体系比较成熟,具有操作简单、产量高和成本低等特点,因此是目的基因表达的首选系统,目前市场上不少的基因产品都是通过这一表达系统生产的。利用大肠埃希菌表达系统,其目的基因的表达形式可有胞内表达、分泌性表达两种。

在大肠埃希菌胞内表达中,外源目的基因的表达量达到20%以上时,其蛋白质产物通常是以不溶性的聚合体形式存在,这种聚合体称之为包涵体。在利用大肠埃希菌生产蛋白质时,通常要求目的基因的表达水平要高,超过20%才有产业化价值,因此在绝大多数情况下,其表达产物都是以包涵体形式存在。包涵体的提取有一套特殊方法,一般包括细菌收集、洗涤和破碎,然后采用离心方法收集包涵体。包涵体为粗提物需要纯化,用变性剂使包涵体蛋白变成可溶性的溶液,再进行纯化,得到目的蛋白的单体。一般情况下,这种蛋白质单体需要复性后才会有活性。复性是将蛋白单体溶液置于透析袋中,用一定的缓冲液进行透析。复性是高活性蛋白质获得的关键性步骤,其技术性很强,而且不同的蛋白质具有不同的技术参数。分泌性表达产物可穿过细胞膜和细胞壁分泌到培养基中。表达产物稳定性高,分离纯化容易,便于操作。

(2)酵母表达系统:属于真核生物表达系统,酵母菌具有原核生物生长快和操作简便的特点,也具有哺乳类细胞翻译后加工和修饰的功能,因此特别适合于真核生物来源的目的基因的表达。酵母表达系统常用的宿主有酿酒酵母、乳克鲁维酵母、粟酒裂殖糖酵母、烷烃利用型耶鲁酵母等。常用的表达载体主要有整合体载体和附加体载体两种,整合体载体导入酵母宿主细胞后与酵母细胞染色体基因组DNA整合,故其稳定性较高,但其基因的拷贝数较低。附加体载体在酵母宿主中的拷贝数量大,但是在传代过程中易丢失,影响重组菌的稳定性和表达量。外源目的基因在酵母细胞中的表达产物也有两种,一是胞内表达,以积累形式存在于细胞质中;二是分泌型表达,当其表达产物的前端带有分泌信号肽时,其产物便可被分泌到细胞外,这种蛋白质通常处于一种修饰加工后的状态。

(3)哺乳动物细胞表达系统:哺乳动物细胞含有完整的蛋白质翻译后加工系统,它作为外源目的基因的表达工具,其表达产物可保证正确修饰及功能活性。因此,它是复杂蛋白质特别是药用蛋白质生产的首选(图5-17)。要使外源目的基因在哺乳动物细胞中表达,其表达载体的构建十分重要。对于哺乳动物细胞的表达载体,需要注意如下几点:①具有哺乳动物细胞的复制点,使表达载体能在细胞内复制,从而增加外源基因表达拷贝数;②具有可供选择的标志基因，以便筛选出转染有表达载体的转化克隆；③具有外源基因表达所必需的全部表达调控顺序的启动子、增强子、内含子剪切位点等；④在启动子下游有多种单一内切酶位点，可供插入外源基因；⑤含有细菌质粒复制起始点和抗性基因，以便能够在细菌中扩增和选择。

（三）基因编辑技术

基因编辑（gene editing or genome editing）是对生物体基因组进行精确定点修饰的一项新技术工具，可在基因组特异位点上实现特定 DNA 片段敲除、特异突变引入和定点 DNA 片段插入，用以标记任何感兴趣的基因位点，删除或者修饰特定基因序列，分析由此产生的突变表型，探索相关基因元件的功能，以达到精确应用的目的。当人工核酸酶锚定到基因组上的特异序列时，可对目的基因组序列进行切割，从而促使 DNA 分子产生双链断裂（DSB），基因组可通过非同源末端连接（NHEJ）或同源重组（HR）的方式，对 DNA 双链进行修复，从而实现精确修饰（图 5-18）。

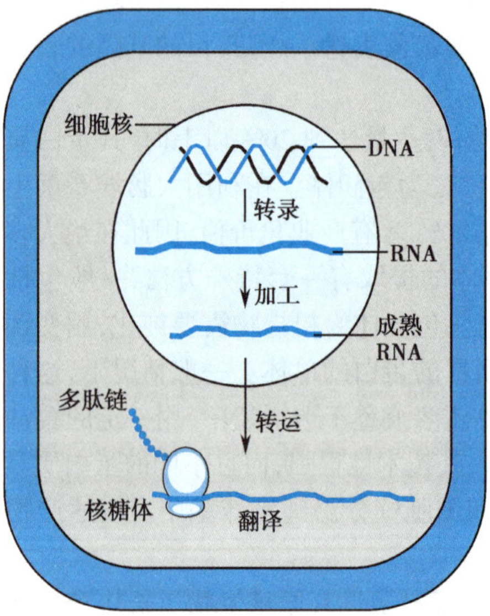

图 5-17 哺乳动物细胞表达系统示意图

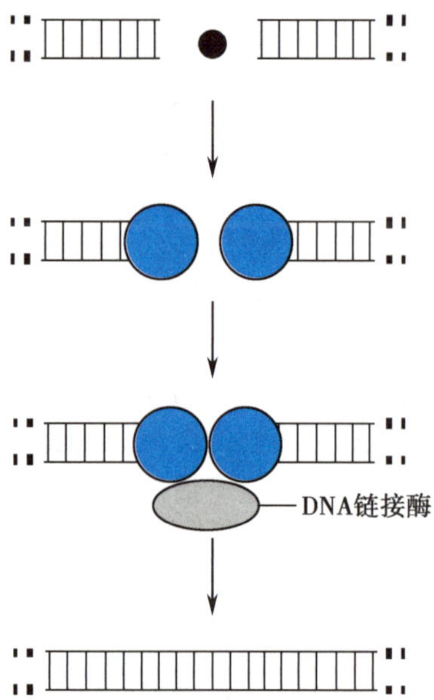

图 5-18 DNA 分子连接示意图

近年来，基因编辑技术得到快速发展，基因编辑的工具越来越多，且效率越来越高，其中以锌指蛋白核酸酶、转录激活因子样效应物核酸酶、规律成簇间隔短回文重复序列系统、单碱基编辑的应用最为广泛（表 5-5）。

表 5-5 不同基因编辑技术比较

基因编辑技术名称	优点	缺点
ZFN	蛋白小，靶向传递基因效率高	成功率低、毒性大、费时、费用高
TALEN	特异性高、精准识别	易脱靶、有免疫反应、费时、费用高
CRISPR/Cas9	应用广、效率高、操作简便	有序列依赖性、有脱靶、同源重组率低
BE	脱靶率降低	无法敲除、敲入，有非靶向编辑
PE	可敲除、敲入，无外源 DNA 模板	脱靶率待验证、稳定性未知

1. **锌指蛋白核酸酶** 锌指蛋白核酸酶(zinc-finger nuclease,ZFN)是一种具有调控基因表达功能的转录因子,通过人工改造为限制性内切酶,由识别结构域和切割结构域组成。锌指蛋白核酸酶的识别结构域能够完成对 DNA 特异性序列准确识别和结合,切割结构域在相应位点进一步造成 DNA 双链发生断裂,随后细胞启动相关的修复机制。

2. **转录激活因子样效应物核酸酶** 转录激活因子样效应物核酸酶(transcription activator-like effector nuclease,TALEN)是紧随 ZFN 技术出现的基因编辑工具,也是一种人工改造的限制性内切酶,是由转录激活因子样效应物 TALE 的 DNA 结合域与限制性内切酶(*Fok* Ⅰ)的 DNA 切割域融合而成。根据靶序列设计出相对应的 TALE 序列,对特异 DNA 碱基进行识别,再附加一个核酸内切酶就形成了完整的 TALEN。

3. **规律成簇间隔短回文重复序列系统** CRISPR/Cas 系统(clustered regularly interspaced palindromic repeat/Cas,CRISPR/Cas)是迄今为止在细菌和古细菌中发现的第一个获得性免疫系统,该系统能够特异性识别并结合噬菌体 DNA,通过转录产物 crRNA(CRISPR RNA)介导 Cas 蛋白识别并抵御外源性 DNA。基于 CRISPR/Cas 系统的该作用原理,研究人员通过体外人工合成指导 RNA(guide RNA,gRNA)与 Cas9 蛋白的复合物,成功实现对特定基因片段的精确剪切,由此开创了一种通过构建 RNA 序列介导 Cas 蛋白识别并剪辑靶基因的新型基因编辑技术(图 5-19)。由于该技术的靶向精确、脱靶率低、细胞毒性低、廉价简便,已被广泛应用于人类细胞、斑马鱼和小鼠以及细菌的基因组精确修饰,是一种具有广阔应用前景的基因编辑工具。

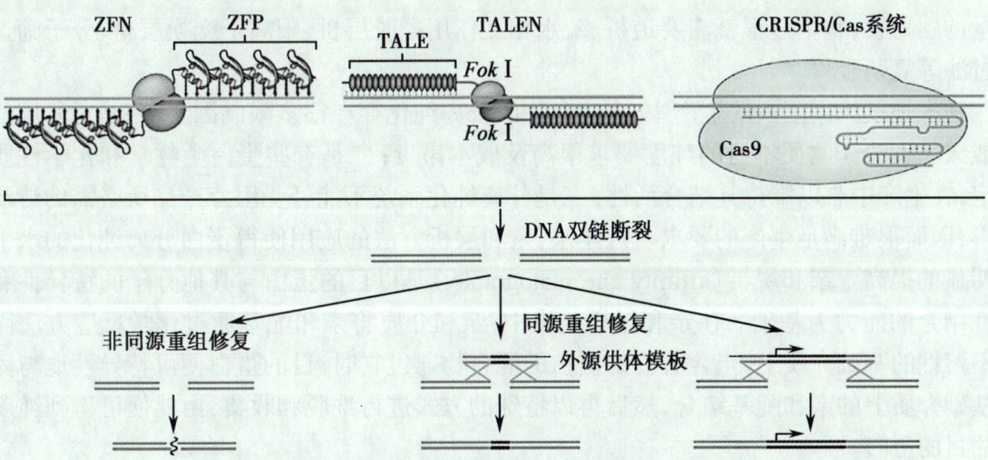

图 5-19 三种基因编辑技术示意图

ZFP,ZFN 结合位点;*Fok* Ⅰ,限制性核酸内切酶。

1987 年日本大阪大学石野良纯等人首次对 CRISPR 进行了报道,它们在 K12 大肠埃希菌的碱性磷酸酶基因附近发现串联间隔重复序列,随后的研究发现这种间隔重复序列广泛存在于细菌和古细菌中的基因组中,2002 年 Jansen 将其重新命名为 clustered regularly interspaced short palindromic repeats(CRISPR)。2007 年,Barrangou 等首次发现并证明细菌可能利用 CRSPR 系统抵抗噬菌体入侵。2008 年 Marraffini 等发现细菌 CRISPR 系统能阻止外源质粒的转移,首次利用实验验证了 CRISPR 系统的功能,由此科学家们揭开了研究

CRISPR 系统作用机制的序幕。目前对 CRISPR 位点的定义为：近 40% 的细菌及 90% 的古细菌的基因组内都包含有多种非自身基因，这些基因成簇存在，并且被短的重复回文序列所分割，这些间隔序列与重复序列一起构成了细菌基因组的 CRISPR 位点。

4. **单碱基编辑** 2016 年哈佛大学 LIU 等首次报道不引起双链断裂、无须同源模板的单碱基转换技术，2019 年他们开发了精准基因编辑工具 BE（base editing）系统，在不需要双链断裂和外源基因的情况下实现一种碱基向另一种碱基的转换，可进行靶向插入、缺失和所有 12 种类型单碱基的点突变，避免了双链断裂造成的缺失、随机插入的不可预测，实现了基因编辑的可靠性，但是单碱基编辑脱靶率较高，也需进一步完善。

三、细胞工程临床应用

细胞工程技术的根本目的是为人类服务，对于医学来说，细胞工程具有临床应用价值是关键因素。目前主要用于生物制药、基因治疗、组织工程、辅助生殖等方面。

（一）生物制药

生物制药根本目的是要得到理想的蛋白质等物质，如何将目的基因的表达产物有效地分离纯化，使之具有可应用的医药价值非常重要。要实现这一目的，技术难度和生产成本都很高。目前表达产物的分离纯化主要是利用目的蛋白与杂质的理化性质如溶解度、分子大小、电荷性质、疏水性质等差异来进行分离。常用的方法有沉淀、萃取和抽提、分子筛选凝胶层析和超滤、阳离子和阴离子交换凝胶层析及疏水凝胶层析等。这些方法只能得到表达产物的初级产品，要使其达到符合医疗标准的产品非常困难。比如用传统方法生产达到药品质量的胰岛素，整个过程就需要透析、疏水相互作用凝胶层析、阳离子交换层析、分子筛选凝胶过滤等复杂步骤。

在大规模医用蛋白的生产中，表达产物的分离纯化存在很多限制因素，一是对所用的抗体或天然大分子物质本身的纯度要求很高及成本昂贵；二是有些蛋白生物学和化学性质不稳定，在生产中难以维持其结合活性；三是分离纯化系统不能经受医疗产品所必需的清洁和消毒，因而很难满足生产的要求。近年来，亲和层析方法的应用使得蛋白分离纯化的水平有了明显的提高。亲和层析（affinity chromatography）是以目的蛋白与其他分子的特异性和可逆性结合的能力为基础。在亲和层析技术中，亲和介质将亲和配基通过化学反应方法固定在不溶性的基础介质上，当含有目的蛋白的混合物通过它时，目的蛋白便可特异性地与固定在基础介质上的亲和配基结合，然后再以特殊的方式进行洗脱和收集，由此便可得到纯度很高的目的蛋白。

1. **病毒疫苗** 病毒疫苗（virus vaccine）是将病毒、病毒亚单位及其代谢产物，经过人工减毒灭活或利用生物学等方法处理，制成用于预防传染病的自动免疫制剂（图 5-20）。

病毒疫苗主要有 5 种类型：①灭活疫苗：常用甲醛为灭活剂，灭活病毒核酸而不影响其抗原性。常见有流行性乙型脑炎疫苗、狂犬病疫苗、流感灭活疫苗等。②减毒活疫苗：采用自然法或人工法通过动物传代或细胞传代筛选对人毒性低的变异株病毒。常见的有脊髓灰质炎疫苗、麻疹疫苗、流感温度敏感突变株疫苗、流行性腮腺炎疫苗、风疹疫苗、黄热病疫苗以及一些联合疫苗等。③亚单位疫苗：用化学试剂裂解病毒，提取包膜或衣壳上的亚单位，除去其核酸，以此制成的疫苗。常见有流感病毒的包膜提取后制成的血凝素和神经氨酸酶亚单位疫苗。④基因缺失的减毒活疫苗：它是使病毒基因组中与毒力的相关基因发生缺失

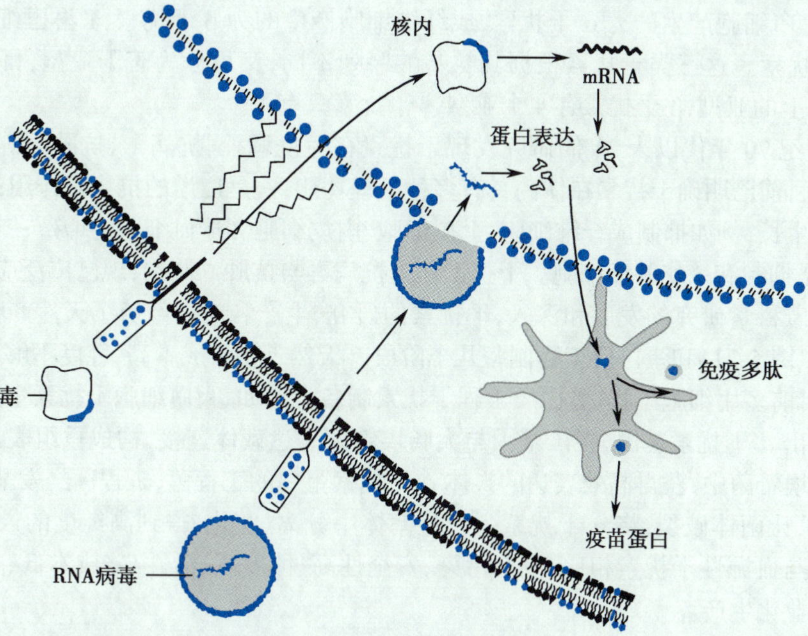

图 5-20　病毒疫苗示意图

而制成的减毒活疫苗，常见有狂犬病毒的胸苷激酶缺失株和 gp3 区缺失株。⑤基因工程亚单位疫苗：将病毒表面抗原基因通过基因重组在酵母或 CHO 细胞中进行表达亚单位多抗原成分而制成的疫苗。常见有乙型肝炎病毒的表面抗原 HBsAg 的基因在酵母和 CHO 细胞中表达而提取获得的纯品 HBsAg 多肽。

为大规模生产病毒疫苗，采用滚瓶培养、微载体等培养方式，病毒需在敏感细胞中才能增殖，原代细胞培养较好，它满足病毒大量繁殖，制作的疫苗称为第二代病毒疫苗，例如麻疹疫苗、乙脑疫苗等。目前建立了适合工业化生产的细胞株，包括 W Ⅰ-38、Vero 等。采用细胞培养法生产的病毒疫苗有 Vero 细胞的脊髓灰质炎疫苗，人二倍体细胞的狂犬病毒疫苗、流行性乙型脑炎疫苗，W Ⅰ-38 人胚肺细胞的巨细胞病毒疫苗等。

病毒疫苗生产需要注意一些问题。一是病毒的选择应挑选那些致病性低、免疫效价高而持久、抗原谱广、易增殖、便于生产，可在传代细胞上增殖的病毒。二是培养病毒的细胞若有潜在的致癌性等不能用于疫苗生产。三是细胞血清培养液中含有极少血清蛋白，在疫苗使用中常会出现某种程度的过敏反应，应尽量使细胞适应无血清培养基进行培养，以消除过敏原。四是病毒灭活程度与灭活温度和甲醛的浓度等因素有关，注意控制。

2. 干扰素　干扰素（interferon，IFN）是最早被发现的细胞因子。因最初发现某一种病毒感染的细胞能产生一种生物活性物质可干扰另一种病毒的感染和复制而得名。根据产生的来源和结构不同可分为 α 干扰素、β 干扰素和 γ 干扰素三类。1957 年，英国的伊萨克斯和瑞士的林德曼在利用鸡胚绒毛尿囊膜研究生产流感干扰现象时发现病毒感染的细胞能产生一种因子，可干扰病毒的复制，将其命名为干扰素。它是真核细胞对各种刺激反应产生的一组复杂的蛋白质，主要为糖蛋白。

自然界天然干扰素种类较多，具有不同的抗原性。人体细胞产生的干扰素至少有三种不同的抗原成分，根据世界卫生组织规定，将人体细胞产生的几种干扰素按其抗原性不同进行分类，白细胞产生的为α干扰素，成纤维细胞产生的为β干扰素，T淋巴细胞分泌产生的为γ干扰素。这三类干扰素根据其氨基酸序列不同，又可分为若干亚型，目前α干扰素有20个以上的亚型，β干扰素有4个亚型，γ干扰素只有1个。

20纪70年代以来，人们研究发现干扰素在免疫调控、抗病毒、抗肿瘤等方面具有重要作用。目前已明确干扰素在体内具有多种生理功能，一是广谱的抗病毒作用；二是抑制某些细胞的生长，例如抑制成纤维细胞、上皮细胞、内皮细胞和造血细胞的增殖；三是免疫调节作用；四是抑制和杀伤肿瘤细胞。干扰素作为抗病毒与抗肿瘤制剂，现已广泛应用于临床。

随着科学研究的发展和深入，干扰素的研究、生产和应用经历了天然产物分离、细胞工程制备（图5-21）和蛋白质工程制备几个阶段。天然干扰素成本高，纯度不够，限制了其临床应用，目前多用细胞工程、蛋白质工程干扰素制备。比如，人白细胞干扰素生产，先从人细胞中克隆出α干扰素基因，将该基因与大肠埃希菌表达载体连接，构成重组表达质粒，再转化到大肠埃希菌中，获得高效表达的人体α干扰素蛋白的工程菌，工程菌经发酵后可收集到大量菌体，让菌体破裂，将α干扰素蛋白从菌体中分离、纯化，得到高纯度的人细胞工程α干扰素。与血源性干扰素相比，没有污染、安全性高、纯度高、活性高、成本低、疗效确切，可大规模产业化生产。

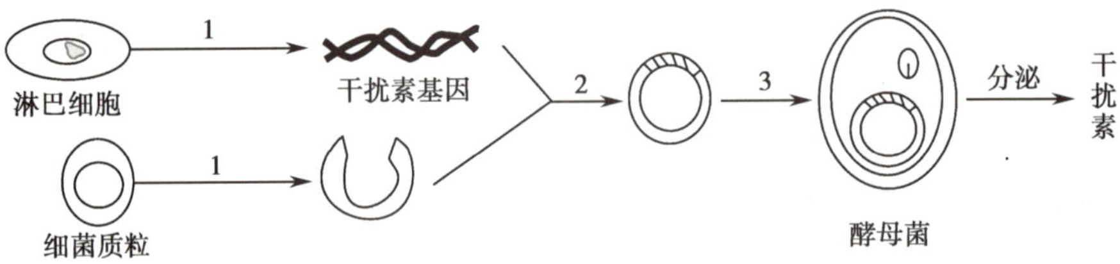

图5-21 干扰素细胞工程制备示意图

3. **单克隆抗体** 单克隆抗体（monoclonal antibody）是将抗体产生细胞与具有无限增殖能力的骨髓瘤细胞相融合，通过有限稀释法及克隆化使杂交瘤细胞成为纯一的单克隆细胞系而产生的抗体。由于这种抗体只针对一个抗原决定簇，又是单一的B细胞克隆产生的，故名单克隆抗体。它是结构和特异性完全相同的高纯度抗体。抗体本质上是免疫球蛋白，高等动物的脾脏能产生多种淋巴细胞，其中B淋巴细胞是能产生抗体的细胞。一种抗原通常具有多个不同的抗原决定簇，能刺激多个B淋巴细胞产生相应的单克隆抗体，因此血清中的抗体是针对不同抗原决定簇的单克隆抗体混合物，称为多克隆抗体（polyclonal antibody）。它可与不同抗原表位结合且免疫球蛋白类别各异。采用常规免疫方法制备的血清抗体是多克隆抗体，存在特异性差、效价低、数量有限、动物间个体差异大、难以重复制备等缺陷。

经过免疫，哺乳类动物某一B淋巴细胞可以分泌单一性抗体，这种具有特异性、同质性的抗体为单克隆抗体。与多克隆抗体相比，单克隆抗体只识别并结合特定的抗原决定簇，因此它对抗原的反应具有高度特异性。从多克隆抗体中难以分离纯化单克隆抗体，体外致敏的B淋巴细胞难以增殖。因此，大规模制备单克隆抗体一直未能实现。1975年，英国剑桥大学的科勒和米尔斯坦合作将已适应于体外培养的小鼠骨髓瘤细胞与经绵羊红细胞免疫的小鼠脾细胞（B淋巴细胞）进行融合，发现融合形成的杂交瘤细胞具有双亲细胞的特征，既能像骨髓瘤细胞一样在体外无限增殖，又能持续分泌特异性抗体，通过克隆化培养获得纯的细胞可以生产高纯度的单克隆抗体,实现了单克隆抗体生产应用。

单克隆抗体制备包括动物免疫、细胞融合、杂交瘤细胞选择性培养、抗体检测、杂交瘤细胞克隆化、单克隆抗体大量生产等几个步骤(图 5-22)。人源化抗体(humanized antibody)是通过基因操作技术,由重组的动物细胞或转基因动物表达的抗体。其蛋白质大部分序列为人源序列取代,既有抗体的亲和力和特异性,又降低了其异源性,利于应用于人体。抗体的恒定区部分(C_H 和 C_L 区)或抗体全部由人类抗体基因所编码。人源化抗体可以大大减少异源抗体对人类机体造成的免疫副作用。人源化抗体包括嵌合抗体、改型抗体、表面重塑抗体和全人源化抗体等几类。目前完全人源化的单克隆抗体可以通过细胞工程等技术手段实现。通过 PCR 技术获得抗体基因或抗体基因片段,与适当载体重组后转入宿主细胞表达并产生的抗体。嵌合抗体(chimeric antibody)是利用 DNA 重组技术将鼠单抗的轻、重链可变区基因插入含有人抗体恒定区的表达载体中,转化哺乳动物细胞表达出人鼠嵌合的抗体。这样表达的抗体分子中轻重链的 V 区是异源的,而 C 区是人源的,这样整个抗体分子的近 2/3 部分都是人源的。这样产生的抗体,减少了异源性抗体的免疫原性,同时保留了亲本抗体特异性结合抗原的能力。改型抗体是互补决定区(CDR)植入抗体,其可变区的 CDR 是抗体识别和结合抗原的区域,直接决定抗体的特异性。将鼠源单抗的 CDR 移植至人源抗体可变区,替代人源抗体 CDR 使人源抗体获得鼠源单抗的抗原结合特异性,同时减少其异源性。但这可能改变了单抗原有的 CDR 构型,结合抗原的能力会下降甚至明显下降,以至于人化抗体常达不到原有鼠源单抗的亲和力。表面重塑抗体是指对异源抗体表面氨基酸残基进行人源化改造。原则是仅替换与人抗体特异性决定区(SAR)差别明显的区域,在维持抗体活性并兼顾减少异源性基础上选用与人抗体表面残基相似的氨基酸替换,但是所替换的区段不应过多。全人源化抗体是指将人类抗体基因通过转基因等技术,将人类编码抗体的基因全部转移至基因工程改造的抗体基因缺失动物中,使动物表达人类抗体,达到抗体全人源化的目的。

(二) 基因治疗

基因治疗(gene therapy)是运用细胞和基因转移技术、基因编辑技术将正常基因转移到患者细胞内,以替代或补偿缺陷基因功能,或调节基因表达,使细胞恢复正常功能,从而达到治疗遗传性疾病的目的(图 5-23)。随着基因治疗新方法的建立和应用范围的扩大,基因治疗的概念也在逐渐更新。目前基因治疗指基于改变细胞遗传物质所进行的医学干预。基因治疗是一种难度较大的疾病治疗技术,目前处在不断发展和不断进步的探索阶段,主要用于无其他方法治疗的疾病或终末期疾病,包括遗传性疾病、肿瘤、感染性疾病、免疫系统疾病等。1990 年,美国对重型联合免疫缺陷进行了首次基因治疗,获得了极大成功,证实了基因治疗的可行性。

1. 基因治疗策略 基因治疗的策略需要根据各种疾病的发病机制、分子基础、具体情况和实施条件等综合考虑,包括基因替代或增强、基因修正、基因抑制或失活、靶细胞定向灭活等。基因替代或增强是用正常基因插入基因组非特异位点从而取代缺陷基因,或增强正常基因产物恢复正常表型。基因增强最适宜隐性单基因疾病的治疗,该策略是非定点导入外源正常基因,补偿缺陷基因表达的不足,而原有的缺陷基因并未除去。适用于基因缺失或功能缺陷等遗传性疾病。目前技术较成熟,通常的做法是在体外培养条件下,以基因转移技术将外源性的目的基因导入患者的某种细胞中,让其增殖,然后再输回患者体内,通过转基

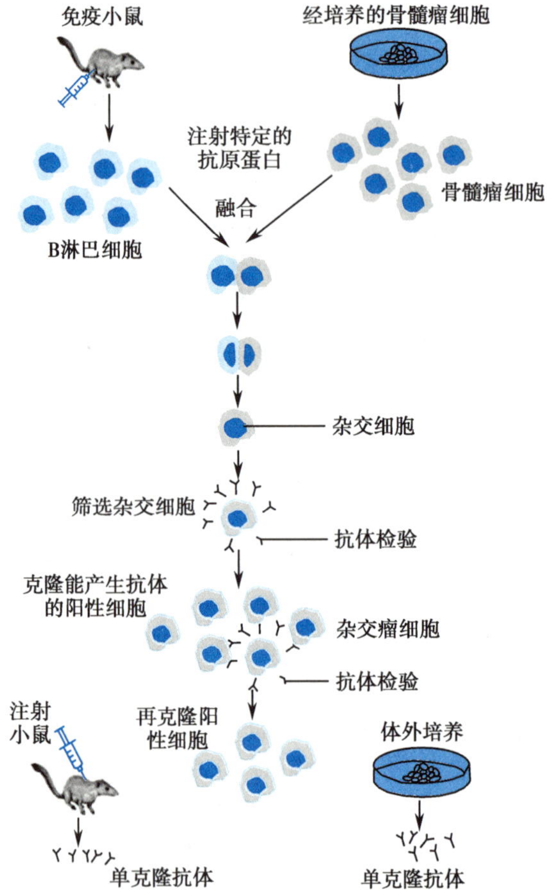

图 5-22 单克隆抗体制备示意图

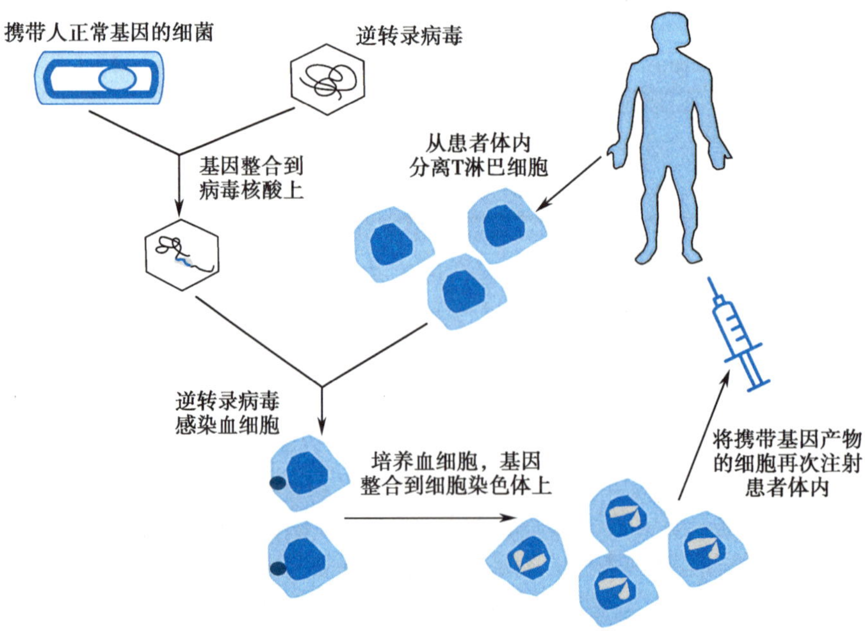

图 5-23 常规基因治疗示意图

因细胞表达导入的正常基因，以纠正或弥补缺陷基因，从而使疾病得以治疗。基因修正是指通过同源重组，用正常基因置换异常基因。这种原位修正不影响缺损基因以外的任何序列，是最理想的治疗策略。基因修正可在不同水平上进行，在基因水平上，利用同源重组进行靶向定位修正；在 RNA 水平上，可通过治疗性的核糖酶或 RNA 编辑来进行。基因失活是指封闭疾病相关基因，阻止基因产物的形成。适用于基因突变产生异常蛋白或基因过量表达而导致的遗传病，如单基因显性遗传病、肿瘤、病毒性疾病等。基因失活可采用多种不同方法在 DNA、RNA 和蛋白质等不同水平阻碍基因的表达。等位基因特异性表达抑制也可以治疗某些显性负效应疾病。靶细胞定向灭活是肿瘤基因治疗最流行的策略和方法。基因引入靶细胞，表达后导致细胞死亡。一是直接杀死细胞，如插入的基因表达可产生致死性毒性（自杀基因），或编码药物前体的基因转入细胞后使细胞处于致敏态，从而被后继药物杀灭；或选择裂解性生长的病毒杀灭靶细胞等。二是间接杀死细胞，如通过免疫刺激基因来激活或增强靶细胞的免疫反应，从而吞噬或杀灭肿瘤细胞等。

2. **基因治疗应用** 自 1990 年 5 月美国国立卫生研究院（NIH）和重组 DNA 顾问委员会（RAC）批准了美国第一例基因治疗临床试验（ADA-SCID）以来，许多国家也相继批准了基因治疗的临床试验。截至 2017 年，全世界共已批准 2 597 例基因治疗临床试验（图 5-24）。

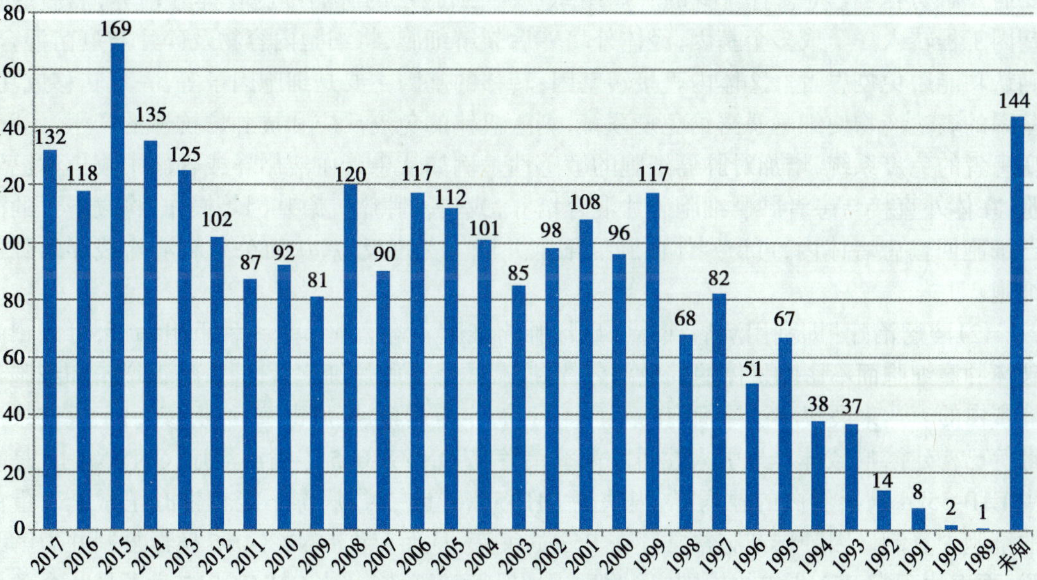

图 5-24 全球基因治疗临床试验批准数目

目前基因治疗已应用治疗重型联合免疫缺陷、β- 地中海贫血、脊髓性肌萎缩、先天性黑矇症 a、急性淋巴白血病 h 等 6 种疾病（表 5-6）。

表 5-6 批准基因治疗药物概况

药物名称	批准年份	批准机构	治疗主要疾病
Glybera	2012	EMA	原发性高脂蛋白血症 I 型（LPLD）
Strimvelis	2016	EMA	重症联合免疫缺陷（ADA-SCID）

续表

药物名称	批准年份	批准机构	治疗主要疾病
Luxturna	2017	FDA	先天性黑蒙症 RPE65（LCA2）
Kymriah	2017	FDA	急性淋巴白血病（ALL）
Patisiran	2018	EMA、FDA	遗传性转甲状腺素样蛋白淀粉样变性（hATTR）
Zolgensma	2019	FDA	脊髓性肌萎缩症（SMA）
Zynteglo	2019	EMA	重型 β- 地中海贫血（TDT）

在基因治疗临床试验方面，从单基因遗传病扩展到多个病种，包括恶性肿瘤、传染性疾病、心血管疾病等。这说明，随着研究的不断发展，基因治疗的大规模临床应用已经逐步趋近。例如，肿瘤的基因治疗方面，由于恶性肿瘤发病率与死亡率高、目前缺乏有效的治疗方法而成为基因治疗的首选对象。目前肿瘤基因治疗主要有三类。

（1）免疫治疗：即通过增强患者的免疫功能来杀灭和清除肿瘤细胞。现在最常用的是创建重组肿瘤疫苗，即通过激发和修复患者的免疫系统去识别肿瘤细胞来达到治疗目的。主要有三种方法：①将患者自身的肿瘤组织、肿瘤细胞系的肿瘤细胞在体外培养，然后通过基因工程转入一个或多个基因，经体外培养后裂解细胞，将细胞内容物及碎片与疫苗混合，确认功能后免疫患者。②体内直接转基因，转移的基因主要是细胞因子等，一旦转移成功，基因的表达产物使细胞暴露给免疫系统，刺激机体的免疫反应和抗肿瘤抗体的产生。③改变患者的免疫系统，增加对肿瘤细胞的敏感性。例如从患者血液循环或骨髓中收集淋巴细胞，在体外直接与患者肿瘤细胞碎片混合培养，或转入肿瘤抗原基因等操作，将改造了的淋巴细胞回输患者体内，可识别体内肿瘤细胞并产生免疫反应，从而杀死和清除残存的肿瘤细胞。

（2）溶瘤治疗：即利用溶瘤载体去破坏肿瘤细胞。溶瘤载体是一种重组病毒，可以靶向破坏肿瘤细胞而不影响机体的其他部分，溶瘤载体感染肿瘤细胞后，通过病毒增殖和细胞毒性蛋白的表达来裂解和诱导细胞的死亡。目前，牛痘病毒、腺病毒、单纯疱疹病毒、反转录病毒等已构建溶瘤载体。最引人注目的溶瘤治疗是 ONYX-015 腺病毒治疗，ONYX-015 是缺少 E1B-55kd 病毒蛋白的腺病毒，当缺少 E1B-55kd 蛋白时，病毒不能在带有正常 P53 蛋白的细胞中复制。因肿瘤细胞常常存在 P53 的突变，从而容许 ONYX-015 病毒复制并裂解细胞，而表达正常 P53 蛋白的周围组织细胞则限制病毒复制。故 ONYX-015 病毒是一个条件复制型病毒，在基因治疗的临床实验中产生了很好的疗效，若将溶瘤病毒与化疗结合，效果将更好，目前已进入临床Ⅲ期实验。

（3）基因转移治疗：基因转移根据目的不同而选用不同功能的基因，包括自杀基因、抑制血管生成基因、细胞增殖停滞基因等。例如导入一种 *HSVtK* 基因（单纯疱疹病毒的胸腺嘧啶激酶基因），在有抗疱疹药物更昔洛韦（ganciclovir，GCV）存在时，会引起细胞中的 DNA 聚合酶抑制，导致肿瘤细胞死亡。并且这种敏感性基因转移还有一个特点，即 GCV 杀死表达 *HSVtK* 基因的肿瘤细胞的同时，还会杀死邻近未导入此基因的细胞，这种现象被戏称为旁观者效应（onlooker effect），这种效应被估计是由于药物毒素丙氧鸟苷磷酸（GCV-TP）能通过细胞之间的间隙连接扩散造成的。目前，有些研究者正利用这种特点，采取将一部分转移了 *HSVtK* 基因的肿瘤细胞经过照射后，再输入肿瘤中，以求破坏和清除所有的肿瘤细胞。目前已在卵巢癌和脑癌等肿瘤中开展这种实验。另外还有用 TNF 缺陷腺病毒载体（TNFerade）治疗胰腺癌，让肿瘤坏死因子基因（TNF）具有肿瘤靶向性，特设计由射线诱导启动子来调控基因表达，采用肿瘤内注射方法，患者注射 TNFerade 后，对肿瘤进行放射治疗，放射的同时激活 TNF 的表达，加速肿瘤细胞及环绕细胞的死亡，取得较好疗效。

3. **基因治疗存在的问题** 虽然基因治疗技术近年来有很大发展，但目前尚存在许多问题。一是稳定持续表达问题。目前在动物实验和人的临床治疗中，基因被导入靶细胞后，通常不能持续稳定表达，有的甚至不表达；靶细胞在复制时，新基因可能被丢失。二是安全性问题。应用病毒载体进行基因治疗的安全性引起广泛重视，主要应注意预防下列问题的发生：感染、有益基因的丢失、诱发癌变、使机体产生免疫反应、排斥携带基因的病毒或靶细胞，给进一步治疗造成困难。三是导入基因的高效表达问题。目前的技术进展要做到外源性基因的导入和在靶细胞中表达并不十分困难，但要使基因表达接近或达到正常生理水平却很不容易。因此当前对体细胞基因治疗的研究重点是放在对基因表达调控上，从两个方面来提高表达水平：①定点插入目的基因，即基因打靶。一般认为外源基因整合到靶细胞染色体上是随机的，如果对目的基因进行修饰，使病毒载体含有与靶位点同源的核苷酸序列，则将提高外源目的基因插入靶细胞缺损基因位点的准确性，这是保证修复基因正常表达的重要环节。②将目的基因连接强有力的启动子，能显著提高表达水平。目前不少实验室正在研究将高效的启动子构建入逆转录病毒载体。四是伦理问题。基因治疗的对象主要是人类，现阶段进行的基因治疗主要是临床实验性治疗，其后果及安全性现在无法预测，加之它涉及特殊的伦理道德观念和公众关注的问题，因此基因治疗需要遵守伦理道德原则和完善法律法规。

尽管目前基因治疗成功率仍然不令人满意，长期疗效难以确定，安全性、可靠性及伦理等方面也存在问题，但是临床基因治疗的成功范例，仍将激励研究者进一步加强这一领域的基础、临床及相应策略的研究。

（蔡晓明）

第三节 组织工程及应用

人类很早就在使用组织工程技术，埃及木乃伊人造脚趾在公元前 1000 年出现，公元前 700 年古罗马出现了义齿，以 1901 年同型输血开始，1905 年进行了人类眼角膜移植，开启了真正的组织工程时代。组织工程（tissue engineering）是应用生命科学、医学与工程学的原理与技术，将细胞种植于天然或人工合成的支架材料上，经体外培养或直接植入体内后获得具有生命活性的人体组织替代物，修复和重建受损组织或器官的工程。它是应用细胞生物学、工程学和材料学的原理和方法，根据正常或病理状况下哺乳动物组织的结构和生理功能，在体外或体内研究开发能够修复、维持或改善损伤组织的人工生物替代物的学科（图 5-25）。

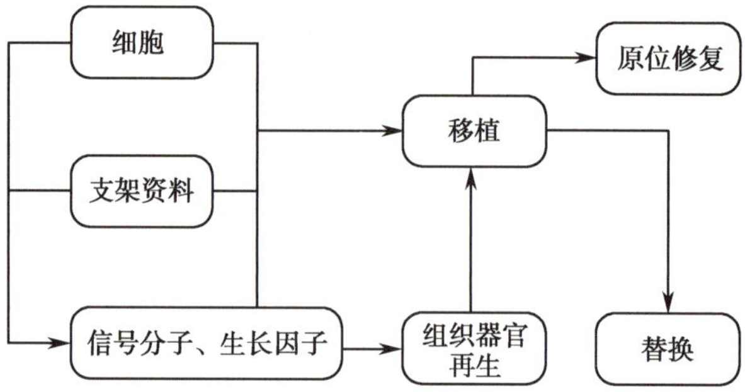

图 5-25 组织工程策略示意图

一、组织工程的条件

组织、器官的丧失或功能障碍会引起人类疾病和死亡，目前临床上常用的治疗方法包括自体组织移植、异体组织移植及人工代用品移植等。自体组织移植必须以牺牲人体部分正常组织为代价，异体组织移植则存在免疫排异反应和供体严重不足等问题，人工组织代用品近年来虽然应用较为广泛，但仍然存在异物反应和感染等风险。因此，如何从根本上解决组织、器官丧失和功能障碍问题一直是生命科学和生物医学努力探索的重大课题。组织工程需要种子细胞、生物支架材料、组织和器官构建等基本条件。

（一）种子细胞

种子细胞（seed cell）是用于种植到组织工程支架上的细胞，它是组织修复或再生的基础细胞，包括组织来源的体细胞和干细胞。种子细胞以自体组织细胞最好，但是，自体组织细胞存在数量上的局限性及长期传代后细胞功能老化的问题。种子细胞的干细胞理论上有胚胎干细胞、诱导多能干细胞及成体干细胞三类。胚胎干细胞的利用存在定向分化困难、人类伦理等问题，临床运用较少。诱导多能干细胞虽然存在重编程诱导分化问题，但它没有伦理障碍，在研究探索领域报道较多。目前成体干细胞作为组织工程种子细胞最为理想，因为它已具有定向分化特性。例如，骨髓间充质干细胞已用于体外骨组织和体内的骨修复，表皮干细胞制备用于人工表皮组织并参与皮肤损伤的修复。但是，目前干细胞的体外扩增以及诱导分化等技术尚需完善。体细胞克隆技术为使用自身干细胞作为组织工程种子细胞提供了潜在途径，但也还有诸多问题需要解决。

（二）生物支架材料

生物支架材料是指能模拟细胞外基质，与活体细胞结合，支持细胞贴附、增殖、代谢及组织或器官形成，最终植入生物体的生物可降解材料。要求具有良好的生物相容性、较好的生物降解性、合适的三维立体结构、较好的加工可塑性与机械强度、良好的耐消毒性等（表 5-7）。

表 5-7 生物支架材料要求

项目	具体要求
生物学特性	无毒、细胞亲和性、可降解、支持细胞黏附、分裂、代谢、迁移等
结构学特性	抗压性、延展性、坚韧性、三维孔隙、多维通道、表面易黏附等
临床特性	经济适用、便于拿取、手术方便、容易观察、相容性强等

目前使用的生物支架材料有以下几种。一是有机材料，多为天然高分子材料和合成高分子材料，主要是可降解的高分子材料，以天然高分子材料胶原、壳聚糖、透明质酸等为主。二是无机材料，以氧化铝陶瓷、高纯热解碳、生物活性玻璃陶瓷、羟基磷灰石、可降解的生物陶瓷为主，已广泛用于人工牙齿、人工骨、人工关节等。三是生物复合材料，由两种或两种以上不同物理化学性质的材料复合而成的新材料，一般由基体材料和增强材料组成，如聚乳酸和聚羟基乙酸的聚合物等。还有纳米纤维材料，例如三维纳米纤维材料模仿胶原蛋白结构，利于体外培养种子细胞。这几种材料目前均有应用，它们各有特点（表 5-8）。

表 5-8 几种生物支架材料特点

材料类型	材料组成	材料特点
天然有机材料	纤维蛋白、壳聚糖、透明质酸、胶原蛋白等	生物相容性好、低免疫原性、降解产物无毒、机械性能略差、降解速率较快等
合成有机材料	聚乳酸、聚乙醇酸、聚已内酯、聚丙烯延胡索酸酯等	机械性好、可塑性好、降解产物无毒、生物活性略差、黏附性略差等
无机材料	生物活性玻璃、羟基磷灰石陶瓷、磷酸三钙陶瓷等	生物相容性好、理化特性稳定、抗压性强、脆性大、拉伸、扭转度强等
复合材料	聚乳酸 - 羟基乙酸聚合物、硅酸钙 - 壳聚糖混合物、聚合物 - 陶瓷复合材料等	根据组织特点设计、适应性强、生物相容性好、技术要求高、成本略高等

（三）组织和器官构建

构建由细胞和生物支架材料构成的三维空间复合体，可形成具有生命力的活体组织，对损伤组织进行形态、结构和功能的重建并达到永久性替代。用分离自体或异体组织的细胞，经体外扩增达到一定的数量后，将这些细胞种植在预先构建好的聚合物骨架上，这种骨架提供了细胞三维生长的支架，使细胞在适宜的生长条件下沿聚合物骨架迁移、铺展、生长和分化（图 5-26），最终发育形成具有特定形态及功能的工程组织。

构建由细胞和生物支架材料的三维空间复合体受到很多因素影响，主要包括生物支架材料表面形貌、材料表面各类修饰分子作用。

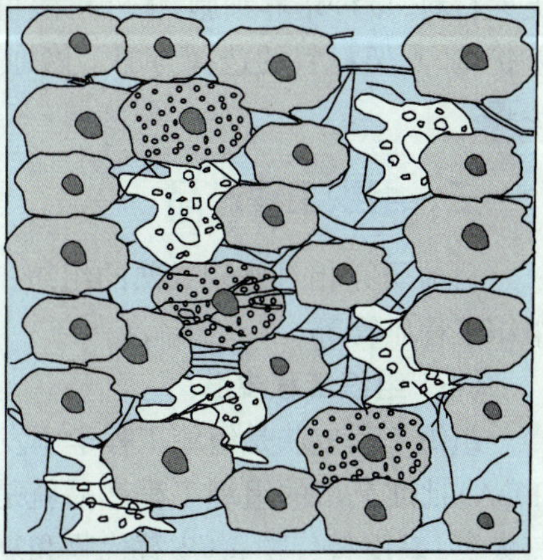

图 5-26 细胞在生物支架材料生长示意图

生物支架材料表面形貌主要是指材料孔径、孔隙率、粗糙度、硬度、间隙微纳结构等。材料孔径、孔隙率起到物理引导作用，是组织生长中细胞黏附、增殖的必要条件，研究发现孔径大小可诱导干细胞分化方向；材料表面粗糙度影响与细胞的接触面积，多孔表面促进细胞黏附、分化和增殖，也与免疫应答有关。材料表面形貌是典型的物理因子，应力是细胞感受的主要的物理因子，在体内几乎所有细胞都受到应力的作用。应力可改变细胞的生物学行为，影响细胞的基因表达、代谢以及生长因子分泌等。在组织工程研究中，应力作用对细胞或组织结构、功能的影响可能是决定性的，例如关节软骨细胞的压应力、肌细胞的张应力、血管内皮细胞的流体剪切力等。

材料表面各类修饰分子众多，主要有胞外基质的胶原蛋白、各类黏附分子、各类细胞生长因子、激素等。细胞外基质主要由细胞分泌的蛋白和多糖组成，分布于细胞外空间，构成网络结构。细胞外基质的组分及组装形式由所产生的细胞决定，并与组织的特殊功能需要相适应。构成细胞外基质的大分子种类繁多，主要包括胶原、纤连蛋白、层粘连蛋白、弹性蛋白、糖胺聚糖与蛋白聚糖等。细胞因子是机体细胞合成和分泌小分子的多肽类因子，它们调节各种细胞生理功能，包括白细胞介素、干扰素、集落刺激因子、肿瘤坏死因子、生长因子等。研究发现，各种细胞外基质大分子及细胞因子对组织器官形成的影响非常复杂。一是各类修饰分子通过细胞表面受体调控细胞行为，细胞良好附着的关键是在材料上形成黏着斑复合体，例如整合素不仅是黏着斑复合体的重要结构组成部分，也是细胞表面极其重要的受体，是细胞外微环境中信号转导的重要桥梁。二是细胞对各类修饰分子硬度非常敏感，研究表明材料表面硬度可通过调控 Hippo 信号通路、Wnt 信号通路，改变多个基因的表达水平，诱导干细胞往不同方向分化。三是各类修饰分子密度梯度影响细胞行为，高密度细胞附着位点通过激活黏着斑激酶，诱导细胞膜上整合素 - 表面修饰分子聚集，增强整合素依赖的细胞内信号级联反应活性，调控细胞命运，促进组织和器官再生。四是各类修饰分子构象差异影响细胞行为，研究发现，胞外纤连蛋白构象变化形成纤维网络，暴露整合素结合序列可激活细胞内信号转导级联反应，明显改变细胞的命运和功能。

二、组织工程的临床应用途径

组织工程用最少的组织细胞通过在体外培养扩增后，进行大块组织缺损的修复。可按组织器官缺损情况任意塑形，达到完美的形态修复。组织工程已在皮肤、膀胱、软骨、骨、肌腱、血管、角膜等领域取得很大的进展。

组织工程临床应用主要有三条途径。一是将生物可降解支架材料与细胞混合，移植到受损部位，利用体内微环境，支持细胞生长，进行支架材料降解，最终形成组织并修复受损部位。二是将体外培养的细胞接种到受损部位生长进行原位修复。三是使用可降解三维多孔支架材料，接种培养细胞，体外再生组织或器官，移植替换（图 5-27），包括种子细胞分离与体外扩增、支架材料的选择与加工修饰、工程化组织体外构建、移植物植入体内与临床监护等步骤。

三、组织工程产品

目前研究相对比较成熟的组织工程产品有组织工程皮肤、组织工程骨、组织工程肌腱、组织工程血管等。

（一）组织工程皮肤

组织工程皮肤是组织工程学中发展最早、最成熟的领域，第一种经食品药品监督管理局（FDA）批准上市的组织工程产品就是组织工程皮肤。按照结构的不同，组织工程皮肤分为三大类：表皮替代物、真皮替代物和复合皮替代物。表皮替代物由生长在可降解基质或聚合物膜片上的表皮细胞组成。真皮替代物是含有细胞或不含细胞的基质结构，用来诱导成纤维细胞的迁移、增殖和分泌细胞外基质。而复合皮替代物包含以上两种成分，既有表皮又有真皮结构。

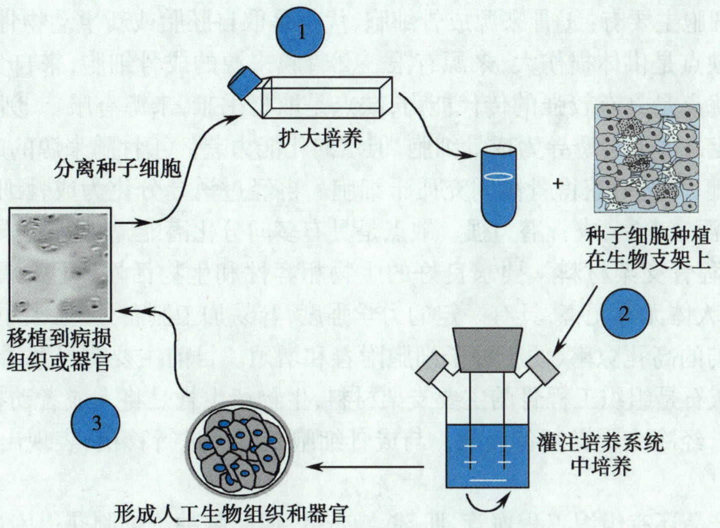

图 5-27　组织工程临床应用示意图

组织工程皮肤支架材料为胶原凝胶，还可用胶原和硫酸软骨素复合材料等，种子细胞为成纤维细胞和表皮角质形成细胞。即通过胶原凝胶包埋新生儿包皮成纤维细胞，形成真皮组织；在真皮组织上接种新生儿包皮的表皮角质形成细胞，形成表皮层。

组织工程皮肤细胞背景明确，产品质量可控，可有效防止异源皮肤移植时可能导致的疾病传染。细胞来源充足，可克服自（异）体移植物来源匮乏的缺点。免疫原性弱，移植排斥反应发生轻微。贮存运输方便，可低温冷冻保存，使用简便。能为自体细胞修复伤口提供良好的生长环境，在治疗烧伤时可减少对供体组织的需求；减少伤口结疤和收缩现象；对大面积急性伤口可实现快速覆盖；可作为传递外界生长因子的载体等。

（二）组织工程骨

组织工程骨的构建可分为体内构建和体外构建两种方式。体内构建是将成骨细胞和支架复合物植入体内修复骨损伤；体外构建是通过体外组织培养的方法得到用于移植的组织工程骨（图 5-28）。

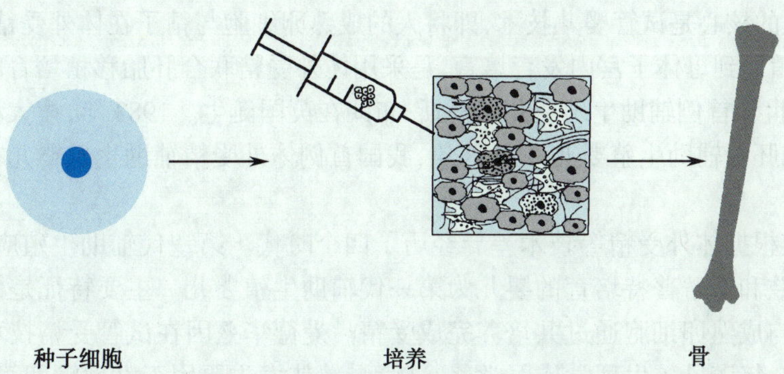

图 5-28　体外组织工程骨示意图

1. **组织工程骨种子细胞**　要求取材容易、来源丰富、对机体损伤小；细胞分裂增殖能力强、体内成骨活性强；细胞体外有较强的成骨能力；尽量没有免疫排斥反应；细胞能连续稳定传代。种子细胞主要有:①骨来源成骨细胞,优点是取自胚胎或新生动物骨,传代能力强,分化能力强。缺点是供体损伤大,来源有限。②骨膜来源的成骨细胞,来自骨膜生发层,富含成骨细胞。优点是具有较强的传代能力,缺点是取材困难,来源有限。③骨外组织,某些骨外组织在特定条件下可诱导为成骨细胞,但定向化能力差。④骨髓来源的成骨细胞,由髋骨穿刺抽取骨髓,分选后获得骨髓间充质干细胞。再经过诱导分化为成骨细胞。优点是取材相对容易,来源较丰富,成骨潜力强。缺点是具有多向分化潜能,需特异诱导因子。

2. **组织工程骨支架材料** 要求良好的生物相容性和生物活性,可降解且降解速率稳定、降解产物对人体无毒无害,具有一定的力学强度,容易加工制备处理,大小合适的孔隙结构以及分布均匀的高孔隙率、便于种子细胞附着和增殖。目前主要有羟基磷灰石和生物衍生骨。羟基磷灰石是组织工程骨的主要支架材料,生物衍生骨是将人或者动物骨骼去脂、脱细胞、去抗原后,经冷冻干燥制备而成。与成骨细胞复合后进行移植,表现出诱导骨再生的作用。

组织工程产品还有组织工程血管、肌腱、韧带等,但肌腱种子细胞获得困难,肌腱的力学强度要求高,移植后容易感染。另外,生物人工肝、肾等产品已经在临床上获得应用。

(蔡晓明)

第四节 辅 助 生 殖

辅助生殖技术(assisted reproductive technology,ART)是对配子、胚胎或基因物质进行体内外系统操作获得新生命的技术,包括人工授精、体外受精胚胎移植及其衍生技术。自从1978年世界首例体外受精婴儿诞生以来,辅助生殖受到广泛重视。近年来,随着医学细胞生物学、医学遗传学等学科的迅猛发展,遗传咨询、产前诊断、辅助生殖得到普遍认可,已在临床广泛应用。

一、辅助生殖发展历程

辅助生殖的核心是试管婴儿技术,即将人的成熟卵细胞与精子在体外受精,培养发育成早期胚胎,再植回到母体子宫内发育培育,是采用体外受精联合胚胎移植培育的婴儿个体技术。1978年,世界首例辅助生殖婴儿路易斯·布朗在英国诞生。1983年,澳大利亚培育出第一例人类冷冻胚胎辅助生殖婴儿。1988年,我国首例体外受精辅助生殖婴儿在北京医科大学诞生。

辅助生殖根据体外受精等技术差异经历了四个时代。第一代辅助生殖应用是1977年开始,爱德华兹和斯蒂普特培育的婴儿为第一代辅助生殖婴儿。主要特征是模拟体内受精过程,将精子与成熟卵细胞通过共培养完成受精。爱德华兹因在试管受精技术方面的贡献而被授予2010年诺贝尔生理学或医学奖,试管受精技术主要用于女性输卵管堵塞、宫颈粘连、免疫性不孕等原因引起的不育。

第二代辅助生殖是指采用显微注射仪将单个精子注射进卵细胞内受精培育婴儿个体的技术。自1996年第一对夫妇成功使用卵浆内单精子显微注射术诞下一女婴后,该技术受到了全世界的关注。优点是正常受精率高，多精受精率低，主要适用于男性原因引起的不育，例如少精、弱精、畸形精和无精症等。缺点是由于使用的是非自然选择的精子进行受精，在进化上具有选择劣势，而且对全基因组未做检测，因此可能将遗传缺陷传给下一代，同时显微受精操作容易造成卵细胞损伤。

第三代辅助生殖是经过种植前遗传学诊断培育出婴儿个体的技术。胚胎移植前遗传学诊断技术（PGD）是用于解决人类遗传病而发展的一项辅助生殖技术，在受精卵分裂到6~8个细胞的时候，对透明带打孔或胚胎分割（图5-29），取出一个细胞进行PGD，选择正常的胚胎植入子宫，避免遗传缺陷婴儿出生，达到优生的目的。世界上第一例经过PGD的婴儿于1990年出生。PGD技术主要解决的是夫妻中一人可能携带了遗传病基因或异常染色体，想确定后代将来是否会受到该基因的影响；或夫妻双方想要确定是否因携带异常基因而不能正常怀孕。与前两代的区别在于，先从体外受精的胚胎取出部分细胞进行基因诊断，排除带致病基因的胚胎，目前该技术能诊断、筛查150多种遗传疾病，确认未携带致病基因后，再进行胚胎移植。这对于预防遗传病、提高人口素质具有重要意义。

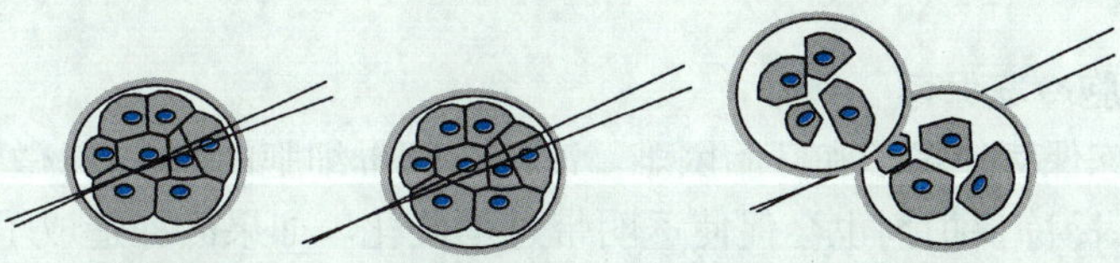

图5-29 胚胎分割示意图

第四代辅助生殖是指女性虽然有排卵功能，但是身体或年龄原因，致使卵子质量不高、活力差、线粒体异常等而采取的多学科联合技术（表5-9）。这时可从新鲜的成熟卵细胞抽出细胞质，输入另一位健康女性卵细胞胞质形成一个新的优质卵细胞，将此新的卵细胞与供核女性丈夫精子结合形成受精卵，植入子宫妊娠分娩。此技术称为卵浆置换技术。

表5-9 不同时期辅助生殖技术比较

技术阶段	主要技术特点	临床应用范围
第一代	精子与卵子共培养模拟自然受精	输卵管堵塞、宫颈粘连、免疫性不孕等
第二代	单个精子注射进卵细胞内受精	少精、弱精、畸形精和无精症等
第三代	体外受精，植入前遗传诊断	各种遗传病患者
第四代	细胞质置换，有害基因去除	卵浆异常、各种遗传病患者

二、配子保存

辅助生殖需要对卵母细胞和精子进行保存，它们都是冷冻保存，但保存方法略有差异。

（一）精子冷冻保存

精液保存是体外受精、体外受精胚胎移植的关键因素之一。精液保存分为常温保存（15~25℃）、低温保存（0~5℃）、冷冻保存（–79℃、–196℃）三种。常温保存一般时间极短，很少使用。低温保存在抗冷剂保护下降温至 0~5℃保存,利用低温抑制精子活动,降低能量消耗,抑制微生物生长。可通过加入卵黄、奶类等抗冷休克物质避免产生不可逆的冷休克现象。冷冻保存将精液在 -79℃干冰或者 -196℃液氮中保存,是目前精液保存使用最广泛的一种技术(图 5-30)。在超低温条件下,精子的代谢活动完全被抑制,处于静止状态,一旦升温又能恢复受精能力。为了保证冷冻精子在解冻后仍具有较高的活力,必须克服冷冻、解冻处理对精子形态或生理、生化和功能上的损害,需要注意选择合适的稀释液和冷冻保护剂。

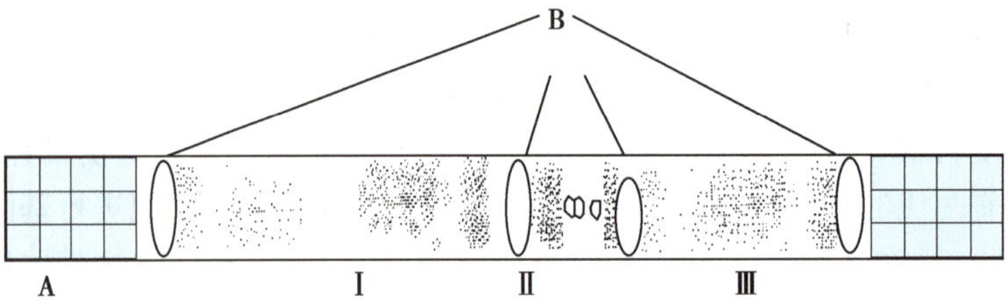

图 5-30 冷冻保存管示意图

A. 棉塞区;B. 冻存区;Ⅰ. 含氧区;Ⅱ. 精子区;Ⅲ. 保护液区。

(二) 卵母细胞冷冻保存

卵母细胞冷冻保存比精子和胚胎困难。冷冻后卵母细胞的线粒体、微管、囊泡等亚细胞结构会受到损伤,冷冻保护剂也会促使透明带过早硬化。如果冷冻造成了卵母细胞亚细胞结构的损伤,会影响到卵母细胞复苏后的质量。1986 年人的成熟卵母细胞冷冻获得成功,1992 年日本由冷冻的牛成熟卵母细胞体外受精成功获得牛犊。玻璃化冷冻法是使用比较广泛的卵母细胞冷冻保存方法,所用的冷冻保护剂浓度较高。在超低温环境下,冷冻保护液凝固成无规则的玻璃样固体,该固体物质可保持液态时正常的分子与离子分布,卵母细胞在这种冷冻保护液中脱水至一定程度后,在冷冻过程中形成胞内玻璃化,从而使卵母细胞得到保护。目前,玻璃化冷冻法多采用两步法,即先将卵母细胞移入低浓度的冷冻保护剂中,室温下平衡 3~5min,接着再移入冷冻保护液中,立即装管,经液氮熏蒸 1~2min 或不熏蒸而直接投入液氮内。

三、辅助生殖的主要技术环节

辅助生殖包括超排卵处理、阴道超声引导取卵、精液采集与体外获能处理、体外受精、受精卵体外培养、胚胎移植、子宫内发育、分娩等步骤(图 5-31)。

(一) 控制性超排卵与取卵

一般情况下,女性青春期起卵巢每个月都有一些卵泡发育,通常只有一个卵泡成熟并排出,其他的一些卵泡退化成闭锁卵泡。这种自然排卵每个周期只能获得一个卵细胞,而且难以预测、控制排卵期,给采集卵细胞带来困难。目前,人为使用药物诱发超排卵,能掌握并随意控制排卵时间。常用药物有氯米芬、人绝经期促性腺激素、人绒毛膜促性腺激素等。在月经周期的第 3~9 天,使用药物激发卵泡生长,常规 B 超监测卵泡,当卵泡直径较大(最好 16mm 以上)(文末彩插图 5-32)、血液中雌二醇浓度、尿中雌二醇符合要求时可进行取卵。人工诱发超排卵每人每次平均可获约 4 个卵细胞,为体外受精提供保证。

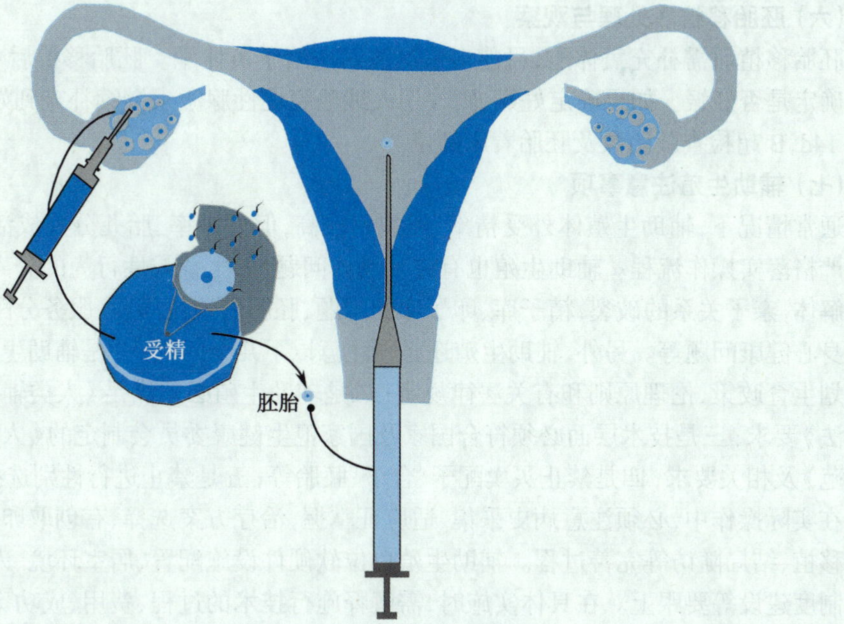

图 5-31 辅助生殖环节示意图

(二) 精子采集与获能处理

从供精者取得精液，室温 20℃，20~30min 后精液液化进行常规检查。清洗精子去掉精浆，培养液孵育 50min 使精子获能，让精子具有在体外与卵子结合的能力和发生顶体反应能力。

(三) 体外受精

一般将经处理的精子悬液 2~3 滴滴入具有成熟卵细胞的试管内，37℃下共同培养受精。在显微镜下观察，精子发生顶体反应，穿过透明带与卵细胞结合。此时，卵细胞完成第二次减数分裂，并阻止其他精子进入受精。精卵结合后精原核及卵原核进行 DNA 复制，原核膜破裂，精卵染色体凝集。染色体凝集标志着受精过程的完成，受精卵开始第一次卵裂。

(四) 受精卵培养

在适宜培养条件下受精卵进一步发育，一般受精卵的第一次卵裂过程较长，之后较快。在体外受精后 30h 左右，第一次卵裂形成 2 细胞期；在 40h 左右，第二次卵裂形成 4 细胞期；到 48h 后，胚胎处于 4~8 细胞阶段。胚胎发育到 16 细胞阶段约需 85h，发育到早期囊胚约需 120h。

(五) 胚胎移植

正常人体生理条件下，受精卵一般在发育到 8~16 个细胞阶段前从输卵管到达子宫，然后附着植入。通常情况下，体外受精的胚胎移植在受精 48h 左右，选择约 8 细胞期的胚胎进行移植。胚胎移植时，先将移植导管牢固地接到注射针筒上，洗涤后吸入含有胚胎的移植液。应试者取卧位，在超声波引导下将导管插入宫腔中，注入胚胎移植液，静置 60s 后慢慢拔出导管。应试者卧床 24h，限制活动 3~4d，同时接受黄体酮等孕激素助孕，于 10d 后进行早期妊娠检查与诊断。

(六) 胚胎移植后处理与观察

胚胎移植后需补充黄体酮,目前多采用注射法给予黄体酮。胚胎移植后 14d,可验尿或抽血确定是否妊娠。如果确定妊娠,则改用人绒毛膜促性腺激素继续补充到妊娠 10 周。妊娠后 14d,B 超检查胚胎数及胚胎着床部位。

(七) 辅助生殖注意事项

通常情况下,辅助生殖体外受精率、卵裂率较高,但妊娠率、胎儿分娩成活率较低,临床需要严格落实操作流程。辅助生殖也有许多具体问题,如生育与性行为的分离,传统家庭模式的解体,亲子关系的破裂,精子库、卵子库的问题、胚胎的地位问题、服务分配的公正问题、儿童身心健康问题等。另外,辅助生殖还必须注意以下几个问题:一是辅助生殖必须符合国家计划生育政策、伦理原则和有关法律规定;二是辅助生殖必须满足《人类辅助生殖技术管理办法》要求;三是技术层面必须符合国家及国家卫生健康委员会制定的《人类辅助生殖技术规范》及相关要求;四是禁止买卖配子、合子、胚胎等;五是禁止进行性别选择。

在实际操作中,必须注意病史采集、适应证掌握、治疗方案选择、有创取卵、实验室培养、胚胎移植、结局随访等完善过程。辅助生殖单位软硬件设施配置、居室环境、人才队伍建设、管理制度建设等要跟上。在具体实施时,需解释施行技术的过程、费用、成功率、并发症等内容,明确告知监护人,注意难以预知的风险。在法律文书方面要求严谨,注意知情权。在伦理审查中,注意配子混用、配子捐献知情同意签署、隐私保护、剩余配子及胚胎的处理、胚胎物质销毁程序等问题。

四、辅助生殖并发症及伦理

目前,辅助生殖技术尽管日趋成熟,但也不能忽略其带来的风险,主要包括控制性卵巢刺激相关并发症、取卵并发症及妊娠并发症等。卵巢刺激综合征是一种促排卵药物刺激所产生的过度反应,在超促排卵过程中应注意促性腺激素、人绒毛膜促性腺激素等激素的用量。取卵并发症应注意穿刺部位出血或卵泡腔内出血问题,防止取卵后感染,在 B 超监护下注意阴道裂伤、膀胱出血、输尿管损伤、神经损伤等。在妊娠着床方面注意输卵管妊娠、卵巢妊娠、腹腔妊娠、宫颈妊娠及宫角妊娠等异位妊娠,多胎安全妊娠,以及胎盘早剥、胎盘前置、早产风险等问题。

辅助生殖为很多不孕不育家庭带来了福音,但存在各种亲子关系、婚姻关系、家庭关系以及精卵捐赠者的社会关系等伦理问题。在我国开展辅助生殖技术,必须符合国家相关规定。

(蔡晓明)

开放讨论题

1. 目前干细胞可生产不同类型细胞和组织,用于细胞治疗,在帕金森病、阿尔茨海默病、脊髓损伤、脑卒中、烧伤、心脏病、糖尿病、骨关节炎和类风湿性关节炎等疾病中有所应用,它似乎开创了临床疾病治疗的崭新途径。有人认为应当积极鼓励开展以干细胞为基础的细胞治疗研究和应用；有人认为当前由于人类对干细胞的认知尚浅，没有办法实现对干细胞的分化的精准调控，不可避免地导致部分干细胞治疗的个体组织细胞发生癌变，甚至有干细胞治疗死亡的报道，因此应当控制开展以干细胞为基础的细胞治疗研究和应用。作为医学生，你的观点如何？请阐明你的理由。

2. 自从1978年世界首例体外受精婴儿诞生以来，辅助生殖受到广泛重视。据报道，目前全世界辅助生殖人口已有700多万。有人认为，辅助生殖解决了女性的卵管堵塞、宫颈粘连等不孕问题，解决了男性少精、弱精、畸形精和无精等不育问题，应当大力提倡辅助生殖研究应用。也有人认为，辅助生殖存在明显缺陷，第一，它缺少人类的感情体验，仅是精子和卵子在没有人体环境保护的情况下受精，可能会导致人类的退化；第二，人为基因操作可能产生无法估量的变异类型；第三，辅助生殖可能造成原始单亲家庭，孩子可能存在关爱缺陷，性格塑造较难，因此应当控制辅助生殖的研究与应用。作为人类的一份子，请发表你的意见，并阐明你的理由。

3. 某隐性遗传病携带者夫妇甲(男性)、乙(女性)为确保生育正常不患病子女，体外受精抚育至8细胞期，取2个细胞做全基因组测序检测，确诊完全正常后，决定让2个细胞在乙子宫着床发育，最后只有一个细胞发育存活，并顺利产下一正常健康可爱男婴。另外4个细胞交给细胞库专业机构冷冻保存。孩子6岁时，甲自驾车度假途中突遇暴雨泥石流，一家三口不幸遇难。作为医学生，你认为应该如何处理甲、乙夫妇留下的4个冷冻细胞？

中英文名词对照索引

E

F

G

H

J

L

M

N

O

P

Q

R

S

T

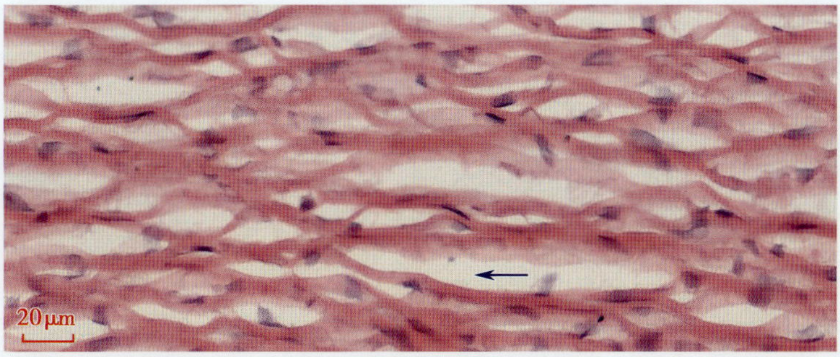

图 1-8　眼角膜组织通道（HE 染色，×400）

箭头指示为组织通道。

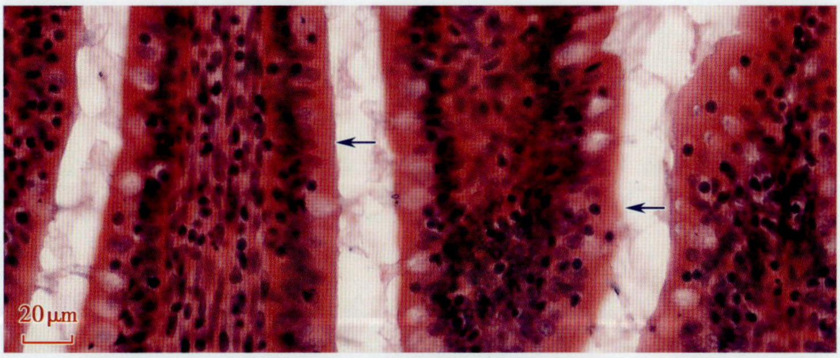

图 2-19　小肠上皮微绒毛（HE 染色，×400）

箭头指示为微绒毛。

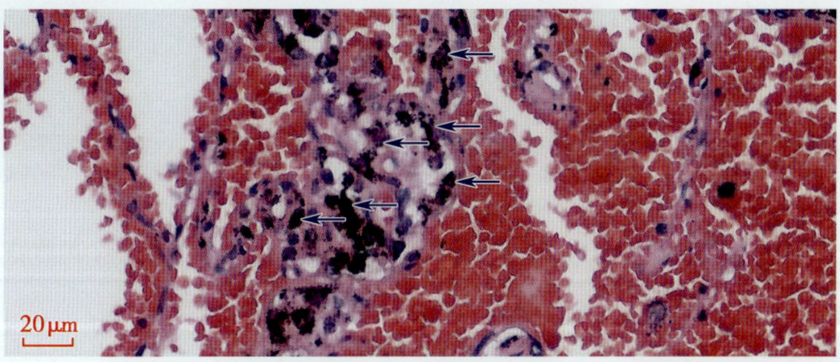

图 2-33　硅肺尘细胞切片（HE 染色，×400）

箭头指示为尘细胞。

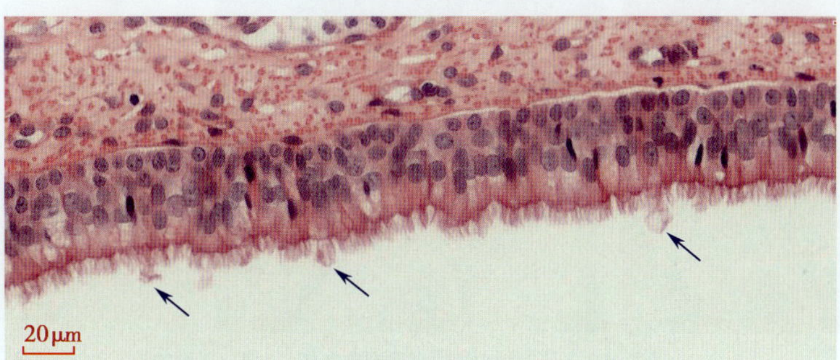

图 2-62　气管上皮细胞纤毛（HE 染色，×400）

箭头指示为气管上皮细胞纤毛黏附的痰液。

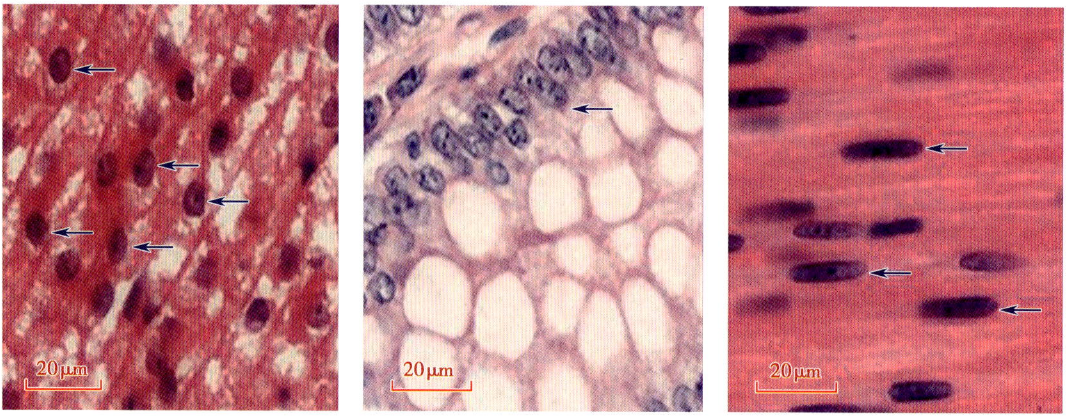

图 2-63 不同形态的细胞核（HE 染色，×400）

箭头指示为球形、椭圆形、杆状细胞核。

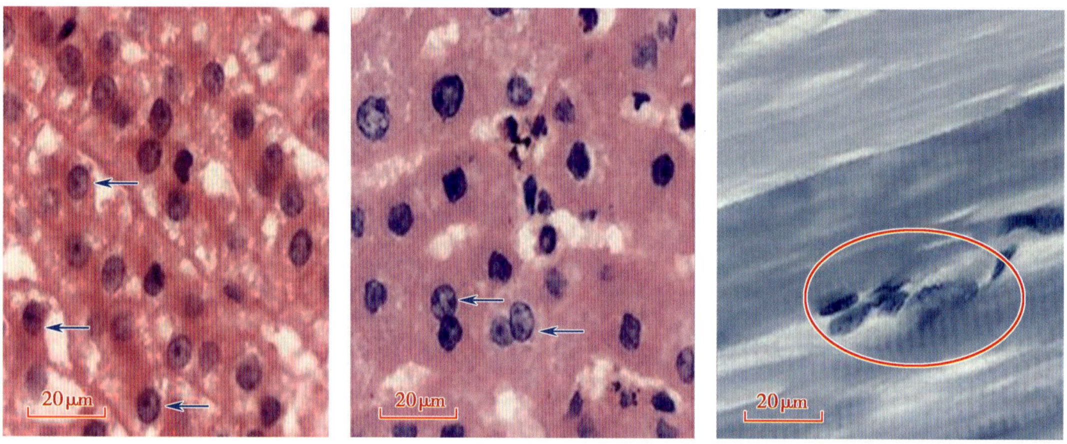

图 2-64 不同数目的细胞核（HE 染色，×400）

箭头指示为一个细胞核，肝细胞两个细胞核；圆圈指示骨骼肌多个细胞核。

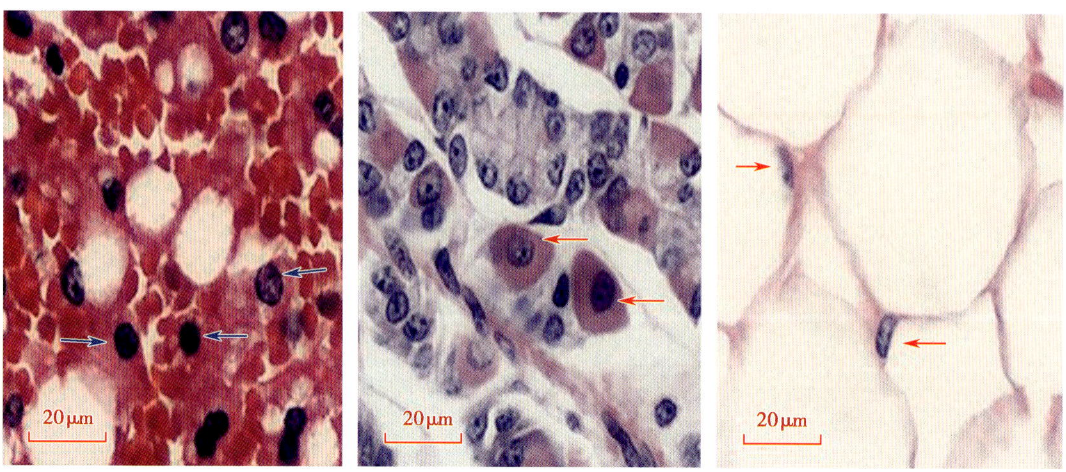

图 2-65 不同位置的细胞核（HE 染色，×400）

箭头指示为细胞核在细胞中的位置。

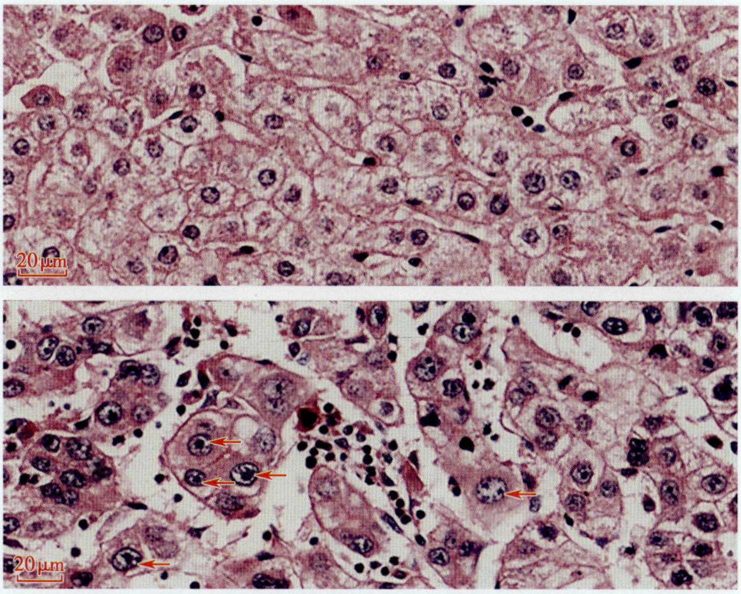

图 2-79　肿瘤细胞细胞核大小、形态变化（HE 染色，×400）
箭头指示为肝癌细胞核大小、形态变化。

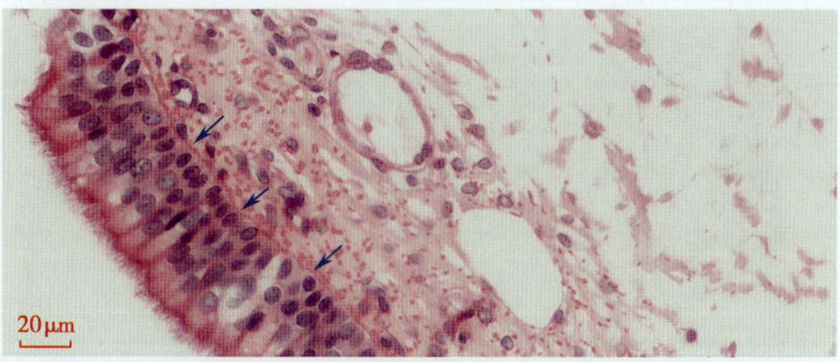

图 3-7　基底膜（HE 染色，×400）
箭头指示为基底膜。

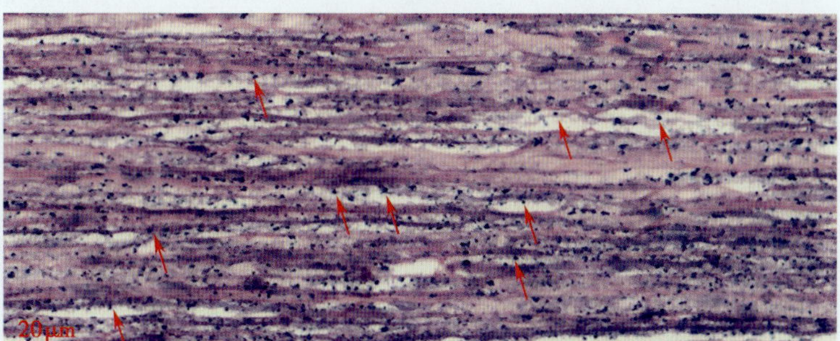

图 3-14　神经细胞突轴短期连接（HE 染色，×400）
箭头指示为新的神经连接。

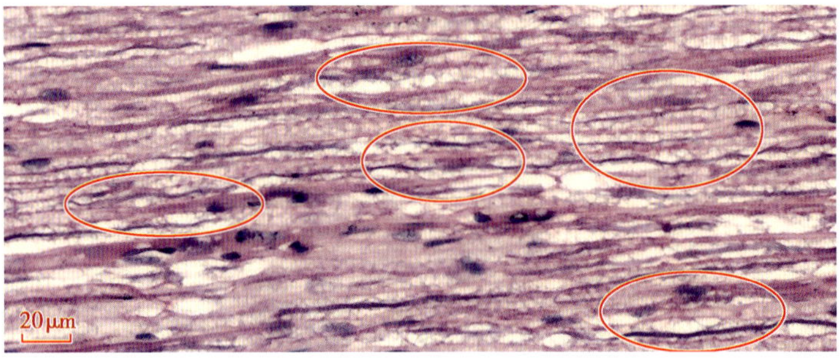

图 3-15　神经细胞突轴长期连接（HE 染色，×400）

圆圈指示为长期神经连接。

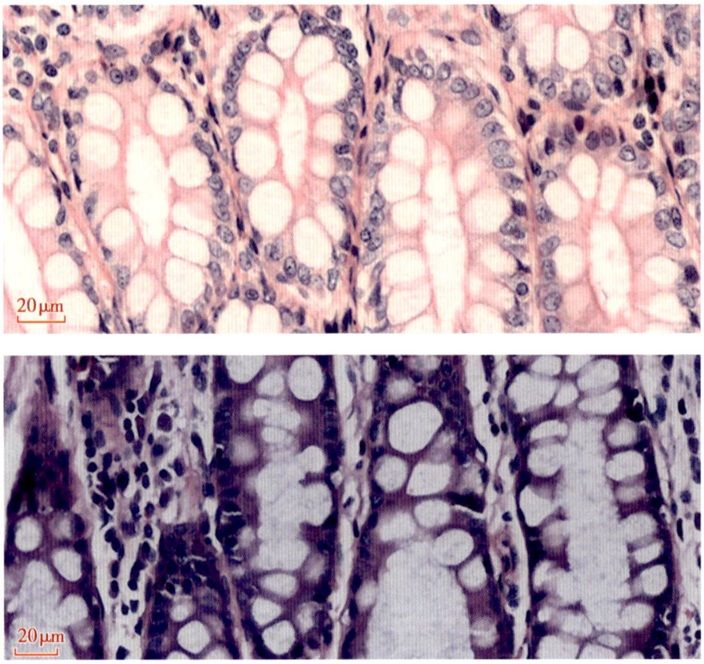

图 3-18　肿瘤大肠腺和正常大肠腺细胞连接等比较（HE 染色，×400）

肿瘤大肠腺细胞连接松散破坏。

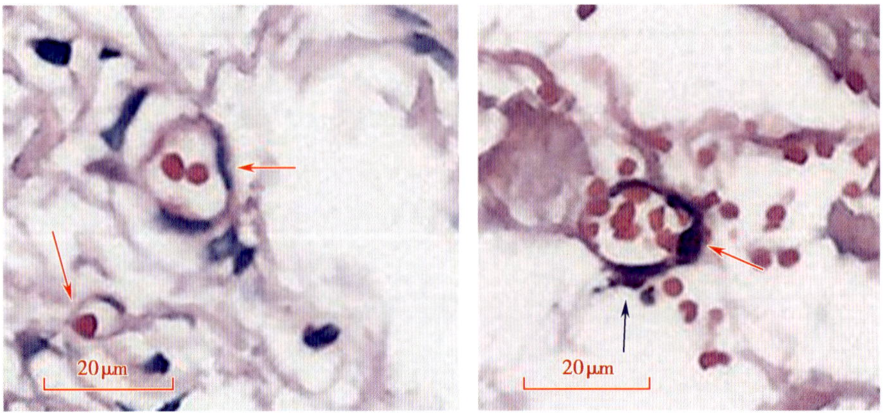

图 3-20　毛细血管内皮细胞及输送红细胞（HE 染色，×400）

箭头指示为毛细血管及其组成细胞。

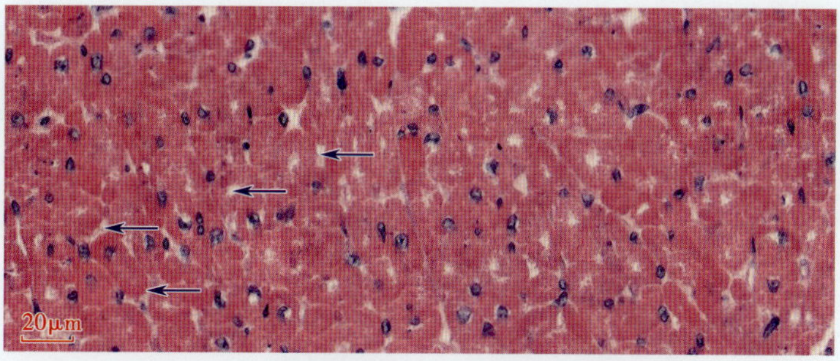

图 3-22　心肌细胞周围间隙（HE 染色，×400）

箭头指示为组织通道。

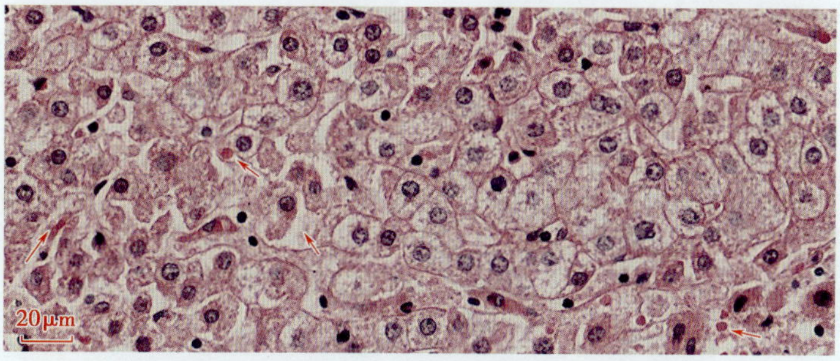

图 3-23　肝细胞间隙（HE 染色，×400）

箭头指示为肝细胞间隙。

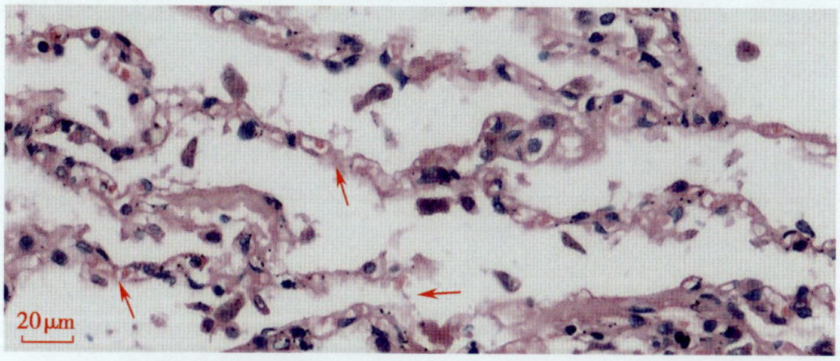

图 3-24　肺栓塞导致肺泡结构损伤（HE 染色，×400）

箭头指示为肺泡结构损伤。

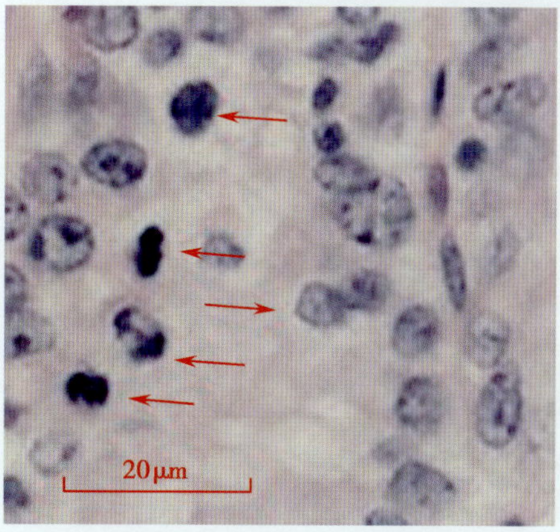

图 4-1　肠上皮细胞有丝分裂各期细胞（HE 染色，×400）

箭头指示为细胞有丝分裂前期、中期、后期、末期细胞。

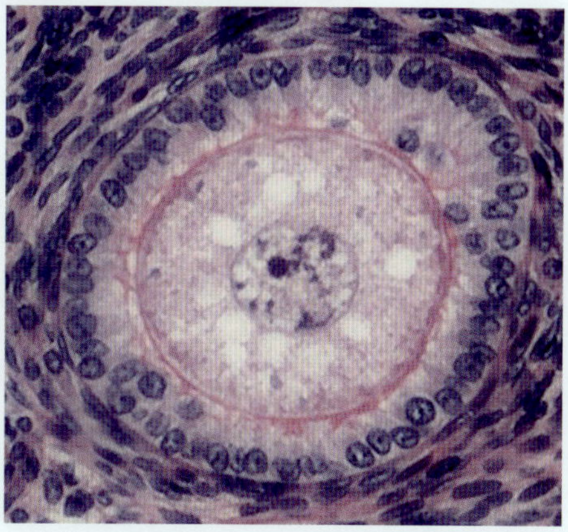

图 4-9　初级卵泡（HE 染色）

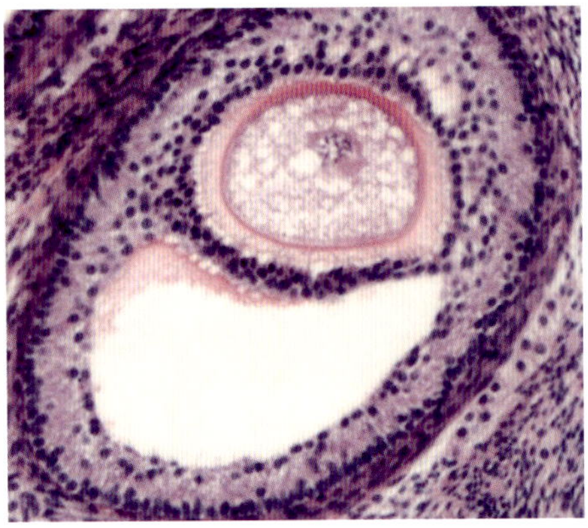

图 4-10　次级卵泡（HE 染色）

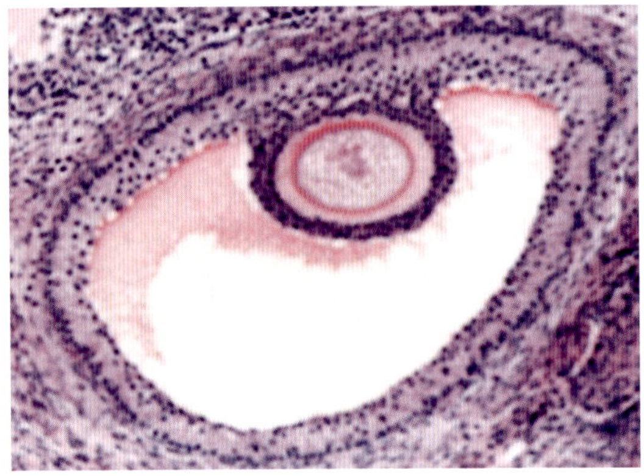

图 4-11　成熟卵泡（HE 染色）

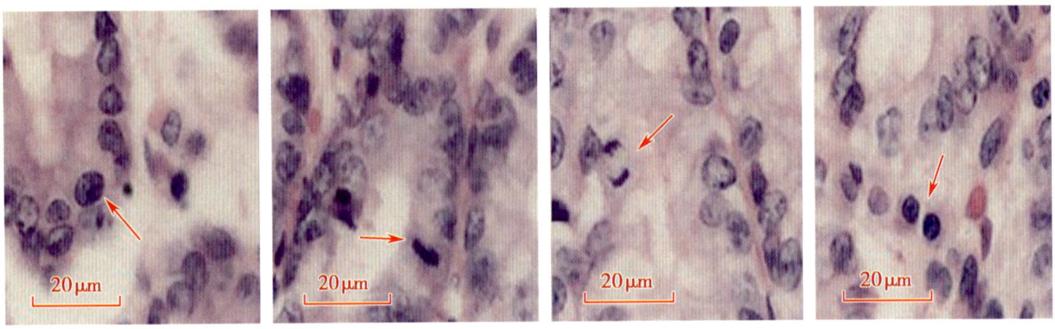

图 4-15　肠上皮不同分裂期细胞（HE 染色，×400）

箭头指示为细胞有丝分裂前期、中期、后期、末期细胞。

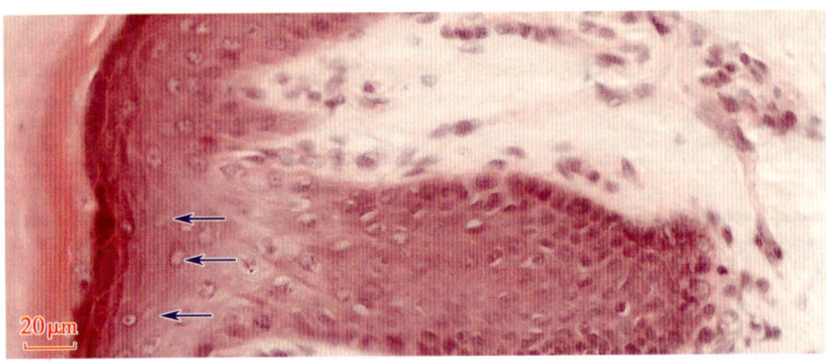

图 4-35　皮肤上皮细胞核及细胞器消失（HE 染色，×400）

箭头指示为细胞核及细胞器消失。

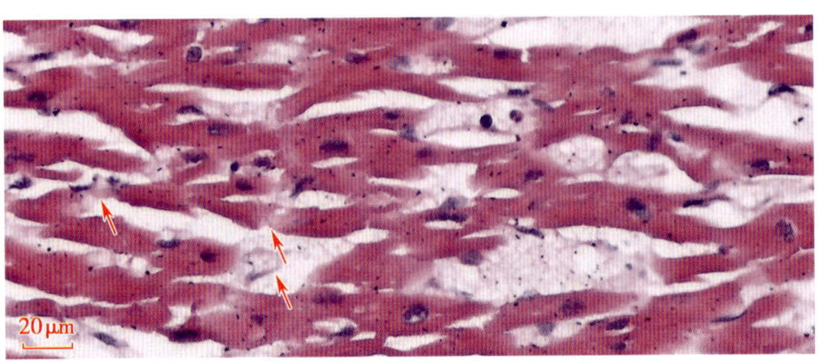

图 4-40　心肌细胞坏死（HE 染色，×400）

箭头指示为心肌细胞坏死。

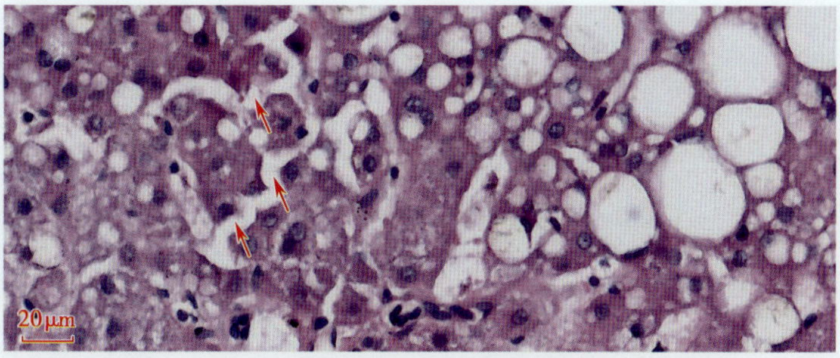

图 4-41　肝细胞坏死的形态特征（HE 染色，×400）
箭头指示为肝细胞坏死。

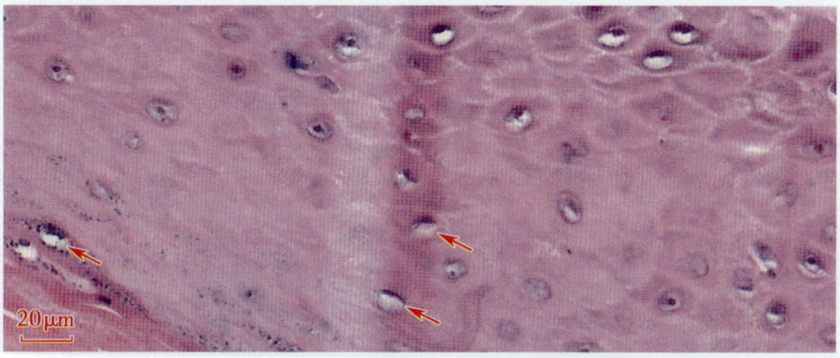

图 4-42　凋亡细胞核的“新月状”（HE 染色，×400）
箭头指示为凋亡细胞核“新月状”。

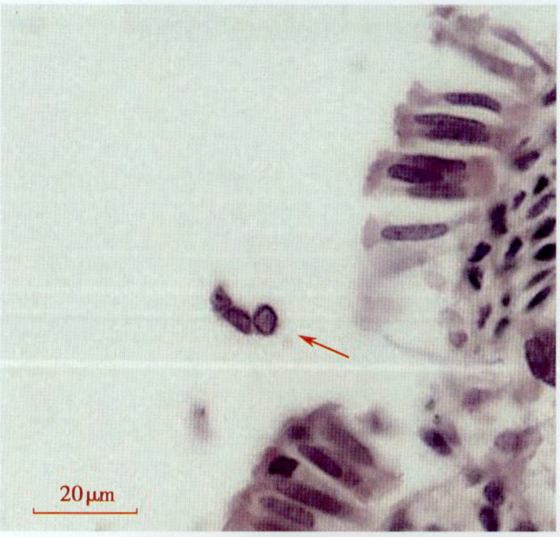

图 4-43　上皮细胞的凋亡小体（HE 染色）
箭头指示为上皮细胞凋亡小体。

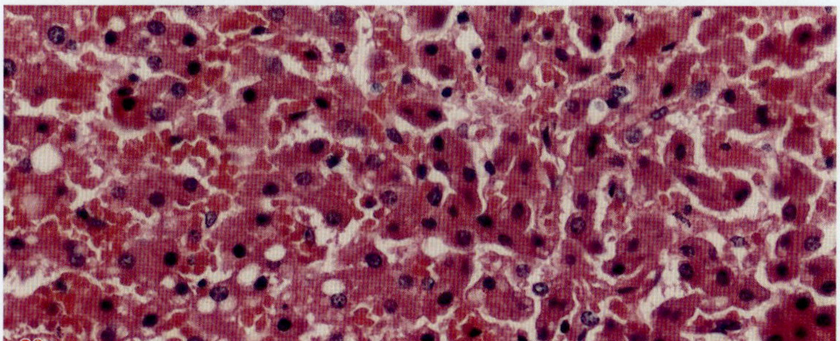

图 5-7　骨髓各种分化细胞（HE 染色，×400）

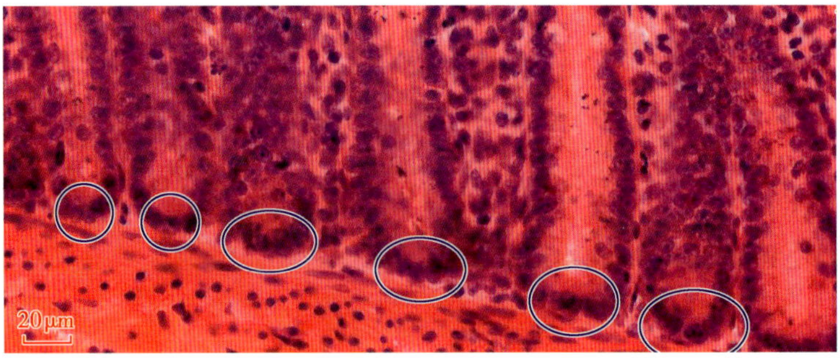

图 5-8　肠隐窝底部（HE 染色，×400）

圆圈指示为肠隐窝底部。

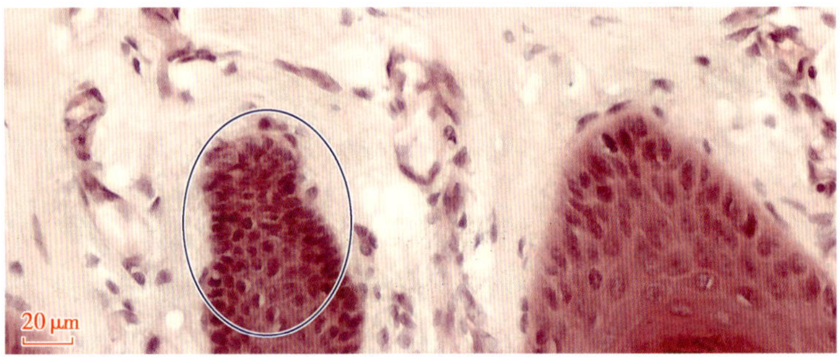

图 5-10　皮肤基底（HE 染色，×400）

圆圈指示为皮肤基底层。

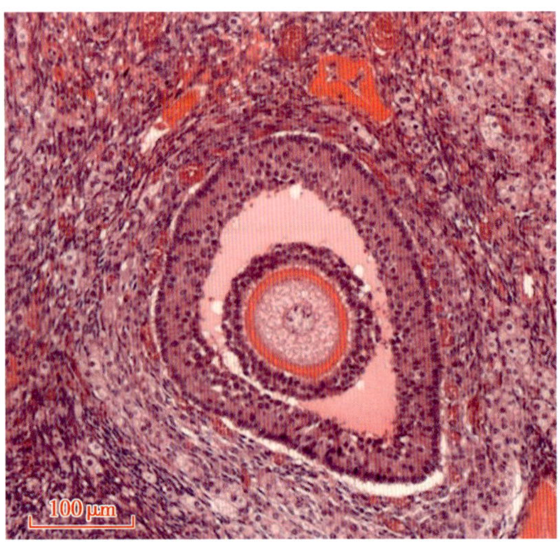

图 5-32　取卵时卵泡（HE 染色，×400）